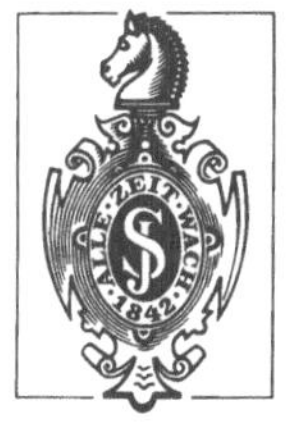

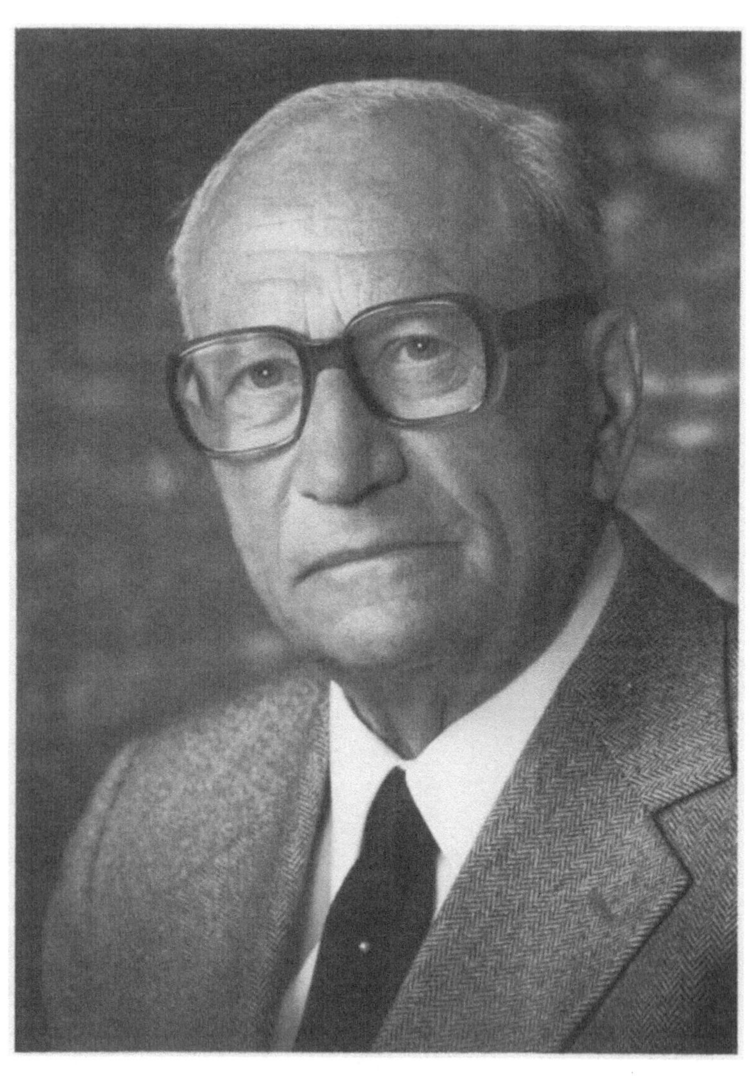

Werner Wachsmuth

Werner Wachsmuth

Ein Leben mit dem Jahrhundert

Springer-Verlag

Berlin Heidelberg New York Tokyo

Mit 42 Abbildungen auf Tafeln und 4 Abbildungen im Text

Die Bildvorlagen stellten freundlicherweise zur Verfügung: Fotostudio Gundermann, Würzburg (Titelbild); Fränkisches Volksblatt Würzburg (Nr. 27); Main-Post Würzburg (Nr. 28 und 35). Alle übrigen Aufnahmen aus dem Besitz des Verfassers.

CIP-Kurztitelaufnahme der Deutschen Bibliothek
Wachsmuth, Werner:
Ein Leben mit dem Jahrhundert / Werner Wachsmuth
Berlin; Heidelberg; New York; Tokyo: Springer, 1985
ISBN 978-3-642-70166-5   ISBN 978-3-642-70165-8 (eBook)
DOI 10.1007/978-3-642-70165-8

Inhalt

Geschichte schreiben
ist eine Art, sich das Vergangene
vom Halse zu schaffen.

Goethe, Maximen und Reflexionen

Der Entschluß, die Erinnerungen seines Lebens niederzuschreiben, bedarf trotz dieses Goethe-Wortes ernsthafter Erwägung. Anders als beim gelegentlichen Gedenken weckt der
Zwang zur Niederschrift längst vergessene Geister der Vergangenheit, läßt Freuden neu erleben und vernarbt geglaubte
Wunden wieder schmerzen. Das geschriebene Wort wird zum
notwendigen Rechenschaftsbericht darüber, wie man das einem auferlegte Schicksal gemeistert hat.

Schwieriger ist die Entscheidung, ob man den Bericht und
die in ihm enthaltenen Bekenntnisse kühl betrachtenden,
fremden Augen öffnen soll, die nicht selbst Erlebtes anders
beurteilen. Man setzt sich damit der Gefahr der Mißdeutung
und einer Kritik aus, die verletzen kann, und die man nur
schwer hinzunehmen bereit ist. – Sei's drum!

Wer die Zeitgeschichte mit ihren gewaltigen Wandlungen
und Stürmen innerhalb von fast 85 Jahren unmittelbar erlebt
hat, ist wohl verpflichtet, sie für die Nachwelt festzuhalten,
auch wenn man nur ein kleines Steinchen dem großen, vielfarbigen Mosaik hinzufügen kann. Wenn jeder so denkt und
handelt, wird das Mosaik zum Bilde.

Im Kaiserreich

Rostock

Mit dem Jahrhundert wurde ich am 29. März in Rostock geboren. Es war damals noch eine kleine, verträumte Universitätsstadt. Meine Eltern wohnten in der Prinzenstraße 4, gegenüber dem im Stile eines griechischen Tempels erbauten Hause des Geheimrats Theodor Thierfelder. Er war die maßgebende Persönlichkeit nicht nur in der Medizinischen Fakultät, sondern in der ganzen Stadt. Theodor Thierfelder war der große interne Kliniker, der mit seiner Verwandtschaft – ein Neffe, Paul Thierfelder, war der Pathologe – als wahrer Patriarch den Ton angab. Für uns war er, wie für viele andere Kinder, der »Großvater Thierfelder«. Als Leibarzt des Großherzogs hatte der Geheimrat das Privileg, wenn er zur ärztlichen Konsultation zum Großherzog gerufen war, den Zug nach Ludwigslust so lange warten zu lassen, bis er am Bahnhof erschien.

Es klingt heute wie ein Märchen, daß die des Reitens kundigen Professoren der Universität am Geburtstage des Großherzogs nach Ludwigslust fuhren, um dort in Ritterrüstung Turnierspiele vorzuführen. Ich erinnere mich hieran deswegen so genau, weil unser Vater uns Buben aus Pappe und Silberpapier die entsprechenden Rüstungen zauberte und unsere Mutter die dazugehörigen Panzerhemden aus grauer Wolle strickte.

Erstaunlich ist es eigentlich, daß mir aus den fünf ersten Lebensjahren, die ich in Rostock verbrachte, nur diese wenigen kindlichen Eindrücke übriggeblieben sind, und dies um so mehr, als diese Zeit für meine damals noch jungen Eltern von großer Bedeutung gewesen ist. Ihre Rostocker Freundschaften pflegten sie bis zu ihrem Lebensende; uns Kinder haben sie später beeindruckt durch die Treue und menschliche Wärme, die in dem sich über viele Jahrzehnte erstreckenden Briefwechsel zum Ausdruck kam.

Meine Eltern hatten im September 1896 in Berlin geheiratet, und das junge Paar zog nach Göttingen, wo der junge Privatdozent und seine Frau sich in die strenge akademische Hierarchie zunächst nur schwer eingewöhnen konnten. Sie bezogen ein kleines Haus und richteten sich auf ein langes Verbleiben ein. Im nächsten Jahr, 1897, wurde meine Schwester in Göttingen geboren.

Zwei Jahre später verließen meine Eltern bereits Göttingen, da mein Vater einen Ruf nach Rostock erhalten hatte. Diesen Verlauf hat mein Vater mir gegenüber später oft als Lehre benutzt: Man soll im akademischen Leben sich stets so einrichten, als bliebe man auf die Dauer. Kommt ein Wechsel, so ist dies um so erfreulicher, man hat jedenfalls die vergangene Zeit nicht »aus den Koffern« gelebt. Ein mit ihm gleichzeitig in Göttingen angekommener Privatdozent hatte sich nur notdürftig eingerichtet, nicht einmal die Garderobehaken an der Wand befestigt, vielmehr war er dauernd zum Absprung bereit, sobald irgendwo wieder ein Lehrstuhl freigeworden war. Er saß noch nach zehn Jahren in Göttingen! Bei dem häufigen Wechsel der Orte in meinem eigenen Leben habe ich mich stets an diese vernünftige Mahnung gehalten und bin gut damit gefahren.

Das Elternhaus

Ich bin dem Schicksal bis heute dankbar, daß es mich behütet und in harmonischer Umgebung hat aufwachsen lassen.

Das bestimmende im Wesen meines Vaters waren Güte

und Menschenfreundlichkeit. Er hatte keine Feinde, weil er keine Angriffsflächen bot. Er sah das Böse im Leben nicht und wollte es nicht sehen. Er erträumte sich das Leben so, wie er es haben wollte. Die Verständnislosigkeit für die Machenschaften dieser Welt und der innere Abstand zu ihnen ließen ihm die Herzen der Menschen zufliegen. Menschliche Enttäuschungen trug er mit Gleichmut, zog aber einen scharfen Strich gegenüber Unwürdigen. Als Hindenburg am ›Tag von Potsdam‹ Hitler symbolisch die Hand reichte, hängte er das berühmt-berüchtigte Bild, das den alten Reichspräsidenten mit dem sich verbeugenden Hitler zeigte, an die Wand mit den Worten: »Wenn unser alter Hindenburg Hitler die Hand reicht, so muß ich mich wohl geirrt haben.« Das Bild blieb so lange hängen, bis die ersten Gerüchte über Judenverfolgungen sowie die Nachricht von der ›Kristallnacht‹ kamen; dann verschwand es. Mein Vater legte die schwarz-weiß-rote Fahne zusammen und brachte sie auf den Dachboden seines Ickinger Altershauses, in der Hoffnung, sie wieder hervorholen zu können, sobald die Zeit des Hakenkreuzes abgelaufen wäre. Er sollte das nicht mehr erleben: Am 1. Januar 1941 schloß er die Augen.

Ich kann nur dankbar sein, daß es ihm erspart blieb, die Vernichtung aller sittlichen Werte durch die Brutalität der Machthaber zu erleben. Schon die Begleitumstände seiner Beisetzung lieferten hierfür einen schaurigen Beweis. Ich folgte im Wagen dem Sarg von Icking zum Krematorium in München. Dort wurde ich von einem SS-Mann empfangen. Ich bat ihn, seinen Chef, einen SS-Sanitätsoffizier, der bei mir eine Reichswehr-Reserve-Übung abgeleistet hatte, davon zu unterrichten, daß ich ihn vor der Einäscherung meines Vaters zu sprechen wünsche. Ich wollte ihn um eine pflegliche Behandlung der Leiche bitten, da nach Gerüchten allen Toten die Goldzähne herausgebrochen wurden. Während der Mann seinen Chef suchte, warf ich zufällig einen Blick in das große

Aufnahmebuch des Krematoriums. Ich fand seitenweise die Eintragungen von Toten jüdischen Namens, die durchweg aus Dachau eingewiesen worden waren. Die Diagnosen fehlten. Als der Mann zurückkam und mir die baldige Ankunft seines Chefs meldete, fragte ich ihn, was das zu bedeuten habe. Er erschrak und flehte mich geradezu an, über das Gesehene Stillschweigen zu bewahren, da er sonst mit der Todesstrafe rechnen müsse. Die Särge aus Dachau kämen plombiert an, und es sei ihnen verboten, sie vor der Einäscherung zu öffnen. Damit lüftete sich für mich unmittelbar zum ersten Male die Decke, welches das Regime über ein grausiges Geheimnis geworfen hatte und von dem man allgemein nur zu flüstern wagte. Ich erkannte nun die erbarmungslosen Tatsachen.

Mein Vater war der letzte Assistent des großen Hermann von Helmholtz gewesen, dessen Genialität und starke Persönlichkeit ihn beeinflußten und wohl auch bedrängten. Er wurde in den Kreis seiner Familie in Freundschaft aufgenommen und stand mit Frau und Tochter am Sterbebett des bedeutenden Mannes. Frau von Helmholtz schenkte meinem Vater das letzte Portrait, das Lenbach von ihrem Manne gemalt hatte. Es hängt heute in meinem Arbeitszimmer.

Mein Vater war wohl kein wissenschaftlicher Forscher aus leidenschaftlichem inneren Drang. Er war zu sehr der Welt und den Menschen zugeneigt, als daß er sich von ihr in das abstrakte Denken allein zurückziehen konnte. Dagegen war er ein beliebter und von seinen Studenten – nicht nur wegen seiner untadeligen menschlichen Haltung – verehrter Lehrer. Er verstand es, die kompliziertesten Probleme seines Faches, der Experimentalphysik, einfach, klar und für jeden verständlich darzustellen, eine Fähigkeit, die wohl die höchste Kunst eines Hochschullehrers ausmacht. Er verstand und liebte die Jugend, und diese dankte es ihm.

In den schweren Inflationsjahren nach dem Ersten Weltkrieg gaben meine Eltern für Studenten wöchentlich ein Eintopfessen, nicht nur, um den oft hungernden jungen Leuten eine sättigende Mahlzeit zu bieten, sondern auch aus dem Wunsch, mit der Jugend in Verbindung zu bleiben. So schlossen sich an diese Mittagessen meist stundenlange Diskussionen an, die dem Mittagstisch seinen eigentlichen Sinn gaben. Zu diesen Studenten zählte auch Curt Emmrich (Peter Bamm), mit dem mich bis zu seinem Tode eine herzliche Freundschaft verband. Ende der Zwanziger Jahre traf ich ihn einmal im Romanischen Café am Kurfürstendamm. Er bot an, mir Berlin bei Nacht zu zeigen. Wir zogen von Lokal zu Lokal; in jedem kannte und begrüßte man ihn. Für mich war es ein bemerkenswerter Augenblick, als ich des Morgens mit Marlene Dietrich an einem Tisch saß und Hühnersuppe löffelte; die persönliche Bekanntschaft hat mich ziemlich desillusioniert.

Nach dem Polenfeldzug sah ich Curt Emmrich im Foyer des Berliner Eden-Hôtels in Zivil und auf meine erstaunte Frage, warum er nicht auch Soldat sei, erwiderte er vergnügt, daß sich seine Papiere in einer Kompetenzspalte zwischen Dresden und Berlin befänden, und daß er diesen Zustand noch eine Weile ganz gut aushalten könne. Dann hat es ihn doch erwischt: als der bekannte und beliebte Schriftsteller Peter Bamm schlief er ein, und am Morgen, als die Post den Gestellungsbefehl brachte, war er der unbekannte Soldat Curt Emmrich. Über seine ärztliche Tätigkeit während des Krieges berichtete er in seinem Buch ›Die unsichtbare Flagge‹; es ist wohl das schönste Buch, das über den Zweiten Weltkrieg geschrieben wurde. Als ich ihm 1941 schrieb, ob er nicht zum Chirurgischen Sonderlazarett nach Brüssel kommen wolle, um wieder chirurgisch tätig zu sein, antwortete er mit Dank, daß er wohl große Sehnsucht nach chirurgischer Arbeit habe, seine Kumpel aber unter keinen Umständen im

Stich lassen könne. Ich habe ihm das hochangerechnet. Peter Bamm war eben nicht nur ein Schriftsteller, der gerne mit seiner humanistischen Bildung, seinem Geist und seiner weltweiten Urbanität glänzte, sondern auch treu gegenüber Freunden und Kameraden.

Unter seinen Kollegen war mein Vater hoch geachtet, und viele große Physiker waren ihm freundschaftlich verbunden. So habe ich in meinem Elternhaus die Nobel-Preisträger Max Planck, Max von Laue, Wilhelm Wien, Peter Debye, Max Born, Walther Nernst sowie die Physiker Arnold Sommerfeld und Walther Gerlach erlebt. Als besonders liebenswerte Erscheinung ist mir Max von Laue im Gedächtnis, der häufig Gast bei uns war. Er trug stets das Abzeichen des Freikorps Epp im Knopfloch, dem er bei der Befreiung Münchens von der Räte-Herrschaft angehört hatte. Bei längerer, ruhiger Unterhaltung störte sein Sprachfehler kaum mehr, und in seinen Vorlesungen, die ich öfter besuchte, ertrugen die Studenten wegen der hohen Qualität seines Vortrags die unvermeidlichen Schwierigkeiten mit Vernunft und Verständnis.

Durch organisatorische Fähigkeiten und Lauterkeit wurde mein Vater in zahlreiche ehrenvolle Stellungen berufen. Gemeinsam mit dem Frankfurter Oberbürgermeister Franz Adickes baute er die erste deutsche Stiftungsuniversität auf, die er am 1. August 1914, dem Tage des Kriegsausbruchs, als Gründungsrektor eröffnete. Den Vorsitz der traditionsreichen Polytechnischen Gesellschaft legte er 1934 in dem Augenblick nieder, als die neuen Machthaber die Satzung änderten und ihren Einfluß geltend machten.

Meine Mutter war die vollkommene Ergänzung meines Vaters. Ursprünglich eine zarte junge Frau, wurde sie durch die Weltfremdheit meines Vaters immer mehr gezwungen, die Geschicke der Familie in die Hand zu nehmen. Sie war stets die bereite Helferin und stellte niemals seine Autorität als Familienoberhaupt in Frage. Da mein Vater von Geld nichts verstand und auch nichts verstehen wollte, wurde ihr gerade in den schwierigen Zeiten der Inflation die Last aufgebürdet, für die Familie zu sorgen und die finanziellen Grundlagen zu erhalten. Die Erziehung von uns Kindern lag ganz in ihrer Hand, und es entwickelte sich ein Vertrauensverhältnis, wie man es sich zwischen Mutter und Kindern nicht schöner denken kann.

Einmal in der Woche versammelten wir drei Kinder uns – die drei Jahre ältere Schwester Anna Sabine, ich und der drei Jahre jüngere Bruder Ernst – des abends zu einer Lesestunde um sie in ihrem kleinen Biedermeierzimmer, und sie las uns dort aus Eichendorff, Fontane, Keller oder Tolstoi vor. Auch bei den Schularbeiten in Englisch und Französisch half sie uns, während dem Vater die Nachhilfe in Mathematik und in alten Sprachen überlassen blieb. Als mein Vater mir einmal abends um elf Uhr eine Mathematikaufgabe lösen mußte, mit der ich nicht fertig wurde, nahm er mich in die Arme und drückte mich an sich mit den Worten: »Mein armer, armer Junge!«, was wohl soviel heißen sollte, daß ich ja an meinen beschränkten geistigen Fähigkeiten nicht schuldig sei.

Unsere Eltern sprachen beide perfekt englisch und französisch, wobei das Gewicht bei meinem Vater auf Englisch, bei meiner Mutter auf Französisch lag, was wohl auch ihrem Wesen entsprach. Mein Vater beherrschte außerdem Griechisch und Latein, Sprachen, die noch in seinem Elternhaus gelegentlich als Umgangssprachen gedient hatten.

Das Vertrauensverhältnis zwischen meinen Eltern und mir war so ausgeprägt, daß ich bei manchen Lebensproblemen den Rat meiner Mutter suchte, und daß ich mich noch im hohen Alter bei schwierigen Situationen nicht selten fragte, was wohl mein Vater in dieser Lage getan hätte. Nach dem Tode meiner Mutter fand ich Stöße meiner Briefe, die, fein säuberlich verpackt, von allen Abschnitten meines Lebens berichten. Jede Woche schrieb mir meine Mutter einen Brief, auch während der beiden Weltkriege, als ich an der Front stand. Meine Antworten waren fast genauso regelmäßig. Um wieviel ist die heutige Welt ärmer geworden, seit sie das Briefschreiben verlernt hat, das durch das Telefon nie ersetzt werden kann.

Schulzeit

1907 war mein Vater nach Frankfurt an die Akademie berufen worden, und nach kurzem Übergang begann ich meine Schulzeit in der Sexta des Lessing-Gymnasiums. Es war eines der angesehensten humanistischen Gymnasien Deutschlands. Anders als die meisten der späteren Generationen denken wir an unsere Schule mit Freude und Dankbarkeit zurück. Natürlich hatten auch wir Angst vor Schulaufgaben und Zeugnissen. Die Schule war aber insgesamt erfüllt von einem Geist der Zusammengehörigkeit und des Lernenwollens. Viele bedeutende Männer sind aus diesem Gymnasium hervorgegangen. Der Grund lag vor allem wohl in der Qualität der Lehrer. Der Altphilologe Friedrich Neubauer als Direktor, der meines Wissens in Schulpforta erzogen worden war, der einmaligen humanistischen Lehrstätte, an der auch mehrere Generationen meiner Vorfahren in den alten Sprachen gebildet worden waren, wußte uns mit solcher Begeisterung und Intensität in die Ideen eines Plato oder Sokrates, in die Welt des Homer, des Aischylos, des Euripides oder des Horaz und Ovid einzuführen, daß uns dieser Schatz das ganze Leben begleitet hat. Die Tiefe ihrer Gedanken, ihre Dramatik und Poesie nahmen uns gefangen, und ich bin noch in den Ersten und Zweiten Weltkrieg mit der Ilias und der Odyssee hinausgezogen. Wir mußten große Teile der Werke auswendig lernen und deklamieren, und mir ist erst viel später so recht bewußt geworden, daß im Auswendiglernen nicht nur ein Training des Gehirns, sondern auch das Speichern eines Schatzes liegt, dessen Besitz einem erst in Zeiten der Not bewußt wird. Ich jedenfalls habe in den Monaten der Einzelhaft von diesem Schatz zehren können.

Auch die anderen Lehrer, die mir heute, nach über 70 Jahren, noch bildhaft vor Augen stehen, waren Originale, über die wir uns wohl lustig machten, die wir aber doch respektierten und verehrten. Entgegen den heutigen Zeitströmungen bin ich ein überzeugter Anhänger der humanistischen Bildung geblieben. Allein in dieser Schule besteht die Möglichkeit, den logischen Aufbau einer Sprache zu lernen und die Augen zu öffnen für die Herrlichkeit der antiken Welt, aus der unsere Kultur stammt. Es sollte genügen, wenn hier der Grundstock für die lebenden Sprachen gelegt wird. In der heute gegebenen Möglichkeit, auf Reisen nach England und Frankreich seine Fremdsprachenkenntnisse zu vervollkommnen, sehe ich die notwendige Ergänzung, um in unserer Zeit bestehen zu können.

Zwei besondere Ereignisse sind mir aus meiner ersten Frankfurter Zeit noch im Gedächtnis. 1907 wurde ich mit meiner Mutter zu einer Autofahrt in den Taunus eingeladen. Als wir ratternd durch einen Wald fuhren, kam eine alte Frau aus dem Walde hervor, sah uns, schlug das Kreuz und rannte schreiend wieder in den Schutz der Bäume zurück. Sie hatte uns wohl für den ›Gottseibeiuns‹ gehalten.

Einen großen Eindruck machte mir die erste Internationale Luftfahrtausstellung (Ila) im Jahre 1909. Mein Vater war Vorsitzender der wissenschaftlichen Kommission, und so trieb ich mich die ganzen Tage auf dem Gelände herum. Wir bestaunten August Euler, den Inhaber des ersten Flugzeugführerscheins, die Doppeldecker der Brüder Wright, die sich oft nur Meter hoch über die Pfützen erhoben, und vor allem das Meisterstück von Blériot, der mit seinem Eindecker zwischen zwei Seilen hindurchflog. Vier Jahre später, 1913, überquerte er als erster den Ärmelkanal. Die Protokolle über die ausgeschriebenen Preise und Bedingungen habe ich vor einigen Jahren dem Deutschen Museum geschenkt. Ich erinnere mich auch noch sehr wohl an den freundlichen alten Herrn mit der weißen Mütze und dem weißen Schnurrbart, den Grafen von Zeppelin, dem ich die Hand geben durfte.

Zwei Kriegsanfänge

Wenn heute die Zeit des Wilhelminischen Reiches von Schriftstellern und Historikern – die nicht damals gelebt haben – als unsozial, militaristisch und als Klassenstaat scharf kritisiert wird, so kann ich dem nicht zustimmen. Trotz aller unvermeidlichen innenpolitischen Auseinandersetzungen herrschte im Grunde eine Atmosphäre des Friedens und der Toleranz. Es lag wohl einerseits daran, daß die Menschen genügsamer waren, und sich in den ihnen gegebenen Lebensraum fügten, andererseits an der Ordnung und am Vertrauen zum Staat. Die heute oft geschmähte preussische Disziplin führte dazu, daß die Beamten nicht bestechlich, die Richter unabhängig waren, und daß es das tägliche Gefühl der Angst, das heute unsere Welt beherrscht, nicht gab. Zudem sicherte die von Bismarck geschaffene, von Wilhelm I. mit Zustimmung von Reichtstag und Bundesrat verfügte Sozialversicherung die Voraussetzungen für den sozialen Frieden. Man sollte auch nicht vergessen, daß Wilhelm II. über seine in einer Sitzung des Kronrats vom 24. Januar 1890 erhobene Forderung nach Einführung des Arbeiterschutzes, also des Verbotes der Sonntagsarbeit und der Beschränkung der Frauen- und Kinderarbeit, sich mit seinem Kanzler zerstritt.

Aus dieser Ruhe wurden wir aufgeschreckt durch das Attentat von Sarajevo. Zum erstenmal schauten wir voll Sorge

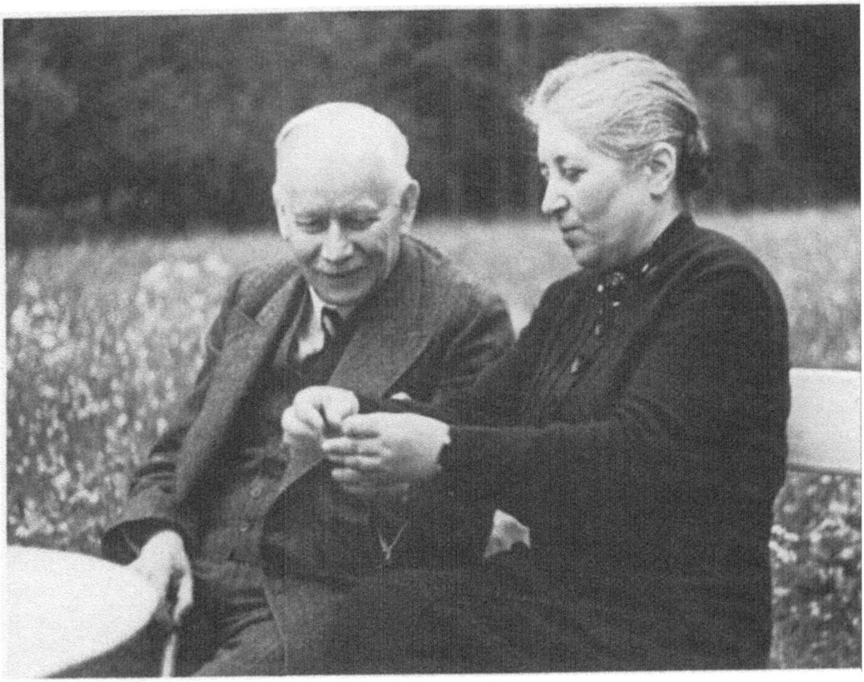

Abb. 2. Die Eltern in Icking, ihrem Ruhesitz; 1938

Abb. 3. Das Elternhaus in Frankfurt, Grillparzerstraße 83

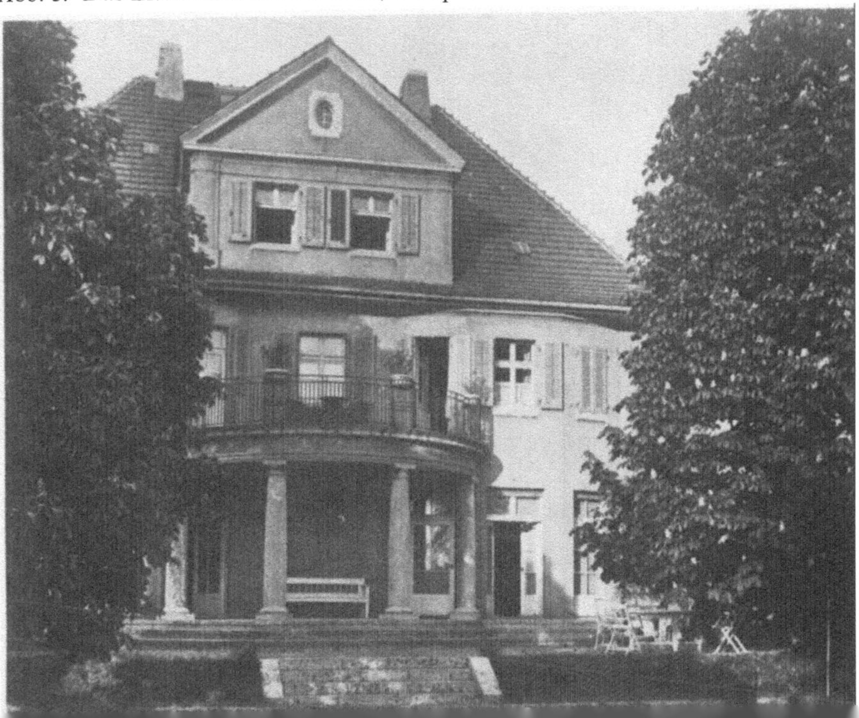

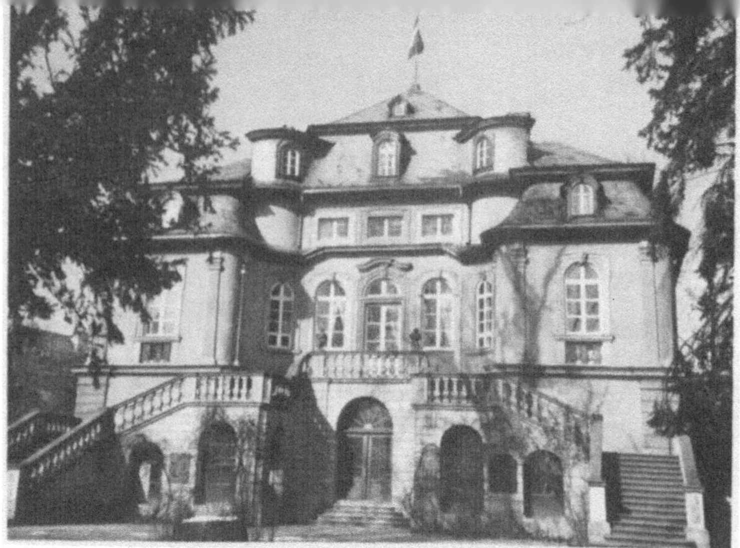

Abb. 4. Das Huttenschlößchen in Würzburg, Corpshaus der Rhenanen

Abb. 5. Belagerungszustand in Würzburg 1919: Mit Ernst August Hartmann auf der Festung Marienberg

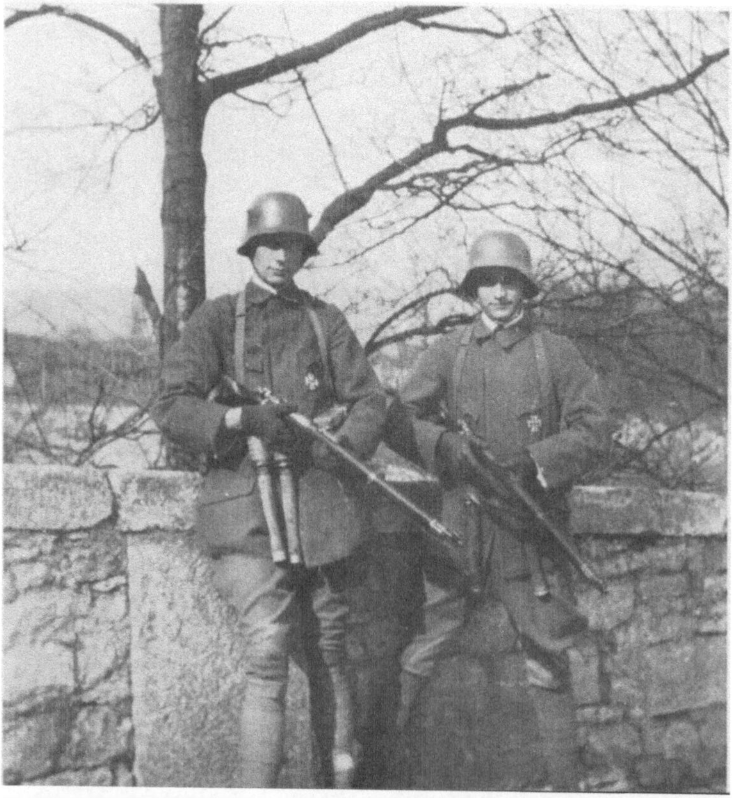

und Zweifel in die Zukunft und beobachteten, wie sich der
Himmel langsam mit Wolken überzog. Noch wollte niemand
an Krieg glauben, und doch stand das Schreckgespenst drohend jedem vor Augen. Am 31. Juli 1914 war es dann soweit;
die Mobilmachung wurde verkündet. Ich sehe heute noch
den Anschlag an der Straßenbahnhaltestelle, nicht weit von
unserem Haus. Meine Mutter und ich standen vor dieser Ma-
nifestation des Schicksals, und es benahm uns den Atem. Am
1. August, nach der Kriegserklärung an Rußland, fand sich
auf dem großen Platz vor dem Opernhaus eine vieltausend-
köpfige Menge zusammen, die barhäuptig das Niederländi-
sche Dankgebet »Wir treten zum Beten« sang. Wenn ich das
Gefühl beschreiben soll, das uns alle damals beherrschte, so
war es nicht Begeisterung, sondern vielmehr tiefe Ergriffen-
heit und Opferwille, die uns erfaßten, da wir das Vaterland
für verraten und angegriffen hielten. Mag aufgrund der historischen Forschung die Frage der Kriegsschuld immer noch
umstritten sein, so hatten wir jedenfalls keine Zweifel an der
Gerechtigkeit unserer Sache.

Zwei Tage später kam aus der Nachbarschaft die erste To-
desnachricht. Ein junger, zu den Marburger Jägern eingezo-
gener Lehrer war gefallen, und seine junge Frau war völlig
verzweifelt. So wurden wir das erste Mal mit den Schrecken
des Krieges vertraut gemacht.

Der Kriegsbeginn änderte unser Leben vollständig. Mein
Vater, damals Rektor der Universität, ließ sich beim kommandierenden General von Schenk melden und bat ihn, mit
ins Feld ziehen zu dürfen. Auf die Frage des Generals nach
seinem Rang, mußte mein Vater gestehen, daß er es wegen eines Herzfehlers nur bis zum Vizewachtmeister der Reserve
gebracht hätte, worauf ihm der General antwortete, er habe
zu Hause die größere Pflicht, die Universität durch diese
schwierige Zeit hindurchzusteuern. In der Schule wurden die
Stunden gekürzt, um uns für andere Arbeiten frei zu machen.

Ich selbst wurde zur Müllabfuhr eingeteilt und fuhr mit einem Pferdewagen von Haus zu Haus, um die Mülltonnen zu leeren. Viele Lehrer wurden eingezogen, und einer sprang hilfsbereit für den anderen ein. So übernahm mein Vater den Physik- und Mathematikunterricht an der Schule und am Mädchengymnasium. Dem heutigen Leser wird es schwerfallen, sich unter dem Eindruck der späteren geschichtlichen Entwicklung in diese Hingabe hineinzudenken, die auch die Jugend von Langemarck erfüllte. Es war weder falscher Heroismus noch Kriegslüsternheit; es war vielmehr eines der edelsten Gefühle, die es gibt: sich selbst für andere zu opfern.

Wie *anders* war der Kriegsbeginn 1939, an den ich nur mit Grauen zurückdenke. Mit vielen anderen Menschen stand ich am 1. September 1939 im Foyer eines Berliner Hotels, als die erschreckende, rauhe, uns allen bekannte Stimme Hitlers verkündete, daß seine Panzer in Polen eingerückt seien. Ein bedrückendes Schweigen lag über der Menge, und ich hörte hinter mir den alten Portier des Hotels laut sagen: »Um Gottes Willen!«. Wir alle wußten, daß ein ungerechter Krieg vom Zaune gebrochen war. Vor unseren inneren Augen erstand das furchterregende Kriegsgespenst, und wir ahnten damals, daß dies der Anfang vom Ende sei, wenn wir uns auch von diesem Ende noch keinen Begriff machen konnten. Zugleich fühlten wir die eigene Machtlosigkeit, dieser gewalttätigen Diktatur entgegenzutreten. Es war einer der erschütterndsten Augenblicke meines Lebens.

Zurückschauend über vier Jahrzehnte glaube ich, daß in diesem Augenblick vielen, vor allem denjenigen, die schon einmal die Schrecknisse eines Krieges erlebt hatten, erst so recht zu Bewußtsein kam, wie verblendet und leichtfertig sie den Nationalsozialisten den Weg zur absoluten Macht bereitet hatten.

Längst war dem Rausch von 1933 die Ernüchterung breiter

Schichten gefolgt, eine unausbleibliche Konsequenz des zunehmenden politischen Terrors und des Raunens über Konzentrationslager und Judenvernichtung. Das Gefühl der Angst vor der weiteren Entwicklung hatte sich breitgemacht, darüber konnten auch die Massendemonstrationen und der laute Jubel über die anfänglichen militärischen Erfolge nicht hinwegtäuschen. So war es zu Kriegsbeginn doch nur ein zahlenmäßig geringer Teil der Deutschen, der sich im Glauben an den »Führer« für den Anspruch auf ein Großdeutschland begeistern konnte und die dazu notwendigen materiellen und Blutopfer hinzunehmen bereit war. Und auch diese, denen ich Idealismus nicht absprechen will, wurden immer weniger, je weiter der »Endsieg« rückte, und der Glorienschein, mit dem sie Hitler umgeben hatten, verblaßte.

Soldat

Der Erste Weltkrieg zog sich hin; aus dem Bewegungskrieg wurde ein Stellungskrieg. Die der Bevölkerung abverlangten Opfer wuchsen täglich. Mein Vater ließ das kupferne Vordach des Hauses abnehmen und durch Blech ersetzen. Seine goldene Uhrkette tauschte er gegen eine eiserne mit der Aufschrift: ›Gold gab ich für Eisen‹. Meine Mutter war unermüdlich unterwegs, Gelder für die Lazarette zu sammeln, wobei ihr viele Frankfurter Mäzene, vor allem auch aus den alten jüdischen Familien, zu Hilfe kamen. In unserem Haus nahmen wir Verwundete auf, die nicht mehr der ärztlichen Fürsorge, sondern nur noch der Pflege bedurften. Alles wurde wie selbstverständlich, ohne ein Wort des Bedauerns, ertragen.

Ich selbst machte unmittelbar nach meinem 17. Geburtstag, im Frühjahr 1917, mein Notabitur und meldete mich sofort freiwillig.

Daß mein Vater, der sehr an mir hing, stolz darauf war,

daß nun einer aus der Familie ins Feld zog, um das Vaterland zu verteidigen, wird den meisten der heutigen Leser unverständlich sein. Dabei war mein Vater keineswegs ein Nationalist im engeren Sinne. Er gehörte, wie viele der unpolitischen Beamten, der Nationalliberalen Partei an und war später, in der Weimarer Republik, Stadtverordneter der Deutschen Volkspartei Gustav Stresemanns.

Da ich als Kriegsfreiwilliger das Regiment auswählen konnte, entschied sich mein Vater unter drei in Frage kommenden Regimentern für das Württembergische Dragonerregiment ›Königin Olga‹, in dessen Offizierscorps er einige Bekannte hatte. Er traf diese Wahl in der Annahme, die sich als irrig erwies, daß die Kavallerieregimenter nicht sofort an der vordersten Front eingesetzt werden würden, was er auf Grund meines jugendlichen Alters möglichst vermeiden wollte. Er wußte nicht, daß zu dieser Zeit die 7. Kavallerie-Schützendivision bereits abgesessen war und als Fronttruppe verwendet wurde. Der Sprung aus dem umhegten Elternhaus in die harte Rekrutenerziehung war empfindlich, hat mir aber nicht geschadet. Im Gegenteil: hier habe ich gelernt, mit meinen Problemen fertig zu werden. Wenn ich zur Übung oder zur Strafe eine ›Bahnkarte IV. Klasse Stuttgart‹ lösen, d. h. mit ausgestreckten Armen den Karabiner haltend über den Kasernenhof hüpfen mußte, so habe ich das als gegeben hingenommen, und es hat weder meinen Stolz oder, wie man heute sagt, meine Menschenwürde verletzt noch mein Selbstbewußtsein gemindert. Mich haben diese kleinen Schnörkel des Lebens nie beeinflußt.

Um mit den Unbilden des äußeren Lebens fertig zu werden, braucht man einen inneren Halt. Aber auch der äußere Halt ist eine wichtige Hilfe. Als mein Vater mich beim Regiment ›abgab‹, im Zylinder und Gehrock übrigens, wie es damals üblich war, wies er mich in einem Abschiedsgespräch darauf hin, daß ein Kavallerie-Regiment eigentlich für Professorensöhne unüblich sei. Er werde mir monatlich 150 Mark schicken, mit denen ich auskommen müsse, ich dürfe ihm mit Schulden keine Schande machen. Deshalb war ich oft gezwungen, zum Spott meiner Kameraden, mich von ihren recht luxuriösen Eskapaden fernzuhalten, um mit meinen Mitteln auszukommen. So habe ich schon früh gelernt, mich zu bescheiden. Der erzieherische Wert des knappen Taschengeldes ist in der heutigen Zeit leider meist in Vergessenheit geraten.

Nach kurzer Ausbildungszeit auf dem Truppenübungsplatz Münsingen kam ich zum Regiment, das um diese Zeit bei Gebweiler im Elsaß lag. Es war gerade vom Feldzug in Rumänien zurückgekommen, wo die Division noch Attacken mit Lanzen geritten hatte! Ich wurde zum Patrouillenkommando auf dem Sudelkopf eingeteilt. Der steile Anstieg durch das Rimbachtal mit vollem Gepäck, Stahlhelm, Gasmaske und Karabiner war die erste körperliche Strapaze für den jungen Mann. Am Sudelkopf lagen sich, nur wenige hundert Meter voneinander entfernt, die deutschen und die französischen Streitkräfte in Schützengräben hinter Stacheldraht gegenüber. In diesem Niemandsland waren nächtliche Patrouillen notwendig, um überraschende Nachtangriffe zu verhüten. So zog man in kleinen Trupps durch eine schmale Öffnung des Stacheldrahtzaunes hinaus, ständig in Erwartung, einem feindlichen Trupp zu begegnen. Ging eine Leuchtrakete von einer der Seiten in die Höhe und erhellte das ganze Feld, so sprang man, soweit dies möglich war, schnell in einen Granattrichter in Deckung. Gelegentlich kroch man auch mal auf allen Vieren, den Karabinerriemen im Mund, bis an die gegnerische Stellung heran. Es waren aufregende, aus Sicherheitsgründen aber nötige Unternehmungen. Für mich war es die Einführung in das rauhe Handwerk des Krieges, das ich später noch in seiner ganzen Brutalität kennenlernen sollte.

Für eine besonders erfolgreiche Patrouille heftete mir Herzog Albrecht von Württemberg das Eiserne Kreuz II. Klasse an die Brust.

Mitte Mai 1918 wurde die Division nach Flandern verlegt. Es waren schwere Kämpfe, in denen die Division bis auf einen kleinen Rest verblutete. Bis zum Ende meines Lebens werden mir zwei Erlebnisse unauslöschlich in Erinnerung bleiben.

Am 27. September 1918 stand ich südöstlich von Moeuvres als Beobachtungsoffizier der Division in der vordersten Front, um den erwarteten englischen Angriff zu melden. Durch mein Scherenfernrohr sah ich, wie ungestört die Engländer ihre Formationen aufstellten und ihre Sanitätszelte aufbauten. Von unserer Seite fiel kein Schuß mehr. Die Munition war der Artillerie ausgegangen.

Als die englische Front in Bewegung kam und sich uns langsam näherte, nachdem das Sperrfeuer über uns hinweggerollt war, schickte ich einen Mann zum Divisionsstab in den Bourlon-Wald, um den Beginn des Angriffs zu melden. Er erschien nach kurzer Zeit wieder mit der Mitteilung, daß der Engländer nördlich in unsere Stellung eingebrochen sei und den Bourlon-Wald in unserem Rücken besetzt hätte. Ich mußte mich mit meinen Leuten südlich nach rückwärts durchschlagen, wobei wir wiederholt mit englischen Truppen direkten Gefechtskontakt hatten. Als ich mich bei dem Kommandeur zurückmeldete, gab er mir die Verleihung des Eisernen Kreuzes I. Klasse bekannt.

Aus den von meiner Mutter später liebevoll gebündelten Briefen und aus flüchtigen Lebenszeichen, die ich in diesen schweren Tagen fast täglich an meine Eltern schrieb, um sie über mein Schicksal zu beruhigen, ergibt sich ein Bild von der Situation und meiner Stimmung. Ich zitiere aus einem Brief, den ich am folgenden Tag an meine Eltern schrieb: »Ihr verkennt die Sachlage vollständig. Der Krieg ist für uns gründlich verloren, darüber wollen wir uns ganz klar sein, und jede Minute, die wir früher Frieden schließen, ist eine große Ersparnis an Gut und Blut. Zu retten und zu halten gibt es hier draußen nichts mehr. Es ist wohl das Schmerzlichste, was einem Offizier widerfahren kann, wenn seine Leute, trotz all seines Schneids, nicht mit nach vorne kommen, wenn sie einen noch beschimpfen und verleumden. Das ist schlimm. Sobald ich kann, ziehe ich den Rock aus und werde studieren. Gott sei Dank, daß ich noch jung bin!«

Im Heeresbericht vom 28. September 1918 wurde eingehend über die Schlacht von Cambrai und insbesondere über die Kämpfe am Bourlon-Wald berichtet. Am nächsten Tag schrieb ich meinen Eltern: »Ich bin glücklich durchgekommen. Es war bis jetzt das Schwerste in meinem Leben. Ganz habe ich es noch nicht überwunden.«

Die zweite Situation brachte die härteste Probe, der ich in meinem jungen Leben unterworfen wurde. Als letzter Offizier meines Regimentes lag ich am 19. Oktober 1918 hinter dem Bahndamm Staceghem–Harelbeke in Stellung und sollte mit meinen Dragonern den über die Lys vorgedrungenen Engländer über den Fluß zurückwerfen. Ich erhielt folgenden Befehl: »Um 06.00 Uhr morgens Sperrfeuer unserer Artillerie bis 06.30 Uhr; dann Befehl zum Angriff über den Bahndamm und im Nahkampf den Engländer über den Fluß zurückdrängen.« Die im Nebenabschnitt liegenden Straßburger Husaren wurden meinem Befehl mit unterstellt. Ihren Offizier, meinen Freund Leutnant Siebler-Ferry, hatte ich unter dem Feuerschutz meiner Leute in den Graben zurückgezogen, wo er in meinen Armen gestorben war.

Um 06.00 Uhr geschah nichts, um 06.10 Uhr zwei Schuß; dann nichts mehr bis 06.30 Uhr. Ich beriet mich kurz mit meinem wackeren Wachtmeister und faßte den Entschluß, trotzdem zum Sturmangriff anzutreten. Die Engländer zogen

sich über den Fluß zurück. Wir verschanzten uns am Fluß-
ufer, mußten diese Stellung aber bald wieder aufgeben, da
feindliche Beobachtungsflugzeuge unsere Stellung aufs ge-
naueste erkundet hatten und wir von schwerem Artillerie-
feuer eingedeckt wurden. So mußten wir bis hinter den Bahndamm zurückweichen.

Nach 60 Jahren, im Jahre 1978, habe ich wieder an dem
Bahndamm in friedlicher Umgebung gesessen, des gefallenen
Freundes gedacht und des Schutzengels, der mich auch in ei-
nem zweiten Krieg bewahrt hatte.

Es ist unmöglich, in der Schilderung meines Lebens diese
für meine Entwicklung vielleicht entscheidenden Tage weg-
zulassen. Hier wurde die Bereitschaft geweckt, unter eigener
Verantwortung Entscheidungen zu fällen.

Unser völlig ausgeblutetes Regiment, 17 Mann und ich als
einziger Offizier, wurde mit der Division in die Vogesen verlegt, wo wir am 9. November das Kriegsende erlebten.

In geordnetem Rückzug wurden wir in die Garnisonstadt
Ludwigsburg geführt, wo ich sogleich nach dem Eintreffen
um meinen Abschied einkam. So konnte ich noch im sogenannten Zwischensemester 1919 mit dem Studium der Medizin beginnen. Damit trat die Medizin als lebendiger und entscheidender Faktor in mein Leben ein.

Meine Universitäten

Tübingen, Würzburg, Frankfurt

Mit der Freude an dem nun endlich wieder gewonnenen eigenen Leben, der Freiheit und der so lange entbehrten geistigen Nahrung, begann das Semester. Es sollte noch einmal unterbrochen werden, als die sozialdemokratische Regierung in Stuttgart die Tübinger Studentenschaft gegen Anarchisten zu Hilfe rief und schnellstens ein Studentenbataillon geschaffen wurde, das nach einer Nachtfahrt morgens in Stuttgart einrückte und Ruhe schuf. Im Corps Suevia, dem ich angehörte, wuchsen mir viele treue Freunde für das ganze Leben zu. Nach zwei Semestern verließ ich Tübingen, um den Rest meiner vorklinischen Semester in Würzburg zu verbringen.

In dieser barocken, weinfrohen Stadt, die sich so wesentlich von der Kleinstadt Tübingen unterschied, war das Leben freier und beschwingter. Wir Rhenanen wohnten im Huttenschlößchen, fuhren mit der Pferdedroschke mittags zum Ratskeller, wo uns der unvergeßliche Wirt Veitl vorzüglich versorgte, sprangen in Marktheidenfeld auf die vorüberfahrenden Flöße und ließen uns mainabwärts bis nach Aschaffenburg mitnehmen.

Aber auch die unruhige Zeit der Räterepublik warf ihre Schatten auf unser fröhliches Studentenleben. Patrouillen mit roten Armbinden und Gewehren machten die Straßen nachts unsicher und drohten, scharf auf Studenten zu schießen, die nach der Sperrstunde auf der Straße angetroffen wurden.

Im Sommersemester 1919/20 mußten wir noch einmal den Soldatenrock anziehen. Am 7. April 1919 hatte der Würzburger ›Revolutionäre Ausschuß‹ den Belagerungszustand über die Stadt verhängt und die Vorzensur der bürgerlichen Zeitungen verkündet. Die Festung Marienberg wurde von den Spartakisten unter ihrem Kommandanten, Wachtmeister Rügamer, besetzt. Schon in dieser Zeit meldeten sich zahlreiche Studenten, die bei der Befreiung Würzburgs mithelfen wollten. Sie wurden von den Regierungstruppen unter der Leitung von Hauptmann Dittmar aufgenommen und bewaffnet. Nach der Rückeroberung von Bahnhof und Residenz durch die Regierungstruppen am 9. April, bei der auch einige Studenten ihr Leben lassen mußten, konnte durch Unteroffizier Rückert der Marienberg mit Hilfe republikanischer Schutztruppen wieder in die Gewalt der Regierung gebracht werden. Zur Bewachung der Festung und des in ihr lagernden Munitionsdepots wurde aus Studenten ein Freiwilligen-Verband aufgestellt und im Neutor als Wache untergebracht. So schoben wir Freiwilligen während des Semesters wieder Wache, ausgerüstet mit Stahlhelm und Karabiner, ohne daß es allerdings zu einem Zwischenfall gekommen wäre.

Am 14. April wurden wir dann von einer 60 Mann starken, freiwilligen Batterie abgelöst. Der Schutz der Regierung mußte in dieser revolutionären Zeit eben vorwiegend von Freiwilligen, vor allem von Studenten wahrgenommen werden, da die Reichswehr erst am 1. Juni 1919 errichtet wurde und damit den Schutz des Staates zu übernehmen begann.

Nach nur stufenweise bestandenem Physikum – der Zoologe ließ mich zweimal durchfallen, da ich den entwicklungsgeschichtlich wichtigen Haifisch-Schädel nicht zeichnen konnte – kehrte ich zum klinischen Studium nach Frankfurt zurück, wo die Ruhe des Elternhauses einem ernsthaften klinischen Studium förderlich war.

Durch das klinische Studium kam ich nun zum erstenmal in direkte Berührung mit den Kranken. Nach all dem Leid und Sterben, das ich als junger Mensch so unmittelbar erlebt

hatte, war der Wunsch, Arzt zu werden, in mir entstanden.
Vielleicht hat zu dieser Entscheidung der Tod meines Freundes Siebler-Ferry beigetragen, das Bild seines weit aufgerissenen Leibes und meine Unfähigkeit, ihm zu helfen. Je mehr ich mich mit den Möglichkeiten beschäftigt habe, zu helfen und zu heilen, desto mehr ist mir der ärztliche Beruf zum wesentlichen Inhalt meines Lebens geworden.

Die ersten Begegnungen am Krankenbett mit leidenden Menschen, die sichtbaren Heilerfolge und die Grenzen der ärztlichen Heilkunst haben mir schon in den ersten klinischen Semestern starken Eindruck gemacht, und so ist es mein Leben lang geblieben.

In der klar aufgebauten, eindrucksvollen Vorlesung des Chirurgen Viktor Schmieden faßte ich wohl erstmals den Entschluß, Chirurg zu werden. Den endgültigen Ausschlag gab dann viel später der väterliche Rat von Carl Garrè in Bonn. Der rhetorisch meisterhaften Vorlesung Gustav von Bergmanns zu lauschen, war ein Vergnügen. Wenn er, an seinem großen Siegelring drehend, seine Philosophie des Ulcus ventriculi hervorzauberte, so entwickelte er nicht nur Interesse, sondern echtes Vergnügen. Bei dem Pädiater Heinrich von Mettenheim lernte man, mit Kindern umzugehen. Der Pathologe Bernhard Fischer-Wasels sorgte für eine originelle Darstellung und seine spitze Zunge für die notwendige Unruhe. Eine wirkliche Delikatesse waren die amüsanten Vorlesungen des Dermatologen Karl Herxheimer. Es ist auch heute noch ein unfaßbares Unglück, daß er und viele andere bedeutende Mitglieder der Fakultät, wie Embden oder Neisser, das Dritte Reich nicht überlebten.

Einen anregenden Ausgleich fand ich in dieser Zeit als Sportarzt auf der Wasserkuppe. Der »Rhönvater« Oskar Ursinus hatte mich eingeladen, dort den Notarztdienst zu versehen. So lernte ich die Anfänge der Segelfliegerei, Wolf Hirth und die anderen Pioniere kennen und ließ mich umfangen von der sportlichen Begeisterung, der großen Hilfsbereitschaft und Kameradschaft, die dort oben herrschten. Ich selbst durfte auch einige Male fliegen und konnte die Seligkeit der völligen Ruhe und des schwerelosen Schwebens verspüren.

In diese Zeit fällt auch ein Erlebnis, das einen tiefen Eindruck auf mich hinterlassen hat. Es war etwa im Jahre 1921, da ich als Gast des Verlegers Ferdinand Springer an der Versammlung der angesehenen »Gesellschaft Deutscher Naturforscher und Ärzte«, der ich dann 1928 als Mitglied beigetreten bin, teilnehmen durfte. Im kleinen Kreis beim gastlichen Abendessen war ich als eifrig zuhörender junger Mann mit den großen Männern der Physik und Mathematik vereint. Für mich bedeutete dies die Begegnung mit einer anderen Welt. Albert Einstein, Max Born und James Franck, deren erzwungenes Exil Deutschland bald ärmer machen sollte, ergingen sich in temperamentvoller Diskussion über wissenschaftliche, aber auch philosophische Probleme von höchstem Niveau, angeregt durch den geist- und witzsprühenden Gastgeber. Der Abend hat mir deutlich gemacht, welch vielfältige Anregungen die Begegnung mit überragenden Männern vermitteln kann.

München

Im Mai 1923 beendeten Staatsexamen und Promotion ein glückliches und anregendes Studium. Der Weg führte nun nach München, wo ich zur Vorbereitung meines chirurgischen Zieles beim großen Friedrich von Müller Grundkenntnisse in der Inneren Medizin erwerben wollte. In der damals bedeutenden Münchener Medizinischen Fakultät nahm Friedrich von Müller wohl die allseits geachtete Spitzenstellung ein. Er lebte in ständiger Rivalität mit Ernst von Rom-

berg, seinem internistischen Kollegen. Beide gingen sich aus
dem Wege, wo sie nur konnten. Wir mußten als Assistenten
aufpassen, wenn wir nach der Vorlesung des großen Diagno-
stikers von Müller zu der Vorlesung des ebenso großen The-
rapeuten von Romberg wallfahrteten. Eine Entdeckung wäre
uns schlecht bekommen. Müller war vielleicht der letzte große Kliniker, der das Gesamtgebiet der Inneren Medizin einschließlich der Neurologie noch voll beherrschte. Er war persönlich schwierig und konnte manchmal von einer geradezu
entwaffnenden Grobheit sein. Er pflegte nur auf der Station
Visite zu machen, auf der seine Vorlesungspatienten lagen.
Rief man ihn aber zu einem ungewöhnlichen diagnostischen
Fall, so war er sofort da, und die Klarheit und Sicherheit seiner Untersuchungsergebnisse waren immer wieder verblüf-
fend. Im übrigen hielten ihm Siegfried Thannhauser als klinischer Oberarzt und Paul Martini im Labor die Klinik in Ordnung. Allerdings war die wöchentliche Demonstration bei
seinem Freunde Max Borst absolute Pflicht, und wir freuten
uns, wenn die beiden Olympier in fachlichen Fragen anein-
andergericten. Im übrigen konnten wir im ärztlichen Verein
auch die andern, zahlreichen Koryphäen der Fakultät bewundern, wie den Chirurgen Sauerbruch, den Gynäkologen
Döderlein, den Dermatologen von Zumbusch, den Pädiater
Pfaundler oder den Pathologen Borst, die alle Weltruf hatten.

Die Münchener Jahre waren voll von Erlebnissen und Ein-
drücken. Die Erleichterung und das Freiheitsgefühl nach ab-
gelegtem Examen, das geistvolle, beschwingte Leben, das die
Stadt zu Beginn der zwanziger Jahre vertraut und liebenswert
machte, ließen die finanziellen Sorgen der Inflationszeit ge-
ring erscheinen. So schön auch München in der Zeit nach
dem Zweiten Weltkrieg wieder aufgebaut wurde und so sehr
es wieder ein Kulturzentrum ersten Ranges geworden ist, so
wenig ähnelt es doch dem der zwanziger Jahre. Die Abende

im ›Simpl‹ der Kathi Kobus, die Freundschaft mit Joachim Ringelnatz, mit dem ich morgens früh Brüderschaft trank, schufen eine unvergleichliche Atmosphäre.

Der schmächtige Mann mit dem verhungerten Gesicht und der großen Hakennase trug seine Gedichte vor, leicht an das Klavier gelehnt, auf dem er sein Glas stehen hatte, aus dem er sich während des Deklamierens immer wieder ›erfrischte‹. Abend für Abend schleppte ihn dann seine zierliche Frau, die geduldig im Publikum das Ende abgewartet hatte, in völlig betrunkenem Zustand nach Hause.

Die geistreichen und anregenden Künstlerfeste im kleinen Kreise zur Faschingszeit oder die gemütlichen Bummel durch das menschenleere Schwabing gehören für mich zum unvergeßlichen Erinnerungsbild dieser Stadt. Die neue Zeit, der Massenverkehr, die Touristenströme und die oft ungezügelten Jugendlichen haben ihren Tribut gefordert und das traute, besinnliche München zum Schweigen gebracht. Aus der stillen, vornehmen Leopoldstraße ist der laute ›Boulevard Leopold‹ geworden. Man sollte darüber nicht klagen, sondern dankbar sein, daß man es anders gekannt hat.

Die ruhige Zeit in München wurde unterbrochen durch den Hitlerputsch vom 9. November 1923. Man hatte uns einige Zeit zuvor empfohlen, einmal in den Bürgerbräukeller zu gehen, um Hitler reden zu hören. An den Tischen, auf denen Hakenkreuzfähnchen standen, saßen biedere Münchner Bürger vor ihrer Maß und unterhielten sich. Auf einer Bühne am anderen Ende des Saales sprang ein Mann im Braunhemd herum, der Unverständliches mit rauher Kehle in den Saal schrie, und erst, als er »Rache für Versailles« brüllte, und die braven Bürger die Maß zur Brust erhoben, erkannten wir, daß das Adolf Hitler sein müsse. Das Ganze machte auf uns einen unaussprechlich komischen Eindruck, und wir empfanden es als eine typisch münchnerische Gaudi.

Nun hatte er also den Putsch gewagt! Wir wurden aus der Klinik geholt, um die im Preysing-Palais gelagerten Verwundeten zu versorgen. Ganz München war im Aufruhr. Jeder stand gegen jeden. SA gegen Reichswehr, Reichswehr gegen Linke, Linke gegen Brigade Ehrhardt, Brigade Ehrhardt gegen SA, usw. Am nächsten Tag war eine Massenversammlung im Auditorium Maximum angesagt. Kapitän Ehrhardt, der die aufgeregte Menge beruhigen wollte, wurde kurzerhand von der Rednerbühne heruntergezogen; Sauerbruch, der als Arzt und Beschützer des Eisner-Mörders Graf Arco einen Bonus zu haben glaubte, erhielt von einem Polizisten einen Schlag mit dem Gummiknüppel über den Kopf, obgleich er beteuerte: »Ich bin Sauerbruch«. Er fuhr in die Klinik, die er mit dem Ruf betrat: »Lebsche, ich habe eine Schädelfraktur!« Sein Oberarzt Max Lebsche konnte dies zum Glück nicht bestätigen, doch Sauerbruch trug gleichwohl sechs Wochen lang in der Vorlesung eine schwarze Mensurkappe.

Wie sehr sich trotz der gewaltigen Unruhe das Münchner Idyll noch erhalten hatte, konnte man feststellen, als während der Versammlung ein altes Paar die Leopoldstraße in Richtung Siegestor wanderte, offenbar um Einkäufe zu machen. Der Herr mit buschigen Brauen und langem weißem Bart und die kleine Dame in einer lila Bluse mit dem durch Stäbchen hochgehaltenen Stehkragen und knolliger Nase, die sie dem Kaiser Franz Joseph so ähnlich sehen ließ, waren völlig ahnungslos, als sie ein Polizist am Siegestor aufhielt und Seine Königliche Hoheit darauf aufmerksam machte, daß dies für ihn kein geeigneter Durchgang sei. Der Generalfeldmarschall, Prinz Leopold von Bayern, und seine Gattin, Prinzessin Gisela, kehrten daraufhin um und wanderten in ihr nahegelegenes Palais zurück. Es fiel leider während des Zweiten Weltkrieges in Schutt und Asche.

Es soll Friedrich von Müller nicht vergessen werden, daß er am Tag nach dem Putsch, also am 10. November 1923, unter

Abänderung seines vorgesehenen Themas, eine tapfere und eindeutige Vorlesung über Massenhysterie hielt, die wohl nicht von allen Studenten akzeptiert, aber ohne Widerspruch gehört wurde und wohl manchem zu denken gegeben hat. Jedenfalls dankten seine Hörer dem verehrten Lehrer mit starkem Beifall.

München ist eine Stadt, in der man als junger Mensch nicht allein für sich leben kann. Die vielfachen, oft überwältigenden Anregungen intellektueller und kultureller Art verlangen gebieterisch die Aussprache mit Gleichaltrigen und Gleichgesinnten; man bedarf der Kritik oder Zustimmung. Es war für meine Entwicklung ein Gewinn, einen solchen Freundeskreis gefunden zu haben, in dem wir jungen Leute uns völlig ungezwungen aussprechen konnten.

Blicke ich heute, nach genau 60 Jahren zurück, so muß ich mit Trauer feststellen, daß von dem Dutzend lebensbejahender, froher junger Menschen außer mir nur noch einer unter uns weilt. Sie alle haben ihr Leben gemeistert. Ich erinnere mich an Ernst Boehringer aus Ingelheim, den ich viel später noch als urbane und souveräne Persönlichkeit erlebte, August Forst, den bekannten Münchner Pharmakologen, oder Hans von Seemen, damals noch Oberarzt von Erich Lexer, später Ordinarius für Chirurgie in Graz. In besonderer Freundschaft war ich mit Rudolf Nissen und Max Bücklers verbunden. Über Nissen, damals noch Assistent von Sauerbruch, zuletzt Ordinarius für Chirurgie in Basel, werde ich an anderer Stelle ausführlich berichten. Max Bücklers, später Professor der Augenheilkunde, war ein liebenswerter und kultivierter Mann, der die Freuden des Lebens zu genießen verstand. Zu meinem 24. Geburtstage schenkte er mir Schopenhauers ›Aphorismen zur Lebensweisheit‹ mit dem ihnen entnommen Zitat: »Wer in der wirklichen Welt arbeiten kann und in der idealen leben, der hat das Höchste erreicht.« Er konnte es – !

Jedem, der in dieser wunderbaren Stadt München gelebt hat, fällt der Abschied schwer. Mir sollte es beschieden sein, noch ein zweites Mal Abschied von München zu nehmen; das zweite Mal war es der Abschied von einer Trümmerstadt. Heute bin ich glücklich, diese Stadt immer in erreichbarer Nähe zu haben und ihre Schätze zu genießen, ihre Museen, ihre Oper, ihr Theater und das wiedererstandene einmalige Bild dieser schönen Stadt. So genieße ich diese Kostbarkeiten, ohne daß sich mir der Vergleich mit dem romantisch-stillen München meiner Jugendzeit aufdrängt.

In diese Zeit fällt noch ein für mich einschneidendes, unvergeßliches Ereignis. Ich hatte große Freude an Bergtouren und an einfacheren Klettereien gehabt, daß es mich nach ›Größerem‹ gelüstete. So bezog ich mit meinen Eltern in Macugnaga Quartier und rüstete mich zu neuen Abenteuern, tatendurstig wie das meinen 24 Jahren entsprach. Monte Rosa und Cima di Jazzi wurden ohne Schwierigkeiten mit einem erfahrenen Bergführer ›erobert‹, und nun war das Strahlhorn an der Reihe. Der Aufstieg ging glatt vonstatten; der Blick vom Gipfelkreuz dieses Viertausenders über die gewaltige Bergwelt bis zum unverkennbaren Matterhorn bei aufgehender Sonne war unbeschreiblich. Bei der Rückkehr galt es, eine senkrechte Felswand zu überqueren, deren Mitte eine etwa 20 Zentimeter vorspringende Brüstung aufwies. Um die fünf Meter zu passieren, mußte man sich mit dem Rücken zur Wand drehen und sich fortbewegen, einen Fuß neben den anderen setzend. Der Bergführer stieg voraus und sicherte das Seil auf der anderen Seite der Wand. Etwa in der Mitte der Brüstung angekommen, fühlte ich mich wie von unsichtbaren Mächten festgehalten und wagte keinen Schritt mehr vor noch zurück. Ich konnte mich des Zwanges, in die gähnende Tiefe zu springen, kaum erwehren. Erst das Gebrüll des Bergführers, der mich mit den unflätigsten Worten auf italienisch und deutsch beschimpfte, löste den Bann und half mir, die andere Seite zu erreichen. Damals habe ich mir geschworen, niemals wieder eine Klettertour zu unternehmen, was mir danach allerdings auch nicht schwer gefallen ist.

Eine Reise als Schiffsarzt auf einem Handelsdampfer nach Ceylon und Indien bildete den Abschluß meiner Münchener Zeit und sollte überleiten zu einem Lebensabschnitt, dem Zeit und Kräfte uneingeschränkt gewidmet werden mußten. Die Schönheit der Natur und die gewaltigen Kunstwerke, wie etwa die Shwe-Dagon-Pagode bei Rangun, sind mir unvergeßlich geblieben. Negativ beeindruckt war ich von der harten Hand der Engländer, die jeden Inder mit der Peitsche vom Bürgersteig verwiesen, wenn er ihnen begegnete.

Nach meiner Rückkehr wurde mir noch eine Reise nach Ostasien angeboten, die ich ausschlug, da mir mehr daran lag, endlich mit ernsthafter Arbeit in der Chirurgie anzufangen. So bin ich niemals – anders als viele meiner heutigen Kollegen – in Ostasien gewesen, was ich bedaure, aber gut verschmerzen kann.

Heidelberg

Mein erster Auftritt auf den chirurgischen Brettern, die für mich die Welt bedeuten sollten, war ein Fehlschlag. Ich war von einem jüngeren, sehr vitalen Ordinarius aufgefordert worden, sein Assistent zu werden. Nachdem ich über einen Monat lang ausschließlich im Labor Untersuchungen für einen Oberarzt hatte machen müssen, ließ ich mich beim Chef melden, und bat ihn, in den Operationssaal eingeteilt zu werden, da ich ja Chirurg und nicht Laborant werden wolle und daß ich den Sinn der mir gestellten, sogenannten wissenschaftlichen Arbeit nicht einsehen könne. Er erwiderte mir, daß es, um später einmal Chefarzt eines Krankenhauses zu

werden, nicht darauf ankomme, gut zu operieren, sondern
mit einem Handkoffer voll wissenschaftlicher Arbeiten antreten zu können, die für diese Stellung legitimierten. Wäre ich
einmal Chefarzt, so würde ich das Operieren mit der Zeit
schon noch lernen.

Nach dieser Auskunft brach in mir eine Welt zusammen,
die ich mir in jugendlichem Idealismus aufgebaut hatte. Ich
nahm den nächsten Zug nach Bonn, nachdem ich mich bei
meinem väterlichen Freunde, dem großen Bonner Chirurgen
Carl Garrè, angemeldet hatte. Er war in Rostock Kollege
meines Vaters gewesen, und ich hatte mich als Vierzehnjähri-
ger in Abwesenheit meiner Eltern bei stark aufgetretenen
Bauchschmerzen selbständig auf die Bahn gesetzt und war zu
ihm von Frankfurt nach Bonn gefahren, wo er mich sofort
wegen akuter Appendizitis operierte. Ich hatte also großes
Vertrauen zu ihm und vergesse es nie, daß sich dieser vielbe-
schäftigte Klinikchef einen ganzen Nachmittag Zeit nahm, um
dem jungen, recht verzweifelten Kollegen, der so sehr desillusioniert war, seine Auffassung von der Chirurgie im ganzen,
von den Schwerpunkten der klinischen Ausbildung, von der
Einordnung und den Werten wissenschaftlicher Tätigkeit aus-
einanderzusetzen. Der zierliche, freundliche Mann mit dem
Spitzbart hörte mich konzentriert und geduldig an, und ich
sehe noch heute, wie er aufstand, an den Bücherschrank ging
und mit seinen beiden Händen die etwa 30 Zentimeter lange
Strecke bezeichnete, die sein schriftliches Lebenswerk umfaßte. Er machte mir klar, daß es nicht auf das Gewicht, sondern
auf den Gehalt der veröffentlichten Arbeiten ankomme.

Garrè war ein großer Lehrer. In seinem Lehrbuch der
Chirurgie, das für uns alle die Grundlage unseres Studiums
war, hat er seine Gedanken über ›das Lehren und Lernen in
der Chirurgie‹ in geradezu klassischer Weise niedergelegt,
und ich habe es immer bedauert, daß die nachfolgenden Herausgeber sein Vorwort nicht übernommen haben.

So machte mir Garrè klar, daß die Themen zu wissenschaftlichen Arbeiten für den Kliniker nicht theoretisch erdacht und konstruiert werden dürften, sondern daß die Impulse vom Krankenbett durch exakte Beobachtung, Überlegen und Analysieren kommen müßten. Ich solle erst einmal in eine gründliche chirurgische Schule gehen, dann würden mir, falls ich überhaupt Lust auf experimentelles Arbeiten hätte, die Gedanken von selbst zufliegen. Sollte das nicht der Fall sein, wäre ich eben dazu ungeeignet, könnte aber trotzdem ein guter Chirurg werden.

Er sagte mir, daß er mich wegen seiner bevorstehenden Emeritierung nicht mehr als Assistenten annehmen wolle, da die Übernahme durch einen Nachfolger fraglich sei, und er riet mir, an die Heidelberger Klinik zu Eugen Enderlen zu gehen, bei dem ich die beste nur denkbare operative und klinische Ausbildung in Deutschland erhalten würde.

Eugen Enderlen war einer der wenigen chirurgischen Ordinarien, zu dem es für mich keinerlei persönliche Beziehungen gab. So setzte ich mich hin und schrieb ihm, daß ich gerne Chirurg und sein Schüler werden wolle, daß ich aber als Sohn eines Professors nicht mit materiellen Gütern gesegnet und daher auf eine bezahlte Stelle angewiesen sei. Ich erhielt prompt eine Antwort, die ich mir bis heute aufgehoben habe:

Sehr geehrter Herr Doktor, als Volontär können Sie jederzeit kommen, gegebenenfalls, wenn Sie etwas taugen, eine Hilfsassistentenstelle erhalten. Die nächste habe ich allerdings schon vergeben. Im übrigen erwähnen Sie, daß Ihr Vater Professor ist. Mit Professorensöhnen habe ich noch nie Glück gehabt und diese nicht mit mir.

Hochachtungsvollst! Enderlen

Diese eindeutig klare und erfrischende Antwort war für mich der letzte Anstoß, Enderlen sofort um Aufnahme in seine Klinik zu bitten. So begann die Beziehung zu einem Mann, dem ich die Grundlage meines chirurgischen Könnens verdanke, den ich als großen Meister der Chirurgie verehrt und dessen ich wiederholt in Gedenkreden in großer Dankbarkeit gedacht habe.

Die Atmosphäre an der Enderlenschen Klinik war absonderlich. Das bemerkte ich bereits am Abend vor meinem Eintritt in die Klinik. Ich saß in einem Bierlokal an der Hauptstraße allein an einem Tisch, als zwei Herren hereinkamen, eine kurze Verbeugung machten und sich notgedrungen an meinen Tisch setzten. Sie sprachen kein Wort miteinander, rauchten still ihre Pfeifen und tranken dabei ihr Bier. Ich überlegte, ob die beiden Herren überhaupt zueinander gehörten. Sie tranken dann gemeinsam aus, bezahlten, machten wieder eine kurze Verbeugung und verschwanden. Am nächsten Tag lernte ich sie in der Klinik als die alten Assistenten Dumpert und Flick kennen, deren wöchentlichen Ausflug in die Geselligkeit ich am Abend zuvor erlebt hatte.

Enderlen war gerade von einem Urlaub zurückgekommen und befand sich in seinem Zimmer. Trotz der Warnungen, der Chef würde mich beim Eintreten kurzerhand wieder hinauswerfen, klopfte ich an die Tür und trat ein. Hinter seinem Schreibtisch saß ein freundlicher alter Herr mit weißem Haar, buschigen Augenbrauen, kleinem gestutztem Schnurrbart, blauen Augen, die mich freundlich aber etwas überrascht durch die Brille anblickten. Ich stellte mich kurz als der neue Volontär vor und ging spontan auf den Schreibtisch zu, um ihm die Hand zu reichen. Das war dem hohen Herrn offensichtlich noch nie passiert. Er erhob sich, lutschte etwas nachdenklich an seiner Virginia und murmelte fast verlegen »Es ist recht so«. Mit diesem Händedruck wurde eine menschliche Beziehung zwischen zwei im Alter und im Wesen so grundverschiedenen Menschen geschlossen, die bis kurz vor seinem Tode andauern sollte, als ich ihn 1940 in seiner Wohnung in Stuttgart besuchte.

Enderlen war ein genialer Operateur von höchster anatomischer Präzision. Operieren war seine Leidenschaft, er übernahm möglichst alle schweren Fälle selbst und operierte
grundsätzlich von morgens bis in den frühen Nachmittag hinein. Im Operationssaal herrschte absolute Ruhe; schon ein
geflüstertes Wort konnte den Chef zu einer unwilligen Kopfbewegung veranlassen. So sah sich ein bekannter Chirurg aus
der Pfalz, der häufig bei Enderlen und Sauerbruch zuschaute,
veranlaßt, bei einer Kropfoperation auf Sauerbruchs Frage,
welches denn der Unterschied zwischen ihm und seinem
Freunde Enderlen sei, zu antworten: »Herr Geheimrat, bei
Enderlen sieht man viel und hört wenig, und bei Ihnen hört
man viel und sieht wenig.«

Dieses lautlose Operieren war nur möglich, weil Enderlens
Technik bis in die letzten Handgriffe hinein einer strengen
Norm unterlagen. Sein Glaube an das Wesen einer chirurgischen Schule lag darin, daß nicht nur Indikation und Diagnostik einheitlich im Sinne des Chefs ausgerichtet wurden, sondern daß für jede Operation eine typische Technik entwickelt
war, die jedes Wort zwischen Operateur, Assistenten und
Operationsschwester unnötig machte. Daß man diese Norm
bei atypischem Verlauf oder Zwischenfällen dem Befund entsprechend variieren mußte, war selbstverständlich.

Die Klinik führte er mit großer Strenge. Seine menschliche
Wärme verbarg er hinter einem schützenden Mantel von
Rauhheit und Bärbeißigkeit. Die um ihn entstandenen Anekdoten über seine knappen, aber treffenden Bemerkungen
waren Legion. Ich habe sie zu seinem 70. Geburtstag gesammelt und ihm überreicht, was er mit Schmunzeln quittierte.
Mit den Patienten sprach er kurz und bündig; mit den Assistenten wechselte er kaum ein Wort. Ich war bereits zwei Jahre Assistent an seiner Klinik, war inzwischen in eine Hilfsassistentenstelle aufgerückt und durfte ihm bei seinen Privatoperationen und im Tierlabor assistieren, als er mich zum ersten

Mal direkt ansprach. Ich muß gestehen, daß ich mit einem Pulsanstieg reagierte.

Der Chef verlangte von allen Mitarbeitern absolute Wahrhaftigkeit. Gestand man ihm eine Komplikation, auch wenn sie selbst verschuldet war, kümmerte er sich fast väterlich darum, die Sache wieder in Ordnung zu bringen. Verheimlichte man ihm etwas, oder belog man ihn sogar, so konnte es sein, daß man am nächsten Ersten gehen mußte. Ich habe selbst solche Fälle erlebt. Er vertrat den Standpunkt, der auch der meinige als späterer Klinikchef gewesen ist, daß über jeder Klinik das Wort ›Wahrheit‹ stehen muß. Das bezieht sich ebenso sehr auf die ärztliche wie auf die wissenschaftliche Tätigkeit. Nicht umsonst steht auch über der Pforte der Würzburger Universität die Mahnung ›Veritati‹.

Die heutige Generation wird vielleicht kein Verständnis dafür aufbringen, was von uns verlangt wurde. Ob wir Dienst hatten oder nicht, jede Nacht klopfte bei einer schwierigeren Operation ein Pfleger an die Türen der im Hause wohnenden unverheirateten Assistenten und rief sie in den Operationssaal. Wir zogen über den Schlafanzug die weißen Mäntel und schauten bei dem wesentlichen Teil der Operation zu. So kam es, daß wir manche Woche jede Nacht ein- bis zweimal wenigstens kurz aufstehen mußten. Enderlen vertrat den Standpunkt, daß wir für die kurzen Jahre unserer Zugehörigkeit zu einer großen Klinik jeden wichtigen Fall selbst sehen müßten, denn nur dadurch würde ein Schatz an Erfahrungen gesammelt, der uns später zu selbständigen Leistungen befähigen würde.

An der Person Enderlens ist mir bewußt geworden, daß das Vorbild des Chefs das Entscheidende bei der Ausbildung junger Ärzte ist. Trotz seiner Strenge, seiner rauhen und kurz angebundenen Art haben wir ihn verehrt und geliebt, und er ist für alle seine Schüler, die später auf Lehrstühle oder in Chefarztstellungen einrückten, als Meister ein Vorbild geblieben.

Im Gegensatz zu vielen Fällen, in denen es zwischen Chirurg und Internist zu Konflikten kommt, wie ich es auch leider selbst erleben mußte, waren Enderlen und Ludolf von Krehl in gegenseitiger Achtung, ja Freundschaft verbunden. Dies war ein Glück nicht nur für die beiden Männer, sondern auch ein Segen für den Patienten, der sie gemeinsam am Krankenbett erlebte. Das Gleiche empfand ich auch später bei Erich von Redwitz und Paul Martini in Bonn.

Die leidenschaftlich bewegte Persönlichkeit Ludolf von Krehls war damals der Stern der Heidelberger Fakultät. Hatte im 19. Jahrhundert die naturwissenschaftliche über die romantische Medizin gesiegt, so setzte Krehl neben die exakten Naturwissenschaften und neben die ›Pathologische Physiologie‹, deren eigentlicher Schöpfer er war, die Lehre, daß der kranke Mensch ein organisches lebendiges Ganzes sei, und daß es für die Medizin keine glückliche Zeit war, als in gelehrtem Wesen das Wesentliche ärztlicher Tätigkeit gesehen wurde.

Nicht selten sah ich diesen großen, durch Temperament, Geist und Phantasie gleich faszinierenden Internisten mit dem wortkargen, nüchternen, oft unverbindlichen, aber bis ins letzte zuverlässigen Chirurgen im Labor sitzen, über gemeinsame Krankheitsfälle oder wissenschaftliche Fragen diskutierend, zwei große Männer von ganz verschiedener Art und unterschiedlicher Forschungsrichtung, verbunden aber durch das gemeinsame, tiefe Gefühl der ärztlichen Aufgabe.

Heidelberg war eine Stadt voll sprudelnden kulturellen Lebens. Wesentliche Kristallisationspunkte waren der Kreis um die streitbare Marianne Weber, die Witwe des bedeutenden Soziologen Max Weber, und das mir unvergeßliche Haus des Orthopäden Hans von Baeyer in der Neckarhalde. Meine Erinnerungen an die Heidelberger Zeit sind mit diesem Haus unlösbar verbunden. Professor von Baeyer, der Schöpfer der

Orthopädischen Klinik Schlierbach, war ein Sohn des großen Chemikers Adolf von Baeyer, seine Frau Hildegard die Tochter des Göttinger Professors für Römisches Recht, Johannes Merkel. Beide verstanden es, in ihr Haus eine Atmosphäre zu zaubern, die Alt und Jung unwiderstehlich anzog. Jeder, der hierzu beitrug, war – angemeldet oder nicht – immer willkommen. Umstände wurden nicht gemacht, mit einem Teller Suppe war man gerne zufrieden. Die vielseitige, auch künstlerisch begabte Jugend – drei Söhne und eine Tochter – improvisierte Kammermusik, oft mit Freunden und mit wechselnden Instrumenten, oder es wurde lebhaft diskutiert.

Das zwangslose Treffen der Generationen war äußerst anregend und fruchtbar. Hier habe ich öfters den geistvollen Literaturhistoriker Friedrich Gundolf und u.a. auch Thomas Mann erlebt. Der Begegnung mit dem großen, damals schon weltberühmten Manne, hatte ich mit gespannter Erwartung entgegengesehen. Es wurde eine Enttäuschung. Ich muß gestehen, daß Thomas Mann auf mich den Eindruck eines trokkenen, humorlosen Schulmeisters machte, den ich kaum mit seinen bedeutenden Werken in Einklang zu bringen vermochte.

Der Wechsel aus der Klinik-Luft in diese andere Welt war für mich stets wie ein erfrischendes Bad. Das Dritte Reich hat auch dieses Idyll zerstört.

Im Frühjahr 1928 erhielt Erich von Redwitz, früher Oberarzt Enderlens und inzwischen Direktor der Chirurgischen Poliklinik München, den Ruf als Nachfolger von Garrè nach Bonn. Von Redwitz hatte schon früher einmal als Oberarzt an der Heidelberger Klinik die Absicht gehabt, sich um das freigewordene Nürnberger Krankenhaus zu bewerben. Da er seine akademische Zukunft nicht selbst einschätzen wollte, fragte er bei seinem in Samaden weilenden Chef Enderlen an, ob er sich in Nürnberg bewerben oder auf einen akademischen Ruf warten solle. Er erhielt nach Enderlens Art die sofortige telegraphische Rückantwort: »Spatz Hand, Taube Dach. Enderlen.« Er bewarb sich also in Nürnberg, fiel dort durch und erhielt dann den Ruf nach München.

Bald sprach sich in der Klinik herum, daß von Redwitz nach Heidelberg kommen werde, um einen Enderlen-Schüler mit nach Bonn zu nehmen, da er nur poliklinisch ausgebildete Assistenten habe. Das Rätselraten endete, als ich nach von Redwitzens Eintreffen in das Zimmer Enderlens gerufen wurde. Redwitz bot mir in Anwesenheit seines alten Chefs an, mit ihm nach Bonn zu gehen, um dort gemeinsam anzufangen. Enderlen fügte hinzu, daß er wegen seines Alters niemanden mehr habilitieren werde, er mich bei Redwitz in guten Händen wisse und daß ich dort eine Zukunft hätte. Ich war gerne an der Enderlenschen Klinik und verehrte meinen Chef so sehr, daß ich zur Verwunderung der beiden um eine Bedenkzeit von drei Tagen bat.

Erst hinterher merkte ich, daß es dem alten Herrn gutgetan hatte, daß ich nicht ›weglief, wie die Sau vom Trog‹, wie es gewöhnlich der Fall sei. Er erklärte mir aber, daß dies für mich eine einmalige Chance sei, die ich nicht ausschlagen dürfe. Ich fuhr übers Wochenende nach Frankfurt, besprach mich mit meinem Vater, der auf Rückfrage bei dem ihm befreundeten Schmieden die Antwort bekam: »Redwitz ist zwar kein Enderlen, aber man darf einem jungen, zukunftsreichen Ordinarius keine Absage erteilen«. So entschloß ich mich schwer zum Abschied von Heidelberg, an das und in dem ich mein Herz verloren hatte, und fuhr mit meinem kleinen, von den Schwestern mit Blumen geschmückten Wagen gen Bonn.

Bonn

Das idyllische Bonn war damals noch eine Stadt der Rentner, Pensionäre, Professoren und Studenten. Die Heiterkeit rheinischen Lebens, das unbekümmerte Treiben der Studenten und die kollegiale Verbundenheit innerhalb der Universität gaben der Stadt das Gepräge. Die vornehme, von Privatvillen eingerahmte Koblenzer Straße war noch nicht die Adenauer-Allee von heute mit ihren kühlen, repräsentativen Regierungsgebäuden. Im Palais Schaumburg wohnte noch Prinzessin Victoria, die Schwester des Kaisers, die in ihrer ehelichen Verbindung mit dem Kellner Zubkoff ein unrühmliches Ende fand. In dieses Palais zogen dann der Chirurg Erich von Redwitz und der Internist Karl Hirsch ein, so daß ich im vornehmen Palais Schaumburg als Gast ein- und ausging, was mir später allerdings nicht mehr beschieden war, als es ›höheren‹ Zwecken zugeführt wurde.

Das denkwürdigste Erlebnis, das sich für mich mit der Geschichte dieses Hauses verbindet, ist zweifellos, daß ich hier das junge Mädchen kennenlernte, das später meine Frau werden sollte, mit der ich nun seit 52 Jahren glücklich verheiratet bin.

Die Klinik befand sich nach dem längeren Intervall, das nach dem Tode Garrès eingetreten war, in einem recht verwahrlosten Zustand, und wir fingen mit großer Freude und Energie an, sie wieder aufzubauen. In der Klinik traf ich auch Max Löweneck wieder, den ich schon von der Heidelberger Klinik her kannte und dem ich bis zu seinem Tod vor wenigen Jahren in enger Freundschaft verbunden geblieben bin. Er war ein selten begabter, allseitig gebildeter, origineller, aber etwas eigenbrötlerischer Mann, der es selten lange am gleichen Ort aushielt. So zog er von Bonn nach Düsseldorf in die Klinik von E. K. Frey; später wurde er Oberarzt meines Schwagers Wilhelm Rieder, des Nachfolgers von Erwin Payr in Leipzig. Dann übernahm er das traditionsreiche Hamburger Krankenhaus St. Georg, wo er sich über die Behörden ärgerte und ins Marien-Krankenhaus wechselte. Als vorzüglichem Operateur gelang ihm in Deutschland die erste Operation des Ductus Botalli. Als ihm auch diese Arbeit keinen Spaß mehr machte, zog er sich in ein kleines Häuschen nach Murnau zurück, und wollte von der Chirurgie nichts mehr wissen. Er starb bei der Übersetzung eines Shakespeare-Dramas.

Erich Freiherr von Redwitz, mein neuer Chef, stammte aus einer alten fränkischen Adelsfamilie. Sein Vater war ein sehr gestrenger Kommandeur der Königlich Bayerischen Reitschule gewesen, seine Mutter, eine Redwitz aus dem ungarischen Zweig, war eine temperamentvolle, das Leben bejahende Dame. Redwitz selbst war nicht nur der Herkunft nach, sondern auch nach seinem ganzen Wesen ein Edelmann, der neben seinem Beruf vielseitige kulturelle Interessen hatte. Seine Frau, die ›Baronin‹, hielt sich aus der Klinik ganz zurück. Sie stammte aus St. Petersburg, war Russin deutscher Herkunft und hat sich bis zum Ende ihres Lebens die ›russische Seele‹ bewahrt. Sie war eine ungewöhnliche, von französischer Kultur durchdrungene Dame internationalen Formats, zu der es mich nach dem Tode ihres Mannes noch viele Jahre zog, beeindruckt von ihrer starken Persönlichkeit.
Die Klinikführung des neuen Chefs unterschied sich grundlegend von der seines Lehrers. Die Liberalität in seinem Wesen wirkte sich auch hier aus. Er arbeitete mit sehr langem Zügel, ohne daß die Klinik dadurch in Unordnung geriet. Redwitz vertrat den Standpunkt, daß viele Wege nach Rom führen, und er machte daher den einzelnen Mitarbeitern nur wenig Vorschriften. Im Wesentlichen – Aufrichtigkeit, Sauberkeit und Pflichtgefühl – glich er seinem Chef und verlangte es auch von seinen Schülern. Daß Redwitz und seine Gattin den aufziehenden Nationalsozialismus aus vollem Herzen verabscheuten, braucht nach der Schilderung dieser beiden Persönlichkeiten nicht betont zu werden. Trotz vieler Anfeindungen hielt er sich während des ganzen Dritten Reiches auf

seinem Lehrstuhl und wurde von den Machthabern respektiert, obgleich er nicht Mitglied der Partei war und keine Konzessionen machte.

Auf der Grundlage dessen, was ich bei Enderlen gelernt hatte, konnte ich hier andere Seiten meines Berufs entwikkeln. Bei Redwitz lernte ich den ruhigen, verständnisvollen Umgang mit den Patienten, das so wichtige, geduldige Gespräch und das Eingehen auf ihre Sorgen und Bedenken. Er hatte eine natürliche Freundlichkeit, und es war oft bewegend, wie liebevoll er, dem selbst keine Kinder beschieden waren, sich mit Kindern abgab. Von Garrè wurde nur der Oberarzt Theodor Nägeli übernommen, der auf der einzigen Oberarztstelle saß. Als ich 1935 die Klinik verließ, hatte er immer noch die mir ursprünglich zugesagte Stelle inne.

Von den aus München mitgekommenen Kollegen ist besonders Robert Janker zu erwähnen. Ursprünglich Chirurg, hatte er wegen eines Wasch-Ekzems das Fach wechseln müssen und war Röntgenologe geworden. Er war eine ungewöhnliche, dynamische Persönlichkeit, voller Tatkraft und Ideen, mit dem man leicht aneinander geriet, sich aber ebenso schnell wieder versöhnen konnte. Während des Krieges holte ich ihn in die Heeressanitätsinspektion, wo er ein Feldröntgengerät konstruierte und einführte. Seine größte Tat ist wohl die von ihm entwickelte Röntgenkinematographie, für die er zum Nobelpreis vorgeschlagen wurde.

Neben experimentellen Arbeiten, ausgeführt zum Teil mit Max Löweneck, beschäftigte mich vor allem die Fortführung meiner ›Praktischen Anatomie‹. Schon in der Heidelberger Zeit hatte ich Enderlen den Gedanken vorgetragen, gemeinsam mit einem Anatomen die anatomischen Grundfragen ärztlichen Handelns darzustellen. Enderlen, der selbst anatomisch sehr interessiert war und auf dessen Schreibtisch stets das klassische anatomische Werk des Wiener Anatomen Hyrtl

lag, riet mir ab, da es sehr schwierig sei, Anatomen und Kliniker in einer Denkrichtung zu vereinigen. Er selbst habe drei
derartige Anfänge erlebt, die stets steckengeblieben seien. Im
übrigen sagte er, indem er mich freundlich anlächelte, für eine so große Aufgabe sei ich noch zu jung. Ich erwiderte darauf, daß er damit wohl recht habe, daß ich aber ein solches
Werk nicht mehr beginnen würde, wenn ich älter sei. Er gab
mir seinen Segen und versprach seine Mithilfe, warnte mich
aber noch einmal mit den Worten: »Wenn Du in den Krieg
ziehst, bete einmal; wenn Du heiratest, bete zweimal; wenn
Du ein solches Buch schreiben willst, mußt Du dreimal beten!« Diese Mahnung wiederholte er nach dem Erscheinen
des ersten Bandteiles in einem höchst anerkennenden Referat
im ›Zentralblatt für Chirurgie‹ und fügte hinzu, ich hätte offenbar dreimal gebetet.

Die Grundkonzeption des von mir geplanten Werkes, die
ich später Titus von Lanz in einem ausführlichen Memoran-
dum darlegte, war, eine auf die ärztlichen Erfordernisse aus-
gerichtete Darstellung zu schaffen, die systematische und to-
pographische mit einer funktionellen Anatomie zu einem
Guß verschmelzen sollte. Nicht nur Form und Struktur, nicht
nur die Lagebeziehungen der einzelnen Teile innerhalb einer
Körperregion sollten dargestellt werden, sondern auch deren
Arbeitsleistung. Aus einer vorwiegend statischen Betrachtung
des menschlichen Körpers sollte auch eine dynamische Anatomie entstehen, wie sie jeder Arzt zum Erkennen von krank-
haften Ausfällen braucht.

Wesentlich schien mir auch, für den operierenden Arzt die
einzelnen Körperregionen in ihrem Aufbau so darzustellen,
wie sie der Operateur, nicht wie sie der präparierende Anatom sieht, also die Schichten deutlich sichtbar zu machen.
Gelöst werden konnte eine solche Aufgabe nur in gemein-
schaftlicher, verständnisvoller Arbeit von Anatom und Kliniker. Wir nannten unser Vorhaben »Praktische Anatomie«,

um zum Ausdruck zu bringen, daß es, fern aller Theorie, der praktisch-ärztlichen Aufgabe dienen soll.

Der von uns begonnene Weg ist in den seit Erscheinen des ersten Bandteiles vor genau 50 Jahren in verschiedener Weise auch von anderen mit großem Erfolg beschritten worden. Es zeigt dies die Notwendigkeit gezielter praktisch-anatomischer Hilfe. Wenn in jüngerer Zeit ein namhafter Anatom die Meinung veröffentlichte, es genüge, wenn ein Operateur sich notfalls während des Eingriffs selbst in einem Atlas über die anatomischen Verhältnisse unterrichte, zeigt dies die mangelnde Vorstellung vom Ablauf einer Operation und von der ärztlichen Verantwortung, die verlangt, keine Operation zu beginnen, ehe man sich nicht Klarheit über die zu erwartenden anatomischen Verhältnisse geschaffen hat.

In Bonn begann ich eifrig mit der Arbeit, nachdem ich einen dortigen Ordinarius für Anatomie, der allerdings vorwiegend Histologe war, für die Mitarbeit gewonnen zu haben meinte, doch es war nicht möglich, zu einer Übereinstimmung zu kommen und den Anatomen für klinische Fragen aufzuschließen. So brach ich die Beziehung schnellstens wieder ab und ging auf die Suche nach einem geeigneteren Mann. Ich fand ihn in München in Titus von Lanz, einem Schüler von Rückert und Eisler, der Assistent des Anatomen Siegfried Mollier war und sich nicht nur auf Grund seiner Schule, sondern aus echter Überzeugung und Begeisterung für klinische Fragen aufgeschlossen zeigte. Mollier gab nach einigem Zögern seine Zustimmung, und so begann eine Zeit gemeinsamen fruchtbaren Schaffens, das uns bis zu seinem Tode im Jahre 1967 in Freundschaft aufs innigste verband. Redwitz, der die Arbeit förderte, wo er nur konnte, gewährte mir großzügig jedes Jahr einen sechswöchigen Arbeitsurlaub, den ich mit Lanz meist am Walchensee verbrachte, und der der gemeinsamen Konzeption, der Durchwirkung und Harmonisierung des Manuskriptes diente.

Titus von Lanz war im Ersten Weltkrieg als Leutnant Ritter des Max-Joseph-Ordens geworden, der mit dem persönlichen Adel verbunden war. Er war eine willensstarke und männliche Persönlichkeit, nicht immer bequem, von äußerster Präzision des Denkens, unnachgiebig in seiner wissenschaftlichen Überzeugung und doch zugänglich für alle Anregungen, die er als begründet akzeptierte.

Über ihn kam mit dem Dritten Reich eine schwere Zeit. Er wurde wegen seiner Frau, von der ihn nichts trennen konnte, von den Nationalsozialisten seiner Stellung enthoben und aus der Anatomie gejagt. Mir selbst wurde von der Partei über die Sanitätsinspektion verboten, die Arbeit mit Lanz fortzusetzen. Die Verfügung landete im Papierkorb.

Wenn Lanz in seiner kleinen Wohnung in der Schillerstraße auch während des Dritten Reiches intensiv an der Fortführung des Werkes arbeiten konnte, so verdankten wir das zwei Männern, die vor allem aus Generosität, aber auch aus dem großen Interesse an der Weiterführung dieses einzigartigen Werkes, ideelle und materielle Hilfe leisteten. Dies war der Verleger Ferdinand Springer, der sich von Anfang an für die Idee begeistert hatte, und der wiederholt die ›Praktische Anatomie‹ als sein Lieblingswerk bezeichnete, und es war Ferdinand Sauerbruch, der als Chirurg den Wert der Arbeit erkannte und auch sonst im Dritten Reich Bedrängten half, wo er nur konnte. Als ich viele Jahre später während des Krieges mit ihm in Paris wohnte, hatte sich bald herumgesprochen, daß Sauerbruch in der Stadt sei, und wir fanden jeden Tag einen Stoß Briefe mit Hilferufen der verschiedensten Art.

Im Jahre 1930 hatte ich mich bei Redwitz habilitiert und hätte unter normalen Verhältnissen bei weiterhin guten akademischen Aussichten 1936 mit dem Professorentitel rechnen können. Das Schicksal hat es anders gewollt, und meine Bonner Tätigkeit fand ein plötzliches, aber schon fast erwartetes

Zu der

Öffentlichen Antritts-Vorlesung

über

„Das Recht zum chirurgischen Eingriff"

die Herr

Dr. med. Werner Wachsmuth

zur Vollziehung seiner Habilitation in der medizinischen Fakultät

am Freitag, den 25. Juli 1930, um 12 Uhr c. t.

im Hörsaal VII, I. Stock der Universität halten wird,

werden

Rektor und Senat,

sämtliche Professoren und Dozenten,

die akademischen Bürger

und alle Freunde und Gönner der Universität

geziemend eingeladen

durch

den Dekan der medizinischen Fakultät

Karl Grünberg.

Ende. Der Nationalsozialismus mit allen seinen Gliederungen griff immer rücksichtsloser in die Räder des Universitätsgetriebes ein. Es kam zur Diktatur der Mittelmäßigen.

Ein jüngerer Assistent der Klinik, Dr. Himmelmann, der sich offenbar von meinem Ausscheiden einen besseren Platz in der Klinik erwartete, war als sogenanntes ›Märzveilchen‹ 1933 in die Partei eingetreten, war zum SA-Unterscharführer befördert worden und übernahm die Herrschaft in den Kliniken. Unter seinem Kommando mußten Assistenten und Dozenten, die auf seinen Druck der SA beigetreten waren, Sonntagsübungen machen. So mußte der Oberarzt der Medizinischen Klinik, Professor Slauck, mit dem Eisernen Kreuz Erster Klasse aus dem Ersten Weltkrieg dekoriert, trotz seines nicht geringen Bauchumfanges unter Zäunen durchkriechen. Es war ein abstoßendes Bild. Ich hole diese Verhältnisse aus dem Gedächtnis hervor, um der heutigen Generation, die so häufig leichtfertig urteilt, eine Vorstellung von der Existenz- und Gewissensnot unter der Diktatur zu vermitteln.

Die letzten Schranken vor der nationalsozialistischen Schreckensherrschaft fielen, als Hindenburg am 2. August 1934 auf seinem Gut Neudeck im Alter von 87 Jahren starb. Ich kann die heftige Kritik, die spätere Generationen und Historiker an ihm und seinen Entschlüssen geübt haben, nicht teilen. Für mich bleibt er eine tragische, aber verehrungswürdige Persönlichkeit. Zumindest hat das deutsche Volk es ihm zu danken, daß das Feldheer in größtmöglicher Ordnung 1918 in die Heimat zurückkehren konnte. Nachdem der Kaiser ins Exil gegangen war, blieb er die einzige Autorität für uns Soldaten, die ein allgemeines Chaos verhüten konnte. Daß er als preußischer Offizier nach schwerem Gewissenskampf dem Kaiser den Rat gab, ins Exil zu gehen, hat dem Volk weitere Opfer erspart. Er hat diesen Rat später nie so recht wahrhaben wollen, und das hat ihn bis zuletzt bedrückt.

Sauerbruch, der den alten Herrn behandelte, hat mir von einer geradezu makabren Szene berichtet. Als Hitler hörte, daß es mit dem Reichspräsidenten zu Ende ginge, suchte er ihn noch einmal in Neudeck auf. Er trat in Anwesenheit von Sauerbruch an das Krankenbett, in dem der schon urämische Kranke vor sich hindämmerte. Als Hindenburg Hitler an seinem Bett bemerkte, machte er die Augen weit auf und sagte: »Ich danke Ew. Majestät, daß Sie mir die Gnade Ihres Besuches vor meinem Tode haben angedeihen lassen.« Wie von Furien gepeitscht habe Hitler, so Sauerbruch, sich umgedreht und fluchtartig Neudeck verlassen. Es gibt von diesem Vorgang eine Photographie, auf der Sauerbruch dargestellt ist, wie er dem die Treppen hinunterstürzenden Hilter nachschaut. Die Schilderung dieser Szene ist später von den Journalisten, die die ›Autobiographie‹ des schon kranken Sauerbruch geschrieben haben, in veränderter Form wiedergegeben worden.

Bis zuletzt, erzählte mir Sauerbruch, sei der alte Herr von Zweifeln gequält worden, ob seine Entscheidungen richtig gewesen seien. Als es zum Ende ging, habe er das Neue Testament in die Hand genommen und Sauerbruch befragt, ob Freund Hein schon im Hause sei. Sauerbruch erwiderte ihm, er sei noch nicht im Hause, aber er gehe um das Haus herum. Darauf habe der Kranke ruhig und zufrieden genickt.

Hindenburg hatte sich nicht nach dem Amte des Reichspräsidenten gedrängt; er übernahm es, weil die Mehrheit des Volkes ihn als stabilisierenden Faktor und als Autorität wünschte, und er aus preußischer Pflichterfüllung glaubte, sich dem Ruf nicht entziehen zu können. Es ist so bezeichnend, daß er den Ausgang seiner Wiederwahl 1932 nicht abwartete, sondern sich zum Schlafen niederlegte, im Gefühl, seiner Pflicht genügt zu haben.

Noch heute klingt mir das tiefe »So –« im Ohr, das kurz nach seiner Ansprache an das deutsche Volk über das nicht rechtzeitig abgeschaltete Mikrophon erklang, als untrügliches Zeichen der Erleichterung eines alten Mannes nach getaner Arbeit.

Das große Unglück, das seine Entscheidung, Hitler die Macht zu übergeben, über das ganze deutsche Volk gebracht hat, sollte man weniger ihm als seinen ehrgeizigen, unfähigen und intriganten Beratern zur Last legen.

Für Hitler war mit dem sehnsüchtig erwarteten Tod des alten Reichspräsidenten der Augenblick gekommen, alle Macht in seinen Händen zu vereinigen.

Dunkle Zeiten

Wieder Soldat

Himmelmann stellte mir eines Tages das Ultimatum, entweder sofort der SA beizutreten oder den Dienst an der Universität zu quittieren, da ich dann nicht mehr tragbar sei. Er gab mir drei Tage Zeit. Die Gewissensentscheidung war schwer. Wir hatten zwei Kinder, und es gab für mich außerhalb der Universität keine Existenzmöglichkeit. Keine Ärztekammer würde mich, als von der Universität Verfemten, aufnehmen. Ich erinnere mich des Rates meiner Mutter, den sie mir telefonisch gab: »Entscheide so, daß Du Dich am nächsten Tag noch mit Anstand im Spiegel sehen kannst«. Es gab nur noch einen Ausweg: die später so genannte ›innere Emigration‹, den Eintritt in die noch nicht verseuchte Reichswehr. Ich ging also zu Redwitz und schilderte ihm die Situation. Nie werde ich ihm vergessen, mit welcher Selbstverständlichkeit er mir jede Hilfe anbot. Er gab mir einen Brief an Sauerbruch mit, der in solchen Fällen immer der Retter war, und ich fuhr nach Berlin, nachdem ich zuvor Herrn Himmelmann eine Absage erteilt hatte. Wenig später wurde dieser auf einem Bahnübergang vom Zug überfahren. Sein Ende ließ viele Unterdrückte aufatmen.

Ferdinand Sauerbruch, der später eine der großen Begegnungen meines Lebens werden sollte, empfing mich freundlich und hilfsbereit. Er kannte mich als Schüler seines Freundes Enderlen von Besuchen in Heidelberg. Als ich einmal als junger Privatdozent unter den Studenten der Charité in seiner Vorlesung saß, rief er plötzlich: »Da ist ja einer vom Enderlen; komm' mal runter und lies das Kolleg für mich!« Es blieb mir nichts anderes übrig, als mich unter dem Getrampel der Studenten aus der Menge zu lösen und in Anwesenheit von Sauerbruch eine improvisierte Vorlesung über ›Entzündung‹ zu halten, ein allgemeinchirurgisches Thema, das ich genügend beherrschte.

Sauerbruch hörte sich meine Not an und meinte: »Vor wenigen Wochen hat auf demselben Stuhl Paul Schürmann gesessen, in der gleichen Not wie Sie. Er wollte weg von der Universität, und ich habe ihm in die Reichswehr geholfen«. Schürmann war der Oberarzt des bedeutenden Berliner Pathologen Rössle und galt als einer der zukünftigen Pathologen von Ruf. Aus Verzweiflung über die Greueltaten der Diktatur meldete er sich später als Beratender Pathologe freiwillig nach Rußland an die Front und fiel dort an der Berezina. Ich habe später sein Grab mit dem schlichten Holzkreuz besucht.

Wie es seinem Temperament entsprach, wurde Sauerbruch sofort aktiv. Er rief Professor Carl Franz an, den führenden Kriegschirurgen des Ersten Weltkriegs, und schickte mich mit einer Empfehlung zu ihm. Zum Abschied sagte mir Sauerbruch: »Wenn die Nazis einmal abgewirtschaftet haben, holen wir Euch alle wieder!« Professor Franz gestand mir, er könne meinen Wunsch, mich in die noch neutrale Reichswehr zu flüchten, gut verstehen, rief den Heeres-Sanitätsinspekteur, Professor Waldmann, an und empfahl mich zur Übernahme. Auch dieser empfing mich zuvorkommend. Er wollte wissen, warum ich mit so guten akademischen Aussichten die Universität verließe und wieder Soldat werden wolle. Ich erklärte ihm offen, daß ich micht nicht entschließen könne, das braune Hemd anzuziehen, wobei er, ohne etwas zu sagen, verständnisvoll lächelte. Nachdem ich aktiver Leutnant gewesen war, wurde ich als Stabsarzt reaktiviert und zum ›Leitenden Arzt der Chirurgischen Abteilung des Standortlazaretts Leipzig‹ eingeteilt.

So suchte ich mir in Leipzig eine passende Wohnung und
ließ meine Frau mit den beiden Buben nachkommen. Das
Eingewöhnen war schwer; der Sturz aus der geistigen Atmosphäre einer Universität in das Alltagsleben eines Stabsarztes
war zu groß. Immerhin wurde ich von Bonn nach Leipzig
umhabilitiert und konnte Vorlesungen über Kriegschirurgie
halten. Neid und Mißgunst meiner unmittelbaren militärischen Vorgesetzten machten mir das Leben nicht gerade
leicht, aber meine tüchtige Frau und ich wußten das Beste
aus dieser Zeit zu machen. Die liebenswürdige Aufnahme im
Hause des Regimentskommandeurs, des damaligen Oberst,
späteren Generals Reinhardt, trug wesentlich zu unserer
Stimmung bei. Als der Sanitätsinspekteur bei einer Besichti-
gung meiner chirurgischen Abteilung eine Reihe ihm nicht
bekannter, gelungener plastischer Operationen sah und im
übrigen die Situation klar durchschaute, fragte er mich, ob
ich einen besonderen Wunsch hätte. Ich antwortete ihm, daß
ich gern mit Titus von Lanz in München meine ›Praktische
Anatomie‹ weiterschreiben möchte und sehr gerne nach dort
versetzt werden würde. Waldmann handelte schnell, und zum
1. Oktober 1935, also bereits nach neun Monaten Aufenthalt
in Leipzig, wurde ich nach München versetzt, wobei mir der
Chefarzt des Lazaretts nachrief: »Wir Sachsen sind Ihnen
wohl nicht gut genug!«
So waren wir wieder im geliebten München und mieteten
eine kleine Wohnung draußen in Freimann, wo die beiden
Buben im Garten spielen konnten. Ich war Leitender Arzt der
Chirurgischen Abteilung des Standortlazaretts und konnte
auch nach Belieben chirurgisch tätig sein, ohne irgendwelche
Truppendienste leisten zu müssen. Zugleich wurde ich nach
München umhabilitiert und vom Ordinarius, Geheimrat
Erich Lexer, aufs herzlichste willkommen geheißen.
Lexer, einer der Schöpfer der plastischen Chirurgie, war ei-
ne machtvolle Persönlichkeit. Wie sehr selbst so große Män-

PRAKTISCHE ANATOMIE

EIN LEHR- UND HILFSBUCH DER ANATOMISCHEN GRUNDLAGEN ÄRZTLICHEN HANDELNS

VON

DR. T. VON LANZ
A. O. PROFESSOR FÜR ANATOMIE
AN DER UNIVERSITÄT MÜNCHEN

DR. W. WACHSMUTH
PRIVATDOZENT FÜR CHIRURGIE
AN DER UNIVERSITÄT BONN

ERSTER BAND / DRITTER TEIL

ARM

MIT 208 ZUM GRÖSSTEN TEIL FARBIGEN
ABBILDUNGEN

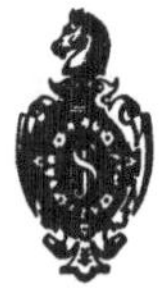

BERLIN
VERLAG VON JULIUS SPRINGER
1935

ner wie Lexer sich der Knute beugen mußten, geht daraus hervor, daß auf seinem Schreibtisch als Patientengeschenk ein silbergerahmtes Bild von Heinrich Himmler stand und daß er dieses nicht verschwinden lassen konnte. Er empfand es als Wohltat, nach den Abenden im Ärztlichen Verein sich zu mir in den kleinen DKW zu zwängen, unterwegs zu rasten, um außerhalb aller Abhörmöglichkeiten sein Herz ohne Gefahr auszuschütten. Ich kann das nicht als Unwahrhaftigkeit empfinden. Tarnung und kleine Konzessionen waren einfach notwendig, um sich eine so bedeutende Stellung zum Besten aller zu erhalten.

Durch die Freundlichkeit des Direktors der Rotkreuzklinik, des Gynäkologen Professor Albrecht, wurde ich Belegarzt in seinem Krankenhaus. Er war eine liebenswürdige Persönlichkeit besten alten Münchner Schlages. Später bezog er eines der bezaubernden kleinen Häuser am Nymphenburger Schloß-Rondell, wo wir in der barocken Atmosphäre des Hauses stimmungsvolle Kammermusikabende erlebten.

Professor Albrecht war froh, quasi zu seinem Schutz, einen Angehörigen der Wehrmacht in seinem Hause zu haben, nachdem ein SA-Brigadeführer Präsident des Bayerischen Roten Kreuzes geworden war. Seine Versuche, das ganze Haus unter den Schutz der Wehrmacht zu stellen, sind ihm allerdings nicht gelungen.

Nach etwa einem Jahr zogen wir in eine geräumige Wohnung im vierten Stock eines Hauses an der Ecke Liebig- und Widenmayerstraße, von dessen Balkon wir den Blick direkt auf die Isaranlagen und den Friedensengel hatten. Es war eine schöne und fruchtbare Zeit. Von der Partei blieb ich unbehelligt und hatte mit ihr auch nichts zu tun; ich hatte die tägliche Arbeit auf meiner Abteilung und eine gutgehende Privatpraxis im Rotkreuzkrankenhaus. Die selbständige chirurgische Arbeit, ungestört von organisatorischen Schwierigkeiten, machte mich glücklich und zufrieden, die gemeinsame Arbeit mit Titus von Lanz an der ›Praktischen Anatomie‹ ging voran. Wir gewannen Freunde und genossen Theater, Oper und Konzerte, soweit es mein chirurgischer Beruf zuließ.

Trotzdem verlief unser Leben unter einem immerwährend lähmenden Druck. Wir ahnten nicht nur, es wurde uns vielmehr zur Gewißheit, daß die Führung des Dritten Reiches bewußt auf einen Krieg zusteuerte. Die vielfältigen Vorbereitungen waren unübersehbar. Hinzu kamen die täglich sich mehrenden Gerüchte über Vorgänge, die man nicht kontrollieren und kaum glauben konnte. Wohl der erste Blitzschlag, der die Situation etwas deutlicher werden ließ, war die sogenannte ›Kristallnacht‹ am 9. November 1938. Wie wenig man noch an eine zentrale Lenkung und vielmehr an örtliche Übergriffe glaubte, geht daraus hervor, daß unser Korpsarzt, der prachtvolle, hochgebildete Generalarzt Osswalt, nachts in Uniform einen plündernden SA-Mann am Kragen festhielt und ihn zur nächsten Polizeiwache schleppte. Diese Verkennung der tatsächlichen Situation trug ihm am nächsten Tage, als er nach Berlin bestellt wurde, eine Rüge der Sanitätsinspektion ein. Nach der Mordnacht, der schon im Juni 1934 Röhm und seine Freunde zum Opfer gefallen waren, konnte nun kaum noch jemand daran zweifeln, daß diese Untaten von oberster Stelle befohlen und gutgeheißen wurden.

Im unteren Stock unseres Hauses wohnte ein sympathisches, nun verschüchtertes altes jüdisches Ehepaar, dem verboten war, den Aufzug zum dritten Stock zu benutzen. Es war mir immer eine besondere Genugtuung, die beiden im Aufzug zu ihrer Wohnung zu geleiten, wofür sie sich überschwenglich bedankten. Dies ging eine Weile gut, doch eines Tages waren sie verschwunden. Niemand konnte oder wollte Auskunft geben; man stand vor einer Mauer des Schweigens. Dieser unmittelbar erlebte Vorgang bedrückte uns umso mehr, als er uns unsere ganze Hilflosigkeit bewußt machte.

In zunehmendem Maße wurde ich nun von Berlin aus zu kriegschirurgischen Fragen um meine Meinung gebeten. Die potentiellen Beratenden Ärzte wurden nach Disziplinen zu Arbeitsgruppen zusammengefaßt und ständig zu Lehrgängen einberufen. Die Arbeitsgruppe Chirurgie wurde von Carl Franz geleitet, der nach seinen Erfahrungen im Ersten Weltkrieg das grundlegende Lehrbuch der Kriegschirurgie geschrieben hatte. Der Arbeitsgruppe gehörten die meisten chirurgischen Ordinarien und die bekanntesten Krankenhauschirurgen an.

Kurz vor einem dieser Lehrgänge kam von Berlin die Anfrage auf dem Dienstweg, ob ich bereit sei, als Leiter für den erkrankten Professor Franz, der mich als seinen Nachfolger empfohlen habe, einzuspringen. Das war eine aufregende Frage. Ich hatte berechtigte Zweifel, ob ich mit 38 Jahren und ohne jede eigene kriegschirurgische Erfahrung das Hauptreferat übernehmen und die Diskussion eines Kreises führender deutscher Chirurgen leiten könne, von denen viele bereits im Ersten Weltkrieg kriegschirurgisch gearbeitet hatten. Andererseits erkannte ich sofort, daß mir hiermit eine der großen Chancen meines Lebens geboten wurde. Nach einer unruhigen Nacht stand der Entschluß fest, und ich sagte zu. Ich sollte es nicht zu bereuen haben.

Es war eine schwierige Aufgabe, vor Männern wie Ferdinand Sauerbruch, Rudolf Stich oder Martin Kirschner zu bestehen. Die Atmosphäre war aber freundlich, was daran gelegen haben mag, daß ich zwar mit Sicherheit, doch auch mit der gebotenen Bescheidenheit auftrat. Offensichtlich herrschte allgemeine Befriedigung; denn auch die nächsten Lehrgänge wurden mir anvertraut, und ich wuchs auf diese Weise langsam in die mir für den Mobilmachungsfall zugedachte Stellung des ›Beratenden Chirurgen beim Heeressanitätsinspekteur‹ hinein. Die in diesen Lehrgängen erworbenen Erfahrungen waren später für mich von unschätzbarem Wert.

Völlig unerwartet wurde ich in der Nacht vom 9. zum 10. März 1938 durch einen telefonischen Anruf geweckt. Man teilte mir mit, daß Mobilmachung sei, ich meine Sachen pakken solle und daß mich ein Kraftwagen sofort zum Divisionsarzt Grosse bringen werde. Dort hätte ich mich zum Empfang meines ›Mob-Kalenders‹ zu melden. Um meine Frau nicht zu wecken, packte ich den Koffer so leise wie möglich, bis sie plötzlich aufwachte und ich ihr nur mitteilen durfte, daß ich auf unbestimmte Zeit verreisen werde. An diesem Tage begann die Schicksalsuhr des Krieges unerbittlich zu ticken und kam für mich erst 1946 zum Stillstand.

Beim Divisionsarzt herrschte ein völliges Durcheinander. Die Mob-Kalender, die jedem in die Hand gedrückt wurden, waren teils unvollständig, teils falsch ausgefüllt. Ich fand mich als Chirurg des Feldlazaretts 7 eingeteilt und hatte mich sofort in einem Dorf in der Nähe von Landshut einzufinden. So machte ich mich mit meinem getreuen Unteroffizier Wessner als Fahrer auf den Weg zu meinem Bestimmungsort. Wenige Kilometer nach München war der erste Hinterreifen platt. Wessner montierte bei stockfinsterer Nacht das Reserverad, und die Fahrt ging weiter, bis wenige Kilometer später ein Vorderreifen platt war. So ließ ich Fahrer und Wagen zurück und stellte mich als Anhalter auf die Straße, in voller Kriegsbemalung, mit Stahlhelm und Gasmaske, und verbarg sorgsam den großen, durch einen gelben Streifen als Geheime Kommandosache gekennzeichneten Mob-Kalender. Zu meinem Glück hielt bald ein großer Mercedes, mit dem ein älteres Ehepaar von einer geselligen Veranstaltung nach Hause fuhr. Da sie Richtung Landshut fuhren, nahmen sie mich mit und setzten mich in dem Dorf ab, ohne zu ahnen, warum ich nachts diesem abgelegenen Ziele zustrebte.

Wir hatten keinerlei Kenntnisse über den Grund der Mobilmachung und die weiteren Vorhaben der Führung. Wir ahnten nicht, daß unter größter Geheimhaltung das VII. und das XIII. Armeekorps für den Einmarsch in Österreich mobilisiert worden waren. Die isolierte Aktion war so geheimgehalten worden, daß beispielsweise ein General beim Münchner Generalkommando seinen Kontaktoffizier beim OKH in Berlin erst nach Schwierigkeiten in dessen Privatwohnung erreichte. Auf die Mitteilung, in München werde mobil gemacht, erwiderte ihm dieser, das könne nicht stimmen, denn er wisse nichts davon.

Die nächsten zwei Tage waren wir mit dem Aufbau des Feldlazaretts beschäftigt. Auch hier herrschte wieder ein völliges Durcheinander. Die im Mob-Kalender angegebenen Munitionsdepots, aus denen wir unsere Waffen und Munition holen sollten, waren geschlossen und für niemand erreichbar. Dasselbe war auch mit anderen Geräten der Fall. Es war also eine Überraschungsaktion gestartet worden, für die fast alle technischen Voraussetzungen fehlten. Damit herrschte derselbe Zustand, wie wir ihn später 1939 zu Beginn des Zweiten Weltkrieges erleben mußten.

Klarheit über das, was uns bevorstand und was von uns verlangt wurde, erhielten wir erst am 12. März früh morgens durch Hitlers Rundfunkrede, wonach deutsche Truppen in Österreich einmarschierten.

Wir kamen mit unserem völlig unzureichend ausgerüsteten, motorisierten Feldlazarett bis in die Gegend von Linz, und damit endete unser Einmarsch in Österreich. Der Empfang durch die österreichische Bevölkerung war unbeschreiblich: Überall jubelnde Menschen, die uns Blumen in die Wagen warfen. Es braucht sich heute kein Österreicher dieser Tatsache zu schämen oder sie in Abrede zu stellen. Die Menschen waren noch nicht so getäuscht worden wie wir, hofften auf eine Gemeinsamkeit der Deutschen und damit auch, aus den wirtschaftlichen Schwierigkeiten ihres kleinen Landes herauszukommen. Die weitere Entwicklung hat alle ihre Hoffnungen zunichte gemacht.

Signale des Unheils

Auch nach dem ›Anschluß‹ Österreichs gab es keine Ruhe, vielmehr vergrößerte sich noch die Spannung von Tag zu Tag. Wir sahen das Unheil kommen und konnten ihm doch nicht ausweichen. Die Wehrmacht zog immer noch einen scharfen Trennungsstrich zwischen sich und der Partei, der SS und dem SD. Seit dem Verrat der Generalität an Generaloberst Freiherrn von Fritsch, auf dessen vollständige Rehabilitierung sie verzichtet und ihn mit einem Haus in der Lüneburger Heide als Geschenk abgespeist hatte, war ihr jedoch das Rückgrat gebrochen. Ich habe immer den Eindruck gehabt, daß dies der entscheidende Wendepunkt war, an dem die alte soldatische Tradition der Treue und Kameradschaft endgültig verloren gegangen war, und damit die Wehrmacht zum willenlosen Werkzeug des Diktators wurde.

In ähnlichem Sinne und mit den entsprechenden Folgen für uns Ärzte verlief ein Ereignis, das mich aufs schwerste erschütterte, und dessen ich heute nur noch mit Scham gedenken kann.

Der Sanitätsinspekteur, Professor Handloser, hatte sämtliche Arbeitsgruppen der Beratenden Ärzte zu einer Tagung nach Berlin befohlen. Wir versammelten uns in dem großen Hörsaal der Militärärztlichen Akademie. Es waren über hundert Teilnehmer, die Elite der deutschen Ärzteschaft. Auf dieser Tagung, die vom 24.–26. Mai 1943 stattfand, hielt zum ersten Mal ein SS-Arzt, Professor Karl Gebhardt aus Hohenlychen, zugleich für seinen Kollegen Fritz Fischer, seinen berüchtigten Vortrag.

Wir hatten bis dahin jeglichen Kontakt mit der SS und ihren Ärzten aufs peinlichste vermieden, so daß uns die Durchbrechung dieses Grundsatzes überraschte. Gebhardt begann mit den Worten: »Im Auftrag des Reichsführers SS, Heinrich Himmler, und in meiner eigenen Verantwortung haben wir folgende Versuche vorgenommen«. Es folgte sodann die grauenhafte Schilderung der Schießversuche auf KZ-Häftlinge und die Behandlung des erzeugten Gasbrandes mit und ohne Sulfonamide. Die Darstellung im einzelnen erregte nicht nur Abscheu, sondern körperliche Übelkeit, und meine Augen richteten sich voller Erwartung auf den verantwortlichen Leiter der Versammlung, den Heeressanitätsinspekteur, Generaloberstabsarzt Professor Handloser. Ich sah die Gesichter der anderen Teilnehmer, die starr vor sich hinblickten, und erwartete mit ihnen das erlösende Wort des obersten militärischen Vorgesetzten zum Abbruch des Vortrags.

Handloser, der keineswegs ein Nazi war, und sich stets konsequent von den Praktiken der SS-Ärzte distanziert hatte, fand nicht den Mut, Gebhardt zu unterbrechen und ihn darauf aufmerksam zu machen, daß wir von derartigen Untaten nicht berührt werden wollten. Zweifellos hätte ihn Widerspruch in eine direkte Konfrontation mit Himmler samt allen entsprechenden Folgen gebracht. Es war der entscheidende Augenblick, die Ehre der deutschen Ärzteschaft zu verteidigen; durch seine Unterlassung hat er uns alle offiziell zu Mitwissern und damit bis zu einem gewissen Grade zu Mitschuldigen gemacht.

Daß auch Sauerbruch nicht offen protestierte, der zwar in diesem militärischen Rahmen weder der Veranstalter noch der Dienstälteste war, war schlimm und für mich eine große persönliche Enttäuschung. Ich wußte ja aus vielen Gesprächen und Begebenheiten, daß er die Diktatur bekämpfte, wo er nur konnte, und daß er ein überzeugter und human denkender Arzt war. Auch bei ihm erlebte man die Folge des tra-

ditionell überkommenen, unbedingten Gehorsams gegenüber
der militärischen Hierarchie. Wir hatten gehofft, daß Sauerbruch, zwar nicht als Ranghöchster, aber doch fraglos als be-
deutendster anwesender Teilnehmer, den Bann brechen würde. Daß er in seiner Diskussionsbemerkung die von Gebhardt gepriesene Sulfonamidbehandlung als unnötig bezeichnete, empfanden wir zwar als deutliche Kritik an Gebhardts
Versuchen, doch hätte er besser zu diesem Vortrag ganz ge-
schwiegen.

Diese Begebenheit war typisch für die damalige Zeit und
ist, wenn auch nicht entschuldbar, so doch verständlich für jemanden, der den grenzenlosen Terror erlebt hat, in dem jeder
einzelne dem willkürlichen Zugriff von SD und SS ausgesetzt
war in einem Staat, in dem es kein Recht mehr gab. Das muß
man den heutigen berufenen und unberufenen Kritikern dieser Zeit immer wieder entgegenhalten.

Ich kehre zurück in die Zeit nach dem Einsatz in Österreich.
Wir lasen in den Zeitungen vom Einmarsch in das Sudeten-
land, ohne von den wirklichen Hintergründen etwas zu wissen. Die Zeitungen beschränkten sich auf Nachrichten, die
der Regierung genehm waren. Im übrigen blieb man auf die
Flüsterpropaganda angewiesen. So hatte das Treffen in München trotz der gewaltigen Propaganda nur geringe Hoffnungen geweckt, und die Besetzung der Rest-Tschechoslowakei
bestärkte unsere Befürchtungen. Die Erwartungen, England
und Frankreich würden den konsequenten und erbarmungslosen Vormarsch Hitlers bremsen, erfüllten sich nicht. Von
Tag zu Tag verstärkten sich die Kriegsvorbereitungen, und
man fühlte sich im Strudel der Ereignisse machtlos dem Ab-
grund entgegentreiben.

Die unerträgliche Spannung dieser Monate löste sich erst,
als am 24. August 1939 der Mobilmachungsbefehl auf dem
Tisch lag, der mich zum nächsten Tag nach Berlin an die Mi-

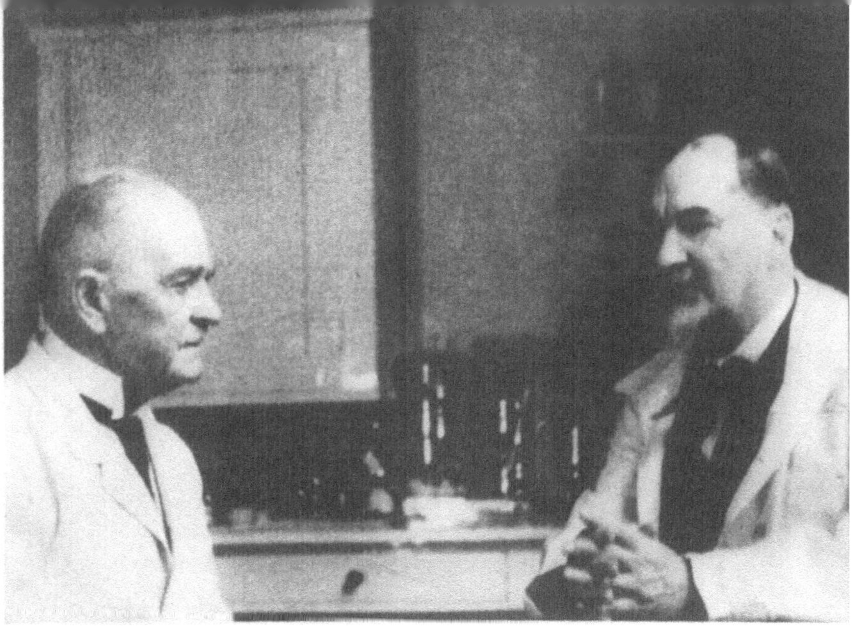

Abb. 6. Der Chirurg Eugen Enderlen und der Internist Ludolf von Krehl in nachdenklicher Diskussion

Abb. 7. Erich von Redwitz und Eugen Enderlen als Zuhörer auf einer Chirurgentagung

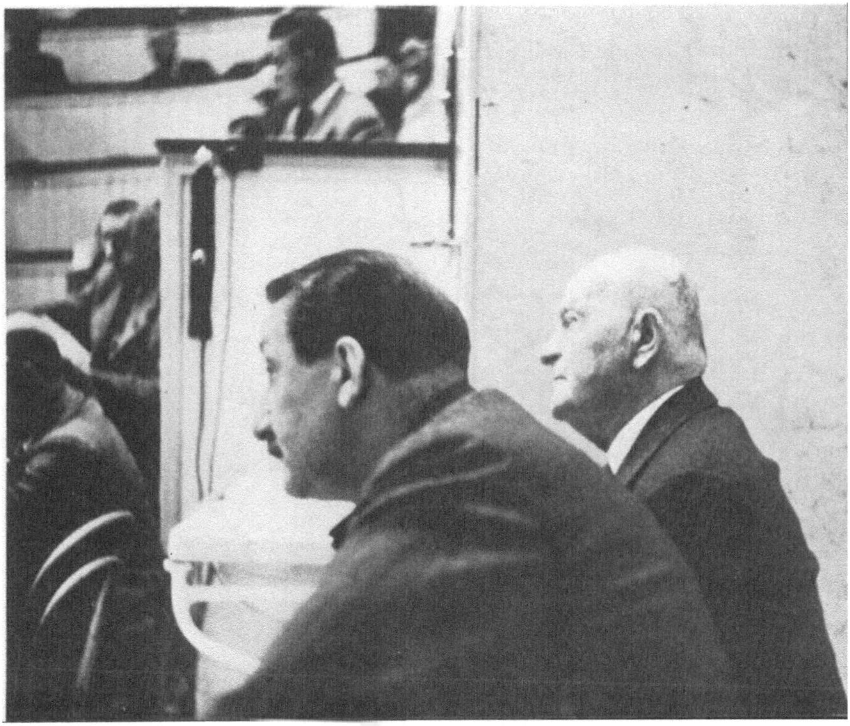

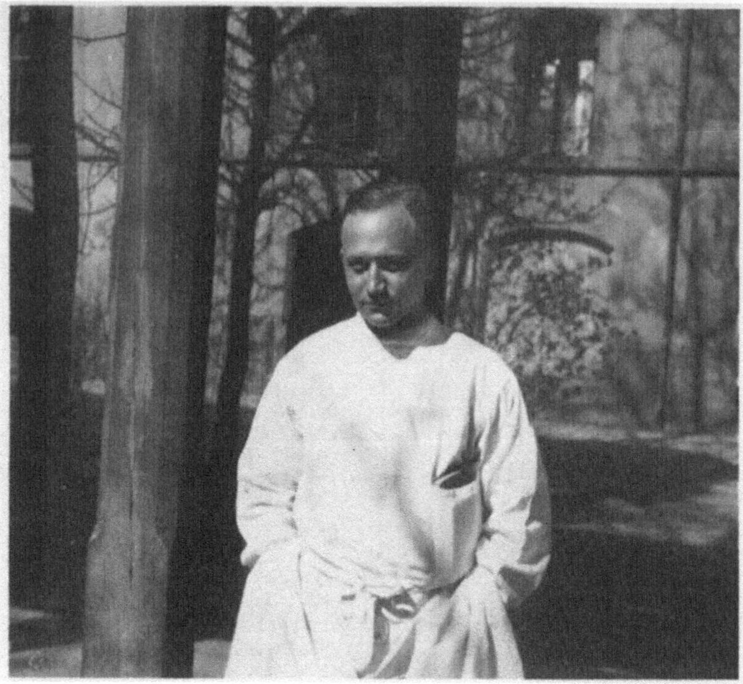

Abb. 8. Hilfsassistent in Heidelberg; 1926

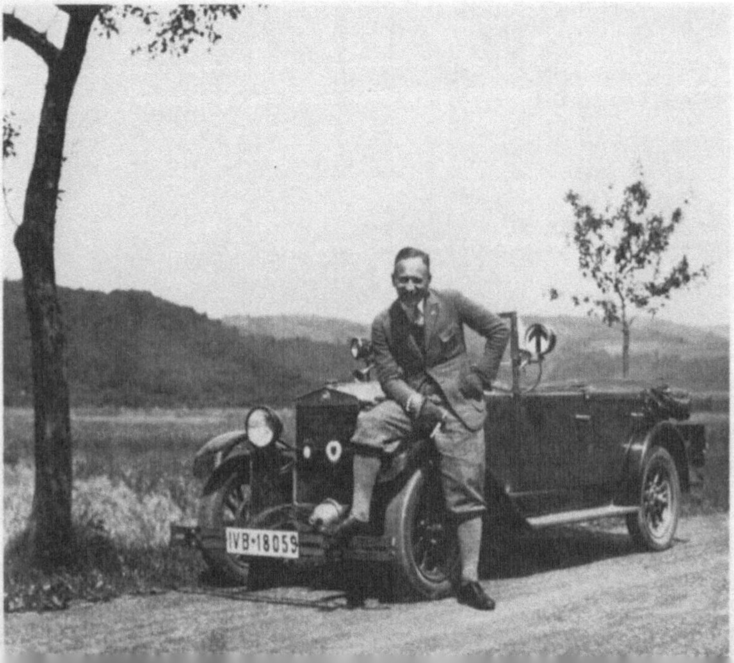

Abb. 9. Als stolzer Besitzer eines alten Fiat, der den Katschberg nur im Rückwärtsgang bewältigte

litärärztliche Akademie rief, wo ich als Beratender Chirurg beim Heeressanitätsinspekteur die Abteilung Chirurgie zu übernehmen hatte. Trotz der so ungewissen und drohenden Zukunft machte mir meine tapfere Frau den Abschied nicht schwer, und ich fuhr in meinem eigenen kleinen Wagen nach Berlin, wo ich mich am 25. August morgens beim Chef der Organisationsabteilung, Oberfeldarzt Dr. Hartleben, meldete. Hartleben war ein kühler, distanzierter, aber sehr sachlicher Mann, der mir in der ganzen Zeit meiner Tätigkeit oft geholfen hat, im OKH bürokratische Hindernisse zu überwinden. Mit dem Blick auf meinen Wintermantel empfing er mich mit den Worten: »Ich sehe, Sie haben sich für den Winter eingerichtet. Wenn das kein frischer fröhlicher Blitzkrieg wird, sind wir sowieso verloren!«

In der Sanitätsinspektion herrschte an diesem Tage eine mir zunächst unverständliche Aufregung. Es kursierten Gerüchte, ein Krieg gegen Polen sei plötzlich abgeblasen worden. Keiner wußte genaueres. Erst heute weiß man, daß Hitler an diesem Tage unter dem Eindruck des soeben zwischen England und Polen abgeschlossenen Beistandspaktes den Einmarschbefehl, der für den 1. September vorbereitet war, plötzlich abgesagt hatte. So blieben mir noch sechs Tage zur Vorbereitung, ehe dann am 1. September der Krieg wirklich begann.

Wie sich herausstellen sollte, war diese Vorbereitungszeit dringend notwendig. Der höchst nervöse Chef des Stabes, Generalarzt Wagner, gab mir auf meine Fragen zu, daß keinerlei kriegschirurgische Anweisungen an die Sanitätseinheiten vorlägen, obgleich solche bei der Unerfahrenheit der mobilisierten Ärzte in kriegschirurgischen Fragen lebensnotwendig waren. Er war einverstanden mit meinem Vorschlag, Schemata für die Versorgung der wichtigsten Schußverletzungen zu entwerfen. Ich brauchte hierfür acht Tage und Nächte. Der Chef des Stabes ließ meine Entwürfe sofort vervielfältigen, und sie wurden jeder der zum größten Teil schon ausgerückten Sanitätseinheiten nachgesandt.

Dann begann ich mit der Durchsicht der Sanitätsausrüstung. Es stellte sich schon nach den ersten Tagen heraus, daß sie völlig unzureichend, das Instrumentarium veraltet und ergänzungsbedürftig und auch sonst die für chirurgische Arbeit notwendigen primitivsten Voraussetzungen nicht gegeben waren. So fehlte in der Ausrüstung der Feldlazarette jedes Mittel, die Hände vor der Operation zu desinfizieren. Ich wandte mich schon am zweiten Tag an Bayer, Leverkusen, mit der Frage, ob sie Zephirol etwa in pulverisierter Form herstellen könnten. Dies war unmöglich, andererseits war die Raumverteilung in den Wagen der Feldlazarette so beengt, daß Zephirol in Kanistern nicht untergebracht werden konnte.

Es begannen die fast unüberwindlichen Schwierigkeiten, die Sanitätsausrüstung den erforderlichen Bedingungen anzupassen, eine Aufgabe die mich bis Ende 1942 beschäftigte. Die größten Hindernisse lagen in der Zurückhaltung des Heeres-Waffenamtes, Metall für Sanitätszwecke zu genehmigen, das in erster Linie für die Produktion von Waffen bestimmt war. Die Herstellung der von mir entwickelten, übrigens heute noch in der Bundeswehr gebräuchlichen Feldtransportschiene oder einer zweckmäßigen Röntgenapparatur zog sich daher über viele Monate hin.

Krieg

Polen

Zur notwendigen eigenen Information machte ich den Vormarsch in Polen mit. Ich sah die ersten zerstörten Häuser und ahnte nicht, daß sich dieser Anblick im Laufe der folgenden Jahre noch tausendfach wiederholen würde. Mit der einzigen Kugel, die meine Pistole während des ganzen Zweiten Weltkrieges verließ, beendete ich das Leben eines laut schreienden Pferdes, das durch Granatsplitter zerfetzt neben der Landstraße lag.

Das Elend, das ich überall in den Lazaretten vorfand, machte auf mich einen tiefen Eindruck. Den Ersten Weltkrieg hatte ich als Soldat an der Front und fern von Lazaretten mitgemacht; nun sollte ich die andere Seite kennenlernen. Im Polenfeldzug erlebte ich die ersten schaurigen Bilder und das Unvermögen, des Schreckens Herr zu werden. Ich kann nicht vergessen, daß ich an dem Bett eines jungen Soldaten saß, der doppelseitig am Oberschenkel amputiert worden war. Als ich ihm freundlich Trost zuzusprechen versuchte und ihn nach seinem Beruf fragte, erklärte er mir, daß er Tänzer an der Dresdner Staatsoper gewesen sei. Dann leuchteten die Augen in dem bleichen, hübschen Jungengesicht, und er sagte: »Ich habe keine Sorge um die Zukunft. Unser Führer läßt uns nicht im Stich. Er wird auch mir helfen.«

Das war mein erstes schweres Erlebnis in diesem Kriege, das mir wahrhaft das Herz zerriß. An diesem Bett sah ich in die Zukunft, da Glaube und Ideale von diesem jungen Menschen abfallen würden, und ein zerstörtes Leben zurückblieb. Das Gefühl des Hasses ist mir eigentlich immer fremd geblieben; ich erinnere mich aber genau, daß ich in diesem Augenblick den Mann zu hassen begann, der so leichtfertig und verlogen Millionen von Menschenleben zerstörte.

Nach der Rückkehr aus Polen schrieb ich in 14 Tagen ›Richtlinien für die Versorgung Verwundeter in den vorderen Sanitätseinrichtungen‹, die an alle Sanitätsoffiziere des Heeres verteilt wurden. In sie hatte ich die ursprünglichen Schemata eingebaut. Hilfreich war mir bei meiner Arbeit mein Freund Hermann Krauss, der Oberarzt Sauerbruchs in der Charité, der unmittelbar nach Kriegsbeginn auf meinen Wunsch aus einer Sanitätseinheit herausgeholt und mir als Adjutant zugeteilt worden war. Er war ein vorzüglicher Chirurg und ein immer loyaler Partner. Er starb 1971, wenige Jahre nach seiner Emeritierung als Ordinarius in Freiburg.

Als Beratender Chirurg war ich dem Heeres-Sanitätsinspekteur unmittelbar unterstellt und hatte ihn in allen kriegschirurgischen Fragen medizinischer und organisatorischer Art zu beraten. Bei ihm liefen die Berichte und Anregungen von allen Beratenden Chirurgen der Armeen zusammen, so daß das Material zentral ausgewertet und die Erfahrungen über den Inspekteur wieder an die Armeen weitergegeben werden konnten. So wurden auch die soeben erwähnten ›Richtlinien‹ in vielfachen neuen Auflagen ergänzt und später weitere ›Richtlinien für die vorläufige und endgültige Behandlung der Gliedmaßenschüsse‹ hinzugefügt.

Im Westen

Da ich meine Zeit nicht allein am Schreibtisch verbringen, sondern vor allem als Chirurg tätig sein wollte, suchte ich nach weiteren Möglichkeiten, über die noch berichtet werden wird.

Zunächst wurde ich im Hinblick auf den offensichtlich geplanten Angriffskrieg im Westen beauftragt, den Westwall auf die Zweckmäßigkeit seiner Sanitätseinrichtungen zu überprüfen. Der Westwall war unter peinlichem Ausschluß jeder militärischen Stelle von der Organisation Todt gebaut worden, wobei diese eifersüchtig darüber wachte, daß das OKW weder an der Planung noch etwa an der Durchführung beteiligt wurde. Die Sanitätsbunker waren etwas rückwärts hinter den Gefechtsbunkern gebaut worden und sollten der Versorgung der Verwundeten dienen.

Als ich in dem ersten Bunker den Verbandsraum betrat, kamen mir die winkelige Anlage und die schmale Türöffnung sehr bedenklich vor. Ich ließ einen Sanitätskraftwagen kommen, und zwei Träger sollten die vorschriftsmäßige Krankentrage in den Verbandsraum bringen, was – wie erwartet – nur durch Hochkippen der Trage gelang. Da sämtliche Sanitätsbunker des Westwalls nach dem gleichen Grundriß gebaut waren, machte ich eine entsprechende Meldung an die Inspektion. Sie wurde mit Mißvergnügen aufgenommen, da Reibereien mit der Organisation Todt, deren Leiter Hitlers Vertrauen besaß, unerwünscht waren.

Auf der Rückreise besuchte ich meinen alten und verehrten Lehrer Enderlen in seiner Alterswohnung in Stuttgart. Wir sprachen offen über unsere Sorgen und bewegt nahm ich Abschied von diesem Mann, dem ich so viel zu verdanken hatte. Im darauffolgenden Jahr starb er an einem Dickdarmkrebs, den er selbst diagnostiziert hatte.

Die Ereignisse im Mai und Juni 1940 überstürzten sich. Ich erlebte Belgien unmittelbar nach der am 28. Mai 1940 erfolgten Kapitulation König Leopolds III., des Oberbefehlshabers der belgischen Armee. Nachdem wir die Neutralität Belgiens verletzt hatten und unsere Truppen übermächtig in das Land einmarschierten, setzten sich die zahlenmäßig stark unterlegenen Belgier aufs tapferste zur Wehr. Als jeder Widerstand sinnlos geworden war und um seinem Volk weitere Opfer zu ersparen, entschloß sich der König schweren Herzens, dem Widerstand Einhalt zu gebieten und zu kapitulieren. Er überreichte in ritterlicher Weise dem Generalfeldmarschall von Bock seinen Degen.

Das Charakterbild des Königs schwankt in der Geschichte. Die Alliierten beschimpften ihn als Verräter, da seine Kapitulation die Nordflanke der englischen und französischen Armeen entblößt hatte, und weil er trotz der dringenden Aufforderung seiner Regierung nicht nach Paris ausgewichen, sondern in Brüssel geblieben war. Leopold hingegen erklärte, daß er sich in dieser schweren Stunde nicht von seinem Volke trennen wolle. Ich selbst habe die Begeisterung erlebt, die Liebe und Verehrung, die damals dem König von allen Seiten entgegenschlug. Es gab im ganzen Belgien kein Schaufenster, in dem nicht sein Bild, mit Blumen geschmückt, aufgestellt war. Vor dem Schloß in Tervueren und auch vor dem Schloß in Antwerpen häuften sich Berge von Blumen und Dankesbriefe aus allen Schichten des Volkes. Sie dankten ihm, daß er, im Gegensatz zu der niederländischen Königin Wilhelmina, sein Volk nicht im Stich gelassen hatte.

Während des ganzen Krieges, in dem ich mich so lange in Belgien aufhielt, war König Leopold gegenüber der Besatzungsmacht von vorbildlicher Zurückhaltung. Über ihn sind viele Bittgesuche von in Bedrängnis geratenen Belgiern an den Militärbefehlshaber, General von Falkenhausen, gelangt. Sein deutscher Bewachungsoffizier, Oberst Kiewitz, ein untadeliger Mann, der oft unser Gast in Brüssel war, war bei dieser delikaten Verbindung mit Takt und Diskretion behilflich.

Gegen Ende des Krieges, als der Sieg der Alliierten nähergerückt war, wurden der König und auch General von Falkenhausen in deutsche Konzentrationslager verschleppt.

Mag Leopolds Verhalten aus historischer Sicht politisch unklug gewesen sein und die Volksgunst sich nach den Jahren einer schweren Besatzungszeit gewandelt haben, so muß man ihm doch zugestehen, daß er zum Besten seines Volkes handeln und sich selbst nicht schonen wollte. Es war sein Fehler, die Ritterlichkeit, die ihm selbst eigen war, auch von einem Gegner zu erwarten, der ihrer nicht würdig war.

Inzwischen war es den Engländern und Franzosen gelungen, innerhalb von etwa vier Tagen rund 400 000 englische und französische Soldaten in Dünkirchen einzuschiffen und über den Kanal in Sicherheit zu bringen, bevor die deutschen Panzer am 4. Juni die Küste erreichten. Naturgemäß waren die Alliierten gezwungen, einen großen Teil ihrer Lager an Waffen und Geräten und insbesondere ihre Lazarette auf dem Festland zurückzulassen. Ich wurde mit der belastenden Aufgabe betraut, die englischen Lazarette zu übernehmen. Die englischen Sanitätsoffiziere waren von imponierender Haltung; auch ranghohe Chefärzte meldeten sich bei mir militärisch, und ich kann nur sagen, daß mir die Rolle, die ich als ›Sieger‹ zu spielen hatte, höchst peinlich war. Ich suchte ein kollegiales Verhältnis herzustellen, wie es unter Ärzten herrschen sollte, die ja letzten Endes nicht einer Nation, sondern einem höheren Prinzip, der Humanität, verpflichtet sind. Erfreulicherweise verliefen die Verhandlungen in äußerst fairer Atmosphäre, wie ich überhaupt stets die Fairness englischer Ärzte bewundert habe. In besonderer Weise habe ich das selbst zu spüren bekommen, als ich am Tage nach der Befreiung Brüssels mit den zumeist jüngeren Ärzten der englischen Fronttruppe, diesmal als Kriegsgefangener, abends in unserem Kasino zusammensaß und beide Seiten kriegschirurgische Erfahrungen austauschten.

In Dünkirchen war der organisatorische Aufbau des Heeressanitätswesens der Engländer bewundernswert. Auf der

Insel hatten sie in Küstennähe große Depots von Blutkonserven gelagert mit einem kurzen, optimalen Transportweg für den Nachschub zum Festland. Was das für die Versorgung der Verwundeten bedeutet, mußte ich später in Rußland erfahren, wo die Transportwege so lang und der Transport mit Flugzeugen so unzureichend war, daß wir an der Front praktisch ohne Bluttransfusionen auskommen mußten, ein Mangel, der sich verheerend auswirkte. Wir mußten uns fast durchweg auf Blutersatzmittel beschränken.

Inzwischen rückten die deutschen Panzer in einer mehrere hundert Kilometer breiten Front weiter vor. Die Kämpfe bei Abbéville forderten schwere Verluste. In St. Paul war ein Feldlazarett überfüllt und in größter Bedrängnis. Ich setzte mich daraufhin sofort mit meinem Adjutanten, Georg Maurer, später Ordinarius in München, in Marsch. Die Zustände waren unbeschreiblich. Hunderte von Verwundeten lagen auf den Gängen, auf der Straße, auf Tragen oder auf Decken herum und warteten auf die chirurgische Versorgung. Die beiden zum Lazarett gehörenden Chirurgen waren diesem Ansturm auch nicht im mindesten gewachsen. So stellten wir beide uns sofort an den Operationstisch und begannen mit unserer Arbeit, wobei uns der hinzukommende Beratende Chirurg der Armee, der Österreicher Professor Victor Orator, unterstützte. Wir operierten buchstäblich Tag und Nacht, und es war das einzige Mal, daß die Arbeit über meine Kräfte ging. Ich sackte nach fast 30 Stunden ununterbrochenen Operierens zusammen und schlief ein. Den kleinen, etwas verwachsenen, aber eminent tüchtigen und vor allem zähen Orator habe ich damals bewundert. Er hatte mehr Standfestigkeit als ich.

Neben den übergroßen körperlichen Anforderungen war die seelische Belastung besonders schwer. Inmitten dieser zahllosen, um Hilfe schreienden armen Menschen mußte

man eine Auswahl treffen, wie und in welcher Reihenfolge
dem einzelnen ärztliche Hilfe zuteil werden konnte. Das richtete sich nach den technischen und ärztlichen Möglichkeiten.
Es war eine bedrückende Tatsache, daß alle dringend Hilfe
brauchten, und doch mußte man sich entscheiden. Oberstes
Gesetz war, möglichst viele am Leben zu erhalten und ihnen
Aussicht auf Genesung zu bieten. Das bedeutete, daß diejenigen entsprechend der Schwere ihrer Verwundung denen vor-
gezogen werden mußten, deren Schicksal aussichtslos war.
Wenn heute Unkundige, die niemals in einer so grausamen
Situation gewesen und zu so schweren Entscheidungen gezwungen waren, die ›Triage‹ – also die Sichtung von Verwundeten – mit der Selektion in den Konzentrationslagern vergleichen, so muß man ihnen sagen, daß unter den gegebenen
Umständen die Sichtung das humanste Mittel ist, um Menschenleben zu retten.

Mich hat dieser Januskopf des Krieges, die schmetternden
Siegesfanfaren der vorrückenden Panzertruppen auf der einen Seite, und das unendliche menschliche Elend auf der anderen Seite, zutiefst berührt und mich vom Wahnsinn eines
jeden Krieges überzeugt.

Das Sonderlazarett in Brüssel

Da es Hitler nicht gelungen war, die Engländer zu einem Se-
paratfrieden zu bewegen, wurde bereits ab Juli das Unternehmen ›Seelöwe‹ vorbereitet, der phantastische Plan, mit rund
drei- bis viertausend Kähnen und Transportschiffen eine Invasion der englischen Insel durchzuführen, um die englische
Armee durch gelandete Truppen zu vernichten. Wie wir feststellen konnten, wurden bereits Kähne herangeschafft. Bei
der Überlegenheit der britischen Marine und der lebhaften
Tätigkeit der Royal Air Force war es für uns eine absurde

Vorstellung, daß dieses Unternehmen erfolgreich sein könnte. Es war für Mitte September geplant, wurde aber nach vielem Hin und Her wieder aufgegeben.

Immerhin mußten für eine Aktion gegen England Vorbereitungen auch beim Sanitätsdienst getroffen werden. So schlug ich dem Inspekteur vor, in Brüssel ein großes Lazarett einzurichten, das als Auffangbasis für Schwerverwundete mit allen personellen und technischen Möglichkeiten ausgestattet sein sollte. Zugleich schlug ich ihm vor, daß es, neben der chirurgischen Versorgung Verwundeter, auch als ein kriegschirurgisches Forschungszentrum eingerichtet werden könnte. Es müsse eine qualifizierte Forschungsgruppe geschaffen werden, zu der außer den Chirurgen ein Internist, ein pathologischer Anatom, ein Hygieniker und Bakteriologe sowie ein Physiologischer Chemiker gehören sollte.

Eine derartige Einrichtung bedeutete etwas völlig Neuartiges. Die Idee leuchtete dem Inspekteur ein, und er tat alles ihm Mögliche, die vielen bürokratischen Hemmnisse zu beseitigen, die bei der starren Organisation des OKH unvermeidlich waren. Besonderen Dank schulde ich dem Leiter der Organisationsabteilung, Hartleben, der die Zweckmäßigkeit der Zielsetzung klar erkannte und dem es letzen Endes zu verdanken ist, daß der Plan Wirklichkeit wurde. Das Lazarett war – ebenfalls eine Neuerung – dem Inspekteur unmittelbar unterstellt und erhielt den Namen ›Chirurgisches Sonderlazarett des OKH‹. Es wurde ihm volle Freiheit in Bezug auf die wissenschaftliche Forschung zugebilligt.

Da das Unternehmen ›Seelöwe‹ als völlig aussichtslos aufgegeben wurde, erhielt das Sonderlazarett zunächst keine Frischverwundeten, vielmehr wurden die Schwerverwundeten aus dem ganzen Bereich, einschließlich Nordfrankreich, gesammelt und chirurgisch versorgt. Zusätzlich führte ich zahlreiche Besichtigungen der erreichbaren Kriegsgefangenenlazarette durch und holte die schwerverwundeten Engländer und Belgier, soweit sie an Ort und Stelle nicht ausreichend behandelt werden konnten, zur Versorgung in das Sonderlazarett. Die französischen Kriegsgefangenen konnte ich beruhigt den ausgezeichneten, unermüdlich arbeitenden französischen Ärzten überlassen, denen ich fehlendes technisches Material zur Verfügung stellte. So wurde im Sonderlazarett eine eigene Kriegsgefangenenabteilung eingerichtet, die unter der Obhut eines aufgeschlossenen und zuverlässigen britischen Offiziers stand, und mit dem ich keinerlei Schwierigkeiten hatte. Eine Delegation der amerikanischen Botschaft, die die Abteilung vor dem Eintritt Amerikas in den Krieg besichtigte, und mit jedem einzelnen Kriegsgefangenen sprach, ließ mir mit einem Schreiben des Ersten Botschaftssekretärs, Jefferson Patterson, den Dank für die ärztliche Fürsorge aussprechen:

»Es war mir wirklich interessant, das Institut kennenzulernen und Einblick in die Organisation und in die Daseinsbedingungen der Kranken zu gewinnen. Ich konnte mich dabei ueberzeugen, dass die kriegsgefangenen kranken Englaender gut aufgehoben sind und sich ueber nichts beklagen konnten. Das, worueber sie bedrueckt sind, naemlich die fehlende Post von ihren Angehoerigen, liegt leider nicht in Ihrer Macht zu beseitigen, aber ich habe bereits nach London telegraphiert und die Anschrift der Betreffenden bekanntgegeben, mit der Bitte, die Familien zu verstaendigen. Hoffentlich setzt dann allmaehlich der Posteingang ein.«

Den Dank kriegsgefangener Verwundeter brachte der britische Leutnant Philip Moore bei seiner Entlassung am 5. Juni 1941 mit folgenden Worten zum Ausdruck:

»I cannot forget either that kindness or the courtesy we have so consistently received at your hands. I only wish that circumstances had allowed me to know you better. I hope that after this war I might have the pleasure of seeing you again.«

Diesen Versuch eines Wiedersehens hat er tatsächlich unternommen. Trotz seiner Oberschenkelamputation machte Philip Moore 1952 die Reise nach Würzburg, und ich habe es zutiefst bedauert, daß er mich verfehlte und mir nur Grüße und Dank hinterlassen konnte.

Dem Chirurgen ist es im Krieg, im Gegensatz zu Friedenszeiten, fast immer versagt, das Schicksal der von ihm Behandelten zu verfolgen. Er bleibt damit im Unklaren über die Richtigkeit und Zweckmäßigkeit seiner Arbeit. Das gilt vor allem für die Bedingungen des Bewegungskrieges. Der Verwundete wird unter dem Druck der Gegebenheiten von Ort zu Ort weitergeleitet. Bei wechselnder Verantwortung entzieht er sich damit dem Einfluß und der Kontrolle des Erstbehandelnden.

Um diesem Mißstand abzuhelfen, wurde aus den Ärzten und dem Personal des Sonderlazaretts eine Mobile Chirurgengruppe gebildet, die an den Fronten in vorderster Linie eingesetzt werden konnte, um die auf dem Hauptverbandsplatz oder im Feldlazarett Versorgten dann nach Brüssel in das Sonderlazarett zu transportieren. So blieb praktisch der gesamte Ablauf zur Beurteilung in einer Hand. Daß es auch möglich wurde, die an der russischen Front von der Chirurgengruppe versorgten Verwundeten, insbesondere die mit schweren Gliedmaßenschüssen, quer durch Deutschland bis nach Brüssel zu transportieren, ist das alleinige Verdienst des an den Ergebnissen interessierten Inspekteurs, Professor Handloser, der das scheinbar Unmögliche beim OKH durchsetzte. So konnten Erfahrungen und wissenschaftliche Erkenntnisse gesammelt werden, die der Allgemeinheit zugute kamen.

In den vier Jahren seines Bestehens von 1940 bis 1944 ist eine große Anzahl wissenschaftlicher Veröffentlichungen aus unserem Sonderlazarett erschienen, die in einem Sammelband noch einmal zusammengefaßt würden. Als die vielleicht bedeutendsten möchte ich die grundlegenden Arbeiten über

Schock und Kollaps nennen, die Beobachtungen über den sogenannten Wundschock von Duesberg sowie die zur Pathophysiologie und Klinik der Kollapszustände von Duesberg und Schroeder. Sie waren grundlegend und brachten völlig neuartige Ergebnisse, die noch in der heutigen Zeit ihre Bedeutung haben. Die rund 60 Publikationen geben Rechenschaft über die zielbewußte und vielfältige Arbeit, die hier geleistet wurde. Wir waren alle bestrebt, nach Kräften zu helfen, die Wunden des Krieges zu heilen.

Die Notwendigkeit, die durch den Krieg aufgeworfenen Fragen in kurzer Zeit und möglichst vollkommen zu lösen, zwang uns zu einer im Frieden ungewohnten Konzentration der Kräfte. So kam es im Krieg zu einer engen Zusammenarbeit der verschiedenen Fachgruppen, die, in gemeinsamer Ausrichtung auf kriegschirurgische Probleme, vom Chirurgen allein nicht gemeistert werden können. Nach einer Zeit zunehmender Zersplitterung in der Medizin kehrten wir zur unlösbaren Gesamtheit medizinischer Grundtatbestände zurück. Wir alle – die Ärzte, die vorbildlichen und unermüdlichen Rotkreuz-Schwestern (meist aus dem bewährten Karlsruher Mutterhaus) und das einsatzfreudige Sanitätspersonal – bildeten eine harmonische Gemeinschaft, die sich ihrer ernsten und oft aufreibenden Arbeit hingab. In den uns noch bevorstehenden schweren Tagen sollte sie sich voll bewähren. Bis zum heutigen Tage sind die Fäden, die die einzelnen in diesen Schicksalstagen verbanden, noch nicht abgerissen.

Ich denke an diese Zeit im Sonderlazarett mit Befriedigung und mit Dank zurück. Als Soldat hatte ich im Ersten Weltkrieg an der Front und auch im Nahkampf im Glauben an unsere gerechte Sache gekämpft; diesmal war ich aller der sonst unausbleiblichen Gewissenskonflikte enthoben. Ich stand als Arzt im Dienste der Humanitas gegenüber Freund und Feind. So gelang es mir, eine bei uns arbeitende Deutsche, die ihren jüdischen belgischen Mann versteckt hielt, vor der Deportation zu bewahren und sie sogar bei uns weiter arbeiten zu lassen. Schwieriger war es, als nach dem Attentat auf Hitler eine äußerst begabte junge Laborantin eine »hochverräterische« Bemerkung machte, die zu Ohren unseres Hygienikers kam, der zugleich nationalsozialistischer Führungsoffizier war. Ich konnte das junge Mädchen nur durch eine falsche eidesstattliche Erklärung retten.

Auch hier in Belgien war eine über Nationen und Fronten hinweg reichende Kollegialität der Ärzte zu verspüren. Das Chirurgische Sonderlazarett war im Institut Bordet untergebracht, einem Neubau, in dem bis dahin das Radiologische Institut der Universität untergebracht war. Sein belgischer Leiter, Professor Murdoch, bat mich im Namen seiner Fakultät, die diesbezüglichen Strahlenbehandlungen trotz der Besetzung des Hauses belgischen Kranken zugänglich zu machen. Ich habe dies natürlich sofort zugestanden und erhielt ein Dankschreiben des Rektors der Universität, Fr. van den Dungen, in dem er u.a. schreibt, daß »das Büreau der Universität mit der größten Genugtuung davon Kenntnis genommen hat, dass die Versorgung der Krebsleidenden, dank Ihrer wohlwollenden Intervention, regelmäßig stattfinden kann.«

Das Institut Bordet war dem belgischen Hôpital St. Pierre unmittelbar benachbart, welches stets mit belgischen Kranken voll belegt war. Um die belgischen Ärzte nicht in Schwierigkeiten zu bringen, vermied ich jeden persönlichen Kontakt, und auch sie hielten sich völlig zurück. Ohne darum gebeten zu sein, sorgte ich jahrelang durch Vermittlung beim militärischen Verwaltungschef Reeder dafür, daß sie ausreichend Heizmaterial für das Krankenhaus bekamen. Dies sollte mir durch die vornehme Haltung der belgischen Ärzte nach unserer Gefangennahme unerwartet vergolten werden.

Sehr delikat war die Situation, wenn die belgischen Ärzte sich unmittelbar an mich wandten mit der Bitte, für einen ihrer Kollegen beim SD zu intervenieren. Ich erinnere mich des Falles Dr. Lecomte aus Namur, eines jungen Arztes, der ohne Grund vom SD als Geisel verhaftet worden war. Da eine unmittelbare Intervention beim SD ohne Aussicht gewesen wäre und möglicherweise die Situation des Arztes noch verschlimmert hätte, wandte ich mich an meinen Freund, Major Alfred Zapp, der in Friedenszeiten Industrieller in Ratingen bei Düsseldorf war. Er hatte eine führende Stelle bei der damals noch Canaris unterstehenden Abwehr der Ortskommandantur inne. Ich hatte ihn wiederholt für andere um Hilfe gebeten, und er hat sich mir nie versagt. Oft haben wir Erfolg gehabt. So auch in diesem Fall: Dr. Lecomte wurde von Zapp der Spionage beschuldigt, ein Verbrechen, das in den Bereich der Abwehr fiel. Der SD mußte ihn ausliefern, und nach wenigen Tagen war der junge Arzt wieder frei. Diesmal erntete ich eine deutliche Drohung von seiten des SD, die mir durch einen Oberstleutnant der Luftwaffe überbracht wurde.

Meine persönliche Beziehung zu General Alexander von Falkenhausen, dem Militärbefehlshaber in Belgien und Nordfrankreich, war herzlich. Er hatte Vertrauen zu mir gefaßt und schickte mir auch einige prominente belgische Patienten zur Operation. Falkenhausen war ohne Zweifel eine überragende Persönlichkeit. Er war Militärberater bei Chiang Kaishek gewesen und war mit der chinesischen Philosophie vertraut. Er verachtete die Nazis und brachte dies auch immer wieder in vertrautem Kreise zum Ausdruck. Er war klug, bedachtsam und wegen seiner kurzen, trockenen, manchmal zynischen Bemerkungen gefürchtet. Im Hotel Plaza, wo er einen kleinen vertrauten Kreis Gleichgesinnter um sich versammelte, wurde offen und geistreich diskutiert. Die Wochenenden verbrachte er meist in dem Schlößchen Seneffe außerhalb von Brüssel, wohin er nur wenig Auserwählte einlud. Einige Tage vor seiner Ablösung am 13. Juli 1944 ließ er mich zu sich rufen, verabschiedete sich ohne jede Sentimentalität mit der Größe des Weisen und schenkte mir sein Bild mit Unterschrift.

Falkenhausens Stellung war außerordentlich schwierig. Er hatte stets das OKW mit Keitel im Nacken und um sich herum die Spitzel des SD. Trotzdem hat er, soweit es ihm möglich war, alles getan, den Belgiern zu helfen und größeres Unheil abzuwenden. Seine Beurteilung der Lage war eindeutig; er sah den Untergang voraus. Als die Invasion in der Normandie drohte, fuhr er zu Feldmarschall Rommel nach Paris, dessen Lehrer er an der Kriegsschule in Dresden gewesen war, um ihn zu beschwören, die Küste zu verteidigen und dem Feind keinen Schritt auf das Festland zu erlauben. Er sagte uns damals voraus, daß, falls die Alliierten auf dem Kontinent Fuß fassen könnten, unsere Niederlage besiegelt sei. Es würde unmöglich sein, einen alliierten Vormarsch zum Stillstand zu bringen.

Mit Seneffe verbindet mich noch eine andere bedeutsame Erinnerung. Wie schon häufiger war ich auch Anfang Juli 1944 in Seneffe Gast des Generals. Ich traf dort Ulrich von Hassell und Helmuth Graf von Moltke, die sich bemühten, auch Falkenhausen für ihre Pläne zu gewinnen. Falkenhausen lehnte eine aktive Beteiligung an der Verschwörung ab, da er eine Revolution von oben für völlig aussichtslos hielt. Hassell, dem ich durch das gleiche Band der Tübinger Schwaben verbunden war und den ich von manchem Zusammensein in Tübingen kannte, ging später mit mir durch den Park, äußerte sich voller Sorgen um die Zukunft des Volkes und die allein übrigbleibende Möglichkeit, Hitler zu beseitigen, um die völlige Vernichtung Deutschlands durch diesen einen Mann zu verhüten. Von dem Zögern des klarsichtigen Generals, der ihm nur seine volle Sympathie zugesichert hatte, war

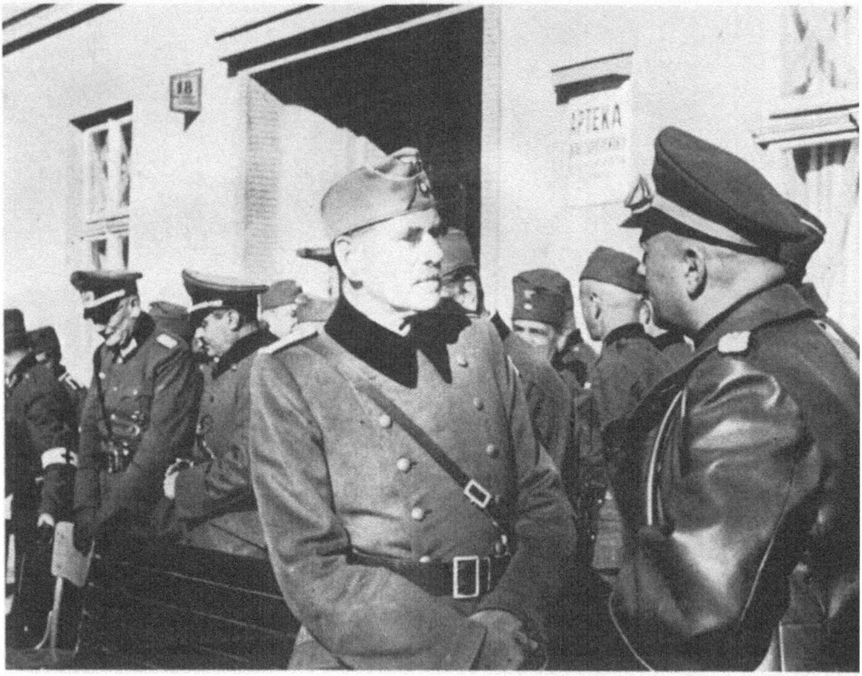

Abb. 10. Im Gespräch mit dem Wiener Ordinarius für Chirurgie Wolfgang Denk; Polen 1939

Abb. 11. Das Grab meines Freundes, des Pathologen Paul Schür-mann, an der Berežina

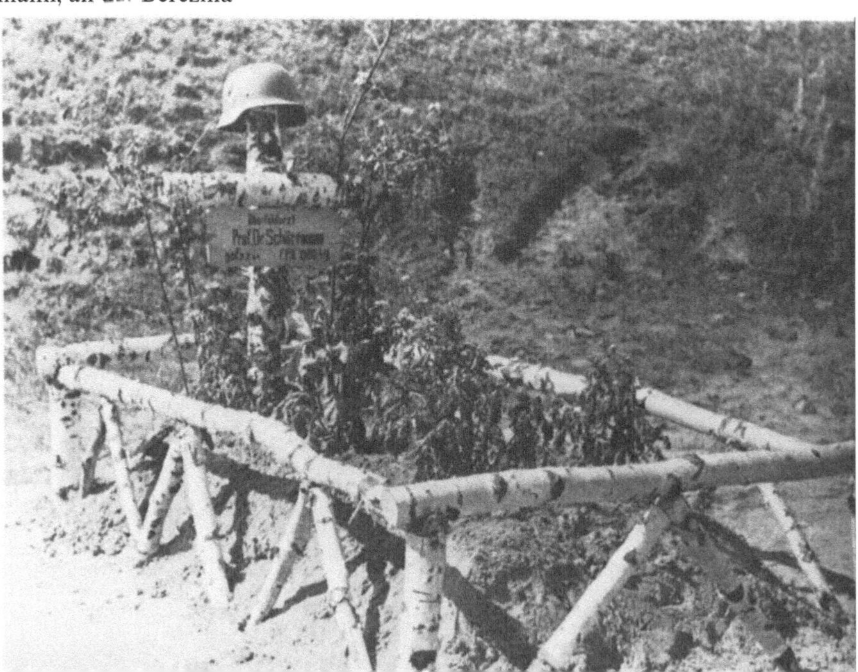

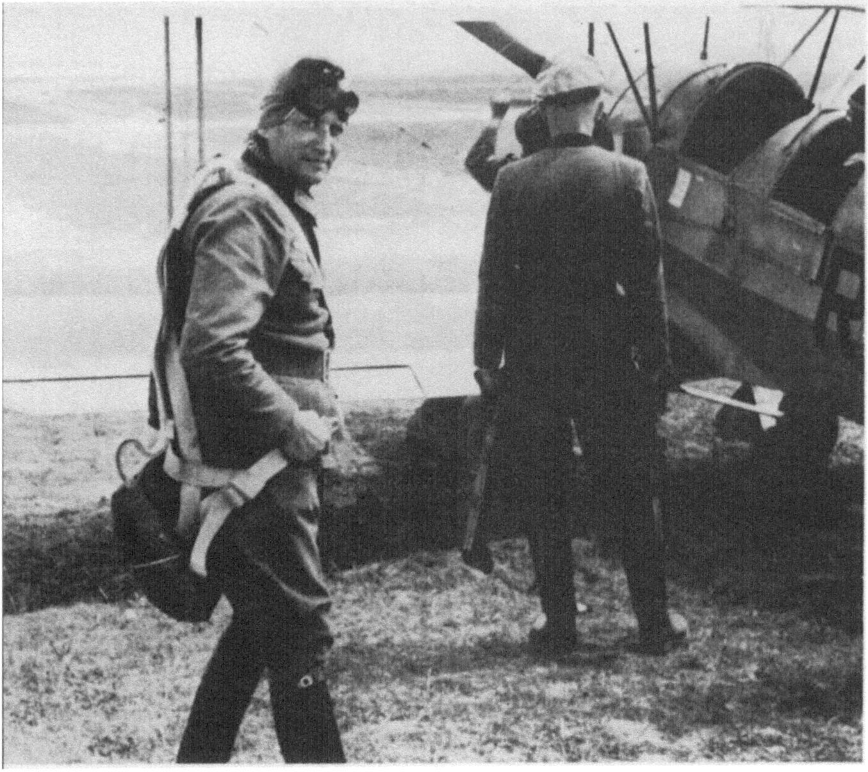

Abb. 12. Vor dem ›Kunstflug‹ von Baranoviči nach Minsk mit Heinz von Diringshofen

Abb. 13. Auf der ›Rollbahn‹, unterwegs von Minsk nach Smolensk; 1941

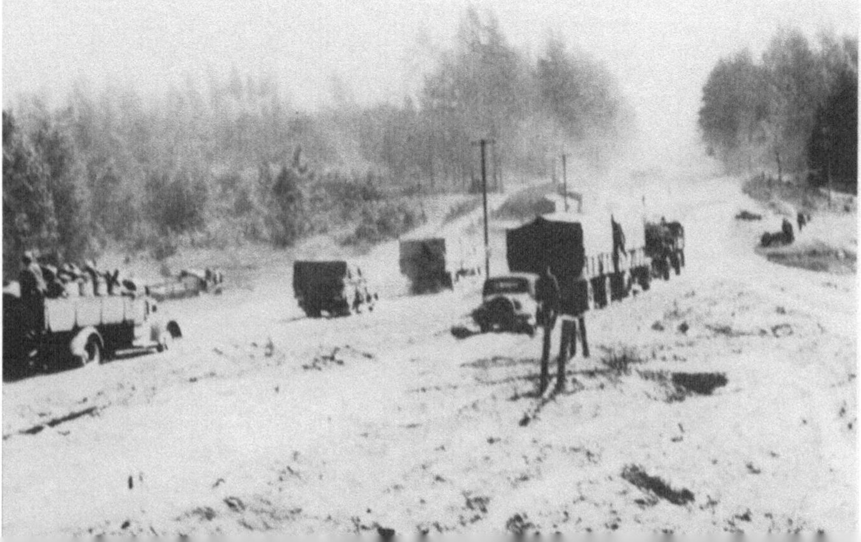

er offensichtlich enttäuscht. Die innere Not, den Gewissenszwang dieses vornehmen, hochkultivierten Mannes so unmittelbar zu erleben, war bewegend.

Nachdem im Februar 1944 die Abwehr Admiral Canaris entzogen und dem Reichssicherheitshauptamt übertragen worden war, verstärkte sich auch in Belgien der Druck auf die Wehrmacht. Selbst höhere Offiziere waren des Zugriffs durch den SD nicht sicher. Dazu folgendes makabre Beispiel:

Oberst Bodo von Harbou, der Chef des Stabes beim Militärbefehlshaber in Belgien und Nordfrankreich, war im Ersten Weltkrieg Generalstabsoffizier im Hauptquartier unter Hindenburg und Ludendorff gewesen. Er hatte dann seinen Abschied genommen und wurde einer der maßgebenden Männer im Stickstoffsyndikat. Seit dem Beginn des Zweiten Weltkrieges fand er Verwendung in der genannten Stellung bei Falkenhausen, mit dem er persönlich befreundet war. Oberst von Harbou war eine liebenswürdige, kultivierte und geistvolle Persönlichkeit. Wir schätzten ihn außerordentlich und luden ihn oft in unser Kasino ein, insbesondere wenn Sauerbruch zu Gast war und wir mit wahrem Genuß das Florettfechten ihrer politisch verdeckten Diskussionen miterleben konnten.

Im Sommer 1944 rief mich eines Tages Oberst von Harbou an und fragte, ob er mich sogleich aufsuchen dürfe. Nach seinem Eintreffen bat er mich um eine Kapsel Zyankali, da er mit seiner Verhaftung durch den SD und dem Abtransport nach Berlin rechnen müsse. Er sei darüber aus Paris informiert worden, da am Tage zuvor zwei Männer des SD versucht hätten, den dortigen Chef des Stabes zu verhaften und abzutransportieren! Diesem sei es gelungen, sich mit seinem Vorgesetzten, General von Stülpnagel, in Verbindung zu setzen, der den Abtransport aufgehalten und Keitel in Berlin persönlich angerufen habe. Dieser habe ihm dann nach kurzer Zeit geantwortet, daß es sich um einen Irrtum handle;

nicht der Chef des Stabes in Paris, sondern der in Brüssel sei zu verhaften. Harbou sagte mir dazu, er sei zu alt, um Folterungen zu ertragen, und er ziehe daher im Falle seiner Verhaftung den Tod vor. Ich versprach ihm, zu tun was ich tun könne und rief sofort Major Zapp an. Wie ich wußte, verfügte dieser über derartige Giftkapseln, die man abgesprungenen englischen Fliegern abgenommen hatte. Er werde versuchen, mir bis zum nächsten Tage eine Ampulle zu beschaffen. Am nächsten Morgen erhielt ich einen Anruf von Harbou: es sei zu spät, vor seiner Türe stünden zwei Mann, um ihn festzunehmen. Er dankte mir und nahm von mir durchs Telefon Abschied. Harbou wurde nach Berlin transportiert und schnitt sich in der Haft die Pulsadern durch. Er wurde verblutend in die Charité gebracht, wo Sauerbruch, aufs äußerste erschüttert, das Leben seines Freundes nicht mehr retten konnte. Dieses Ende eines aufrechten und kreativen Mannes ist mir erst kürzlich wieder durch Albert von Metzler bestätigt worden, den langjährigen Adjutanten und Vertrauten Falkenhausens. Ihm hatte es General Olbricht unmittelbar danach mitgeteilt.

Ferdinand Sauerbruch

Kaum ein Arzt der jüngeren Zeit war in Deutschland so populär, wurde so verehrt und geliebt, so von anderen kritisiert und ins Zwielicht gerückt, wie Sauerbruch. Das ist das Schicksal eines jeden Menschen, der über die Menge hinausragt. Zudem bot Sauerbruch viele Angriffsflächen. Sein Name war schon zu Lebzeiten legendär. Mein Freund Rudolf Nissen hat in seinen Lebenserinnerungen das Bild des genialen Meisters mit allem Hell und Dunkel unübertrefflich gezeichnet, während die Pseudo-Autobiographie, die in der Zeit nachlassender Geisteskraft entstand und mehr die Merkmale journalistischer Tätigkeit enthält, keine Grundlage für die Beurteilung seiner Persönlichkeit darstellt.

Ich hatte das große Glück, sein Vertrauen zu genießen, ohne von ihm abhängig zu sein. So entwickelte sich eine Beziehung zwischen uns, die ich nur als offen und herzlich bezeichnen kann, und die mir Gelegenheit bot, ihn kennenzulernen, wie er wirklich war.

Da Sauerbruch in Berlin unabkömmlich war, beantragte ich sogleich zu Kriegsbeginn, ihn zum Beratenden Chirurgen des III. Armeekorps zu ernennen, das Berlin und die Mark Brandenburg umfaßte. Insofern hatte ich auch dienstlich mit ihm zu tun. Es geschah nicht selten, daß er mich aus der Militärärztlichen Akademie in die Charité kommen ließ, um etwas mit mir zu besprechen, was ihm gerade am Herzen lag; es konnte dies wichtig oder belanglos sein. Als seine neue Uniform angekommen war, holte er mich, um sie zu besichtigen. Zu meinem Entsetzen hing da im Schrank die Uniform eines Generaloberstabsarztes, die also einem kommandierenden General entsprach, mit dem gesamten Lametta in Gold und Rot. Er war nach dem Ersten Weltkrieg als Oberstabsarzt in der üblichen Weise mit dem Charakter eines Generaloberarztes verabschiedet worden, was nun dem Range eines Oberfeldarztes, das heißt eines Oberstleutnants entsprach. Es war etwas schwierig, ihm klar zu machen, daß die goldenen Achselstücke und die roten Streifen an den Hosen verschwinden müßten, was er dann nach einigen Protesten stillschweigend hinnahm.

Ein andermal war es etwas Bedrückendes, das er mit mir besprechen wollte. Der Pastor Bodelschwingh war bei ihm gewesen und hatte ihm mitgeteilt, daß man von ihm verlange, die in Bethel untergebrachten behinderten Kinder zu evakuieren, um die Betten für Verwundete freizumachen. Sauerbruch war entsetzt und empört und wollte meine Meinung hören, ob er nicht in dieser Sache bei Hitler selbst intervenieren müsse. Er wolle nicht, sagte er wörtlich, daß später einmal jemand sagen könne, der Chef der Charité hätte davon gewußt und nicht alles Menschenmögliche dagegen getan. Er meldete sich dann auch dringlich bei Hitler an, der ihn jedoch nicht empfing.

In das Chirurgische Sonderlazarett nach Brüssel kam er häufiger, da er am Fortgang unserer wissenschaftlichen Arbeit höchst interessiert war. Er sah sich jeden Verwundeten sorgfältig selbst an und sprach ein paar freundliche Worte mit ihm. Da ich auch belgische Zivilisten, die bei englischen Luftangriffen verletzt worden waren, wegen des Mangels an Betten in belgischen Krankenhäusern in unser Lazarett aufgenommen hatte, besuchte Sauerbruch auch diese. Eine junge Frau, die schwer verletzt war und der ich die Amputation eines Beines angeraten hatte, bat mich, da sie von der bevorstehenden Ankunft Sauerbruchs gehörte hatte, mit der Operation zu warten; sie wollte seine Meinung hören. Es ist mir unvergeßlich, mit welcher Herzenswärme und ärztlichen Fürsorge Sauerbruch mit dieser jungen Frau sprach und sie von der Notwendigkeit der Operation überzeugte. Als sie später entlassen wurde, schrieb mir der Ehemann:

»Au moment où ma femme quitte votre clinique, je tiens à vous exprimer, en son nom et au mien, toute notre gratitude pour l'hospitalité que vous avez bien voulu lui réserver dans votre établissement.

Permettez-moi de vous remercier du fond du coeur pour votre intervention particulière et d'assurer votre personnel de toute ma reconnaissance pour le dévouement dont il a fait preuve à l'égard de mon épouse. Nous en garderons un souvenir durable.«

Gelegentlich eines Besuches in Brüssel bat mich Sauerbruch, ihn zu dem flämischen Dorf zu fahren, in dem er 1915 bei einem Arzt in Quartier gelegen habe. Im Garten dieses Hauses hatte ihm der Divisionskommandeur das Eiserne Kreuz Erster Klasse an die Brust geheftet. Wir fuhren also dorthin, und Sauerbruch wurde zunehmend aufgeregter. Als wir am Marktplatz angekommen waren, erkannte er das Haus sofort wieder. Neben dem Tor fand sich noch das Schild des Arztes. Auf unser Klingeln öffnete dann ein etwa 40jähriger Mann. Er ging mit ausgestreckten Armen auf Sauerbruch zu mit den Worten: »Oh, le Docteur Sauerbruch!« Es war der Sohn des alten Arztes, der Sauerbruch sofort wiedererkannt hatte und ihm erzählte, sie hätten viel von ihm gesprochen und oft von ihm gehört. Auf die vorsichtige Frage, wann der Vater gestorben sei, erwiderte der Sohn, daß der alte Herr mit etwa 90 Jahren noch am Leben sei und sich sicher freuen würde, Sauerbruch wiederzusehen. Es wurde ein stürmisches Wiedersehen mit Umarmung und großer Rührung auf beiden Seiten. Sauerbruch äußerte immer wieder, wie traurig er sei, daß er nun zum zweitenmal als Krieger in Uniform komme. Wir tranken gemeinsam ein Gläschen Wein. Beim Abschied hatten die beiden Tränen in den Augen.

Sauerbruch hatte den Auftrag von der Heeressanitätsinspektion, die Kriegslazarette bis nach Südfrankreich zu besuchen. In Tours empfing uns Generalfeldmarschall von Kluge, und ich wurde Zeuge einer sehr heftig geführten politischen Diskussion zwischen Sauerbruch und einem General, der ein überzeugter Nationalsozialist war. Dessen Forderung, die Schweiz sei zu »vereinnahmen« und müsse endlich »eintreten in das deutsche Schicksal«, hielt Sauerbruch in schärfster Weise entgegen, daß die Schweiz die historische Aufgabe habe, die vom Dritten Reich zerschlagene Kultur für eine bessere Zukunft zu bewahren. An dieses Wort Sauerbruchs mußte ich später denken, als nach der vernichtenden Niederlage die deutschen Klassiker in Schweizer Verlagen erschienen und uns halfen, unsere verlorenen Bibliotheken wieder aufzufüllen. Nur durch die Anwesenheit des Generalfeldmarschalls wurde ein offener Skandal vermieden.

Der Besuch der Kriegslazarette war dringend notwendig; die Ärzte zeigten sich wegen des Mangels an Arbeit ausgesprochen frustriert, um so mehr, als sie wußten, daß ihre Praxis zu Hause Not litt. Sauerbruch verstand es immer, Mut zuzusprechen und die Stimmung zu heben. Wir waren jeden Tag in einem anderen Lazarett, und ich habe bewundert, daß er in freier Rede jedesmal andere Worte fand.

Ich habe mich einmal davon überzeugt, daß Sauerbruch Kongreß-Referate, die er scheinbar mit größter Leichtigkeit vortrug, Wort für Wort und mit größter Präzision erarbeitete. In der freien Rede hingegen strömten ihm die Gedanken spontan zu, und er wußte ihnen in bewundernswerter Form Ausdruck zu geben. Ich habe niemals wieder einen Redner erlebt, der einen so reichen Wortschatz besaß und der während des Sprechens eindrucksvolle Worte selbst bildete.

Als ich bei einem Abendessen neben ihm saß und offenbar seine Finger beobachtete, die nervös mit dem Besteck spielten, schien er dies zu bemerken und meinte, daß er vor einer Rede immer Lampenfieber habe. Schon als junger Professor in Zürich sei er vor der Vorlesung um das Hörsaalgebäude herumgelaufen und erst wenn er vor den Hörern stand, sei die Ruhe über ihn gekommen. Er mahnte mich, ich solle dieses Lampenfieber nie verlieren, denn sonst spränge der Funke auch nicht auf die Hörer über und die ganze Rede bleibe ohne Spannung. Wie recht er hatte, habe ich in meinem Leben selbst erfahren.

Dieses wochenlange gemeinsame Zusammensein auf Reisen ohne Dritte gab mir die Möglichkeit, bei vielen Gelegenheiten und in vielen Gesprächen ihn so kennenzulernen, wie ihn kaum jemand kannte und wie er wirklich war. Das überströmende, manchmal verletzende Temperament, die souveräne Fähigkeit, einzusehen, wenn er jemanden verletzt hatte – und dies wieder gutzumachen –, die Weite seiner Interessen und seines Wissens, die Tiefe und der Ernst seiner Gedanken und die eigene große Sensibilität, die ihrerseits der Zartheit Leidenden gegenüber und seiner großen Hilfsbereitschaft entsprachen.

Gewiß war es ein Teil seines Charmes, daß er die Gottesgabe besaß, sich unmittelbar, ja kindlich freuen zu können, wie eben sein ganzes Wesen zur spontanen Anteilnahme neigte.

Wie sehr sich diese echte, aus dem Herzen kommende Freude auf die anderen übertrug, habe ich erlebt, als wir seinen Sohn Peter besuchten und er nach langer Trennung mit ihm Wiedersehen feiern konnte. Wir hatten während der Reise erfahren, daß die Abteilung, zu der sein Sohn gehörte, nach schwerem Einsatz an der Front nicht fern von Paris in Quartier lag. Sauerbruch erwirkte die Genehmigung, ihn zu besuchen, und wir fuhren voller Erwartung dorthin. Der Kommandeur, Freiherr von Lerchenfeld, empfing uns aufs herzlichste und hieß uns willkommen. Dann trafen sich Vater und Sohn. Sauerbruch strahlte vor Glück. Er hatte sich viele Sorgen um ihn gemacht. Der starken, mitreißenden Emotion folgte, wie oft bei ihm, ein plötzlicher Abfall. Nach dem Abschied fuhren wir wortlos weiter.

Diese gemeinsamen Reisen waren für mich eine Lehrzeit, die ich nicht missen möchte. Sie wurden nur möglich durch seine persönliche Bescheidenheit auch unter primitivsten Verhältnissen und seine Kameradschaftlichkeit gegenüber dem soviel Jüngeren. Sauerbruch pflegte jeden zu duzen. Als er mir aber in einer Rede das freundschaftliche Du anbot, eine große Seltenheit, empfand ich dieses dankbar als eine Bestätigung seines Vertrauens.

Wer heute Sauerbruch wegen seiner Haltung im Dritten Reich als Anhänger des Nationalsozialismus oder sogar als dessen Nutznießer kritisiert, tut ihm bitter unrecht. Er war zwar kein aktiver Widerstandskämpfer, doch über seine totale Ablehnung des Systems kann kein Zweifel bestehen.

Sauerbruch gehörte der Mittwochsgesellschaft an, jenem

vertrauten Kreise, dessen 16 Mitglieder wöchentlich zu Gesprächen zusammentrafen. Mit Generaloberst Beck und dem früheren preußischen Finanzminister Popitz war Sauerbruch eng befreundet. Die meisten aus diesem Kreise fielen nach dem 20. Juli 1944 den Schergen Hitlers zum Opfer. Sauerbruch hat in vielen Reden, die ich selbst mit anhörte, sogar vor hohen Parteifunktionären wie dem Reichsärzteführer Wagner, seine kritische Haltung deutlich zum Ausdruck gebracht und war vielen von der Partei Verfolgten ein stets bereitwilliger Helfer. Sein Ruf mußte darunter leiden, daß die nationalsozialistische Führung in geschickter und perfider Weise seinen Namen und seine Popularität für sich ausnutzte, in ähnlicher Weise, wie es Wilhelm Furtwängler erging.

Es liegt eine tiefe Tragik darin, daß dieses strahlende Licht so traurig erlosch und im Dunkel endete. Als wir uns das letzte Mal sahen, erkannte er mich nicht wieder.

Rußland

Etwa Anfang Juni 1941 nahm ich an einer Besprechung beim Generalquartiermeister Wagner teil, in der eingehend über Nachschubfragen gesprochen wurde. Da den Plänen Nachschubwege von über hunderten von Kilometern zugrunde gelegt waren, verdichtete sich mein Argwohn, daß es sich nur um die Vorbereitung eines Angriffskrieges gegen Rußland handeln könne, zumal Gerüchte über ein derartiges Vorhaben überall umliefen. Uns alle, die wir nicht blind in rein taktischen oder strategischen Überlegungen befangen waren, befiel bei der Aussicht auf einen Zweifrontenkrieg ein beklemmendes Gefühl. Die Weite Rußlands und das Schicksal Napoleons standen uns drohend vor Augen.

Am 20. Juni 1941 erhielt die vom Chirurgischen Sonderlazarett gebildete Mobile Chirurgengruppe einen Marschbefehl zunächst nach Berlin, wo wir am nächsten Tage eintrafen. Wir waren voll motorisiert und führten einen in Brüssel gebauten, sehr gut ausgestatteten Operationswagen mit uns, der aber, wie sich später herausstellte, mehr eine Behinderung denn ein Nutzen war. Wir haben ihn kaum einmal gebraucht, zogen vielmehr als Operationsräume Hütten oder Häuser vor, in denen wir mehr Platz hatten.

Am 21. Juni brachen wir ostwärts auf und fuhren in Etappen über Brest, Pružany, Ružany nach Baranoviči. Unendliche Ströme von russischen Kriegsgefangenen kamen uns entgegen. Sie waren in einem elenden Zustand, und wir steckten ihnen hier und da, ohne daß die begleitenden Wachen es merkten, etwas Eßbares zu.

In der Nähe von Pružany hatten wir ein erschütterndes Erlebnis: Eine junge russische Ärztin in Uniform holte uns durch Gebärden und ein paar deutsche Worte an eine Stelle, wo schwerverwundete, nicht marschfähige russische Soldaten gesammelt worden waren. Zu Hunderten lagen sie auf dem Boden herum, ohne Decken und mit unversorgten oder nur notdürftig bedeckten Wunden. Es war ein Inferno, wie man es sich trostloser nicht vorstellen kann. Zerschmetterte Gliedmaßen in zerrissenen Uniformen, stinkender Gasbrand, geblähte Leiber und nach Luft ringende, gequälte Menschen ohne Zahl. Wir sechs erfahrenen Chirurgen taten, was wir unter diesen primitiven Verhältnissen tun konnten, und wußten trotz stundenlanger Mühen doch, daß letzten Endes alles umsonst sein würde. Weder Transport noch Nachsorge waren gegeben. Die junge Ärztin eilte von Mann zu Mann, sprach offensichtlich jedem gut zu, versorgte mit flinken und geschickten Händen Wunden und löschte liebevoll den Durst der Verschmachtenden mit dem Wasser, das wir beschafft hatten. Sie erschien mir in dieser Hölle wie eine wahre Heilige, deren ganzes Wesen reine Nächstenliebe ausstrahlte.

In Baranoviči erhielt ich die Anweisung, nach dem etwa

150 Kilometer nordöstlich gelegenen Minsk zu fliegen, um den dort eingetroffenen Truppen bei der Einrichtung ihrer Lazarette behilflich zu sein. Ich begab mich zum Flugplatz, um eine Mitreisegelegenheit zu finden. Dort traf ich zufällig meinen alten Schulfreund, Professor Heinz von Diringshofen, der nicht nur ein Pionier der Luftfahrtmedizin, sondern auch ein hervorragender Kunstflieger war. Er erklärte sich sofort bereit, mich in seiner kleinen einmotorigen, offenen Maschine mitzunehmen und auch wieder zurückzubringen. Unter Hinweis darauf, daß ich Familienvater sei, nahm ich ihm das Versprechen ab, mit mir keine ›Kunststücke‹ zu machen. So flogen wir, mit Rücksicht auf die immer wieder auftauchenden Migs, nur wenige Meter über dem Boden neben der nach Minsk führenden ›Rollbahn‹ her, wobei ich die auf einem Damm fahrenden Nachschubkolonnen von unten besichtigen konnte. Nur wenn uns ein Baum im Wege stand, machten wir einen kleinen Sprung über ihn hinweg.

In Minsk gut angekommen, erledigte ich meine Aufgabe und konnte Anweisungen und Ratschläge geben. Beim Rückflug war es recht stürmisch, und die kleine Kiste wackelte entsprechend. Trotzdem hielt Diringshofen sein Wort bis zu dem Augenblick, als ich Baranoviči zu unseren Füßen liegen sah. Plötzlich drehte sich alles um mich, einmal rutschte ich nach rechts, einmal nach links ab, und plötzlich hatte ich Baranoviči über meinem Kopf. Mein Freund hatte es trotz seines Versprechens nicht lassen können, mir durch einige Loopings und andere Scherze den hohen Grad seines fliegerischen Könnens zu beweisen.

Die 2. Panzerarmee unter dem Befehl von Generaloberst Guderian, zu der wir gehörten, und die im Mittelabschnitt der russischen Front eingesetzt war, kämpfte sich weiter in Richtung Moskau vor. Wir zogen durch das erheblich zerstörte Minsk, in dem die Trümmer noch rauchten, weiter nach Orsa, das etwa 100 Kilometer vor Smolensk liegt und später, als es zum Stellungskrieg gekommen war, Zentrum für die Versorgung der Hirnschüsse durch den Neurochirurgen Professor Wilhelm Tönnis wurde, der mit dem Hirnanatomen Hugo Spatz zusammenarbeitete.

In Orsa erhielt ich den Befehl, mit der Chirurgengruppe nach Smolensk zu fahren, um dort eine in große Bedrängnis geratene Sanitätskompanie zu unterstützen. Die Chirurgengruppe mit dem aufwendig ausgestatteten Operationswagen war bis zu einem Hügel vor Smolensk gekommen, und über ein tiefes Tal hinweg sahen wir die Stadt liegen, um die offensichtlich noch gekämpft wurde. Im Tal, das unter russischem Artilleriebeschuß lag, sah man zahlreiche zerstörte Kraftfahrzeuge. Einerseits hatte ich den eindeutigen Befehl, nach Smolensk hineinzufahren, doch andererseits konnte ich kaum damit rechnen, ohne Verluste an Menschenleben und Material die Stadt zu erreichen. Das Risiko war groß. Während ich noch überlegte, kam ein Panzerspähwagen von hinten angebraust und hielt 20 Meter neben mir. Vom Beifahrersitz erhob sich Generaloberst Guderian, der etwa zwei Minuten lang durch das Fernglas die Situation beobachtete. Dann gab er dem Fahrer Anweisung, das Tal zu durchqueren. Ich beobachtete durch das Glas, wie der Panzerspähwagen zwischen einzelnen Einschlägen durch das Tal raste, und wie er auf der anderen Seite glücklich ankam.

Ich dachte mir, was Guderian könne, sollten auch wir versuchen und ließ zum ersten und einzigen Male während des ganzen Feldzuges den Stahlhelm aufsetzen. Dann fuhr die ganze Kolonne in unregelmäßigen Abständen in schnellstem Tempo durch das Tal, und wir kamen alle unversehrt an. Wir konnten dann auch wirklich den ›Helm ab zum Gebet‹ nehmen.

Als wir in Smolensk eintrafen, wurde in einzelnen Stadtteilen noch gekämpft. Auch unser Viertel lag noch unter Artilleriebeschuß. Die Stadt war weitgehend zerstört, nur einige repräsentative Bauten mit ihren kalten Fassaden standen noch. Vor allem war die herrliche, berühmte Kathedrale erhalten, die schon Napoleon wie einen Schatz hatte behüten lassen.

Der Chef der Sanitätskompanie begrüßte uns dankbar, und wir begannen sofort mit der Arbeit, die eine fühlbare Entlastung brachte. Die sechs Chirurgen zeigten, was sie leisten konnten; sie waren durchweg erfahren, selbständig arbeitend, stets kooperativ und dienten ihrer Aufgabe mit dem Einsatz aller Kräfte. Diese Gruppe begleitete mich auf meinem Weg bis in die Gefangenschaft, und ich stehe mit ihr heute noch in freundschaftlicher Beziehung, soweit der Tod uns nicht getrennt hat.

Unentbehrlich war auch unser vortrefflich geschultes Sanitätspersonal, dem das Anlegen von Verbänden, von Schienen und die Herstellung der Transportbedingungen zu unserer Entlastung voll anvertraut werden konnte. So gelang es uns, eine große Anzahl von Verwundeten in relativ kurzer Zeit abzutransportieren, um freie Hand und Platz für die neu einströmenden Frischverletzten zu gewinnen.

Wir arbeiteten in der Universitätsklinik und operierten in einem Raum, durch dessen große, zerschossene Fenster sich gelegentlich Granatsplitter verirrten. Für die Oberschenkelschußbrüche wurde ein Saal eingerichtet, in dem wir sie mit schnell improvisierten Extensionsgeräten lagern konnten. Als Gewichte dienten uns Backsteine.

Stolz wie ich war, schickte ich eine Photographie dieser Station an Martin Kirschner nach Heidelberg. Zu seiner Zeit war er einer der führenden deutschen Chirurgen, insbesondere ein anerkannter Meister auf dem Gebiete der Knochenbrüche. Er war eine außergewöhnliche Persönlichkeit. Als Mann von größter Sensibilität schützte er sich durch eine harte Schale. Er war nicht nur kompromißlos geradlinig; etwa in der Diskussion, konnte er von erstaunlicher Grobheit, ja verletzender Schärfe sein. Dabei wurde er nie persönlich, doch in sachlichen Fragen gab es bei ihm keine Kompromisse. Ich habe ihn sehr verehrt, es hatte sich zwischen uns eine fast freundschaftliche Beziehung entwickelt, soweit dies bei dem Altersunterschied möglich war. Auf meine Sendung antwortete er mir sofort: »Ich habe Ihr Photo in mein Archiv aufgenommen, um meinen Studenten zu zeigen, wie man es *nicht* machen soll.«

Er hatte daran Anstoß genommen, daß einige als Gewicht benutzte Backsteine Kontakt mit dem Bettrahmen hatten, wodurch der Zug vermindert wurde. Seine häufigen Anregungen und Kritiken waren, obwohl oder vielleicht weil berechtigt, bei der Inspektion gefürchtet. Kirschner starb schon ein Jahr später, erst 63 Jahre alt, an einem Magenkrebs. An ihm bewahrheitete sich der Segen der ›pia fraus‹, der frommen Lüge am Krankenbett. Sein Oberarzt, Rudolf Zenker, hatte ihm die Diagnose verschwiegen und legte ihm auf seinen Wunsch Präparate und histologische Schnitte eines Ulcus-Patienten vor, die ihn völlig beruhigten. Wenige Tage vor seinem Tode erhielt ich noch von ihm einen sehr herzlichen Brief, in dem er mir voller Hoffnung gemeinsame Pläne entwarf. Seine Gattin, die Tochter des bekannten Generallandschaftsdirektors Kapp, war eine Frau von großer Würde, deren ich mit Achtung und Dankbarkeit gedenke. Auch sie darf nicht in meinen Erinnerungen fehlen.

Zwar waren wir schon rechtzeitig mit Listen ausgerüstet worden, auf denen alle achtens- und schonungswerten Objekte Moskaus verzeichnet waren, doch unser Vormarsch kam zum Stehen, und wir sollten die weitergesteckten Ziele unseres Obersten Kriegsherrn nicht erreichen. So entwickelte sich in den folgenden Monaten in Smolensk eine Versorgungsbasis aus mehreren großen Lazaretten, und es konnte nun langsam unter den besten Bedingungen behandelt werden.

Eine willkommene und außerordentliche Hilfe war uns die Schweizerische Hilfsmission, bestehend aus erfahrenen Chirurgen, die unter der Führung von Eugen Bircher und Ernst Ruppanner stand. Bircher, Chefchirurg in Aarau, zugleich Oberstdivisionär der Schweizerischen Armee, war eine eindrucksvolle Gestalt. Sein wie aus Holz geschnitztes, markantes Gesicht mit der großen alemannischen Nase war unverkennbar und machte ihn in kürzester Zeit überall bekannt. Außer den ärztlichen hatten ihn, den bekannten Militärhistoriker, fraglos auch militärische Interessen hierher gelockt. Ich begleitete ihn zu einer Einladung beim Generalfeldmarschall von Bock, mit dem er sich über Fragen der Strategie und insbesondere der Problematik des Nachschubs über so weite Strecken unterhielt.

Ernst Ruppanner, der seine Klinik in Samaden im Engadin hatte, war mir seit vielen Jahren als einer der nächsten Freunde meines Lehrers Eugen Enderlen von manchen Besuchen in Heidelberg vertraut. Er war ein ruhiger, kluger Mann von einer umfassenden Allgemeinbildung. Sein Haus in Samaden war in Friedenszeiten der Treffpunkt vieler bedeutender Menschen gewesen. Mit der Schar der übrigen schweizerischen Ärzte verband uns bald ärztliche Kameradschaft und Freundschaft. Nach schwerer Tagesarbeit, die sie vorbildlich leisteten, saßen wir abends oft in der Apotheke beim dort gebrauten Trunk zusammen, und es kam zu vielen fachlichen und menschlichen Kontakten.

Nach dem Kriege sind den Teilnehmern, insbesondere Eugen Bircher, Vorwürfe gemacht worden, sie hätten die Neutralität ihres Landes verletzt. Da die Schweiz mit einem Überfall Hitlers lange Zeit rechnen mußte, wie dies auch in dessen Plänen vorgesehen war, so blieb ihr nichts anderes übrig, als bei uns vorsorglich kriegschirurgische Erfahrungen zu sammeln. Ich kann nur betonen, daß ihre Haltung, trotz persönlicher Beziehungen zu uns, wie sie sich aus der gemeinsamen Arbeit ergaben, untadelig war, und daß die große Hilfe, die sie für uns bedeuteten, ausschließlich humanitäre Gründe hatte. Mancher deutsche Soldat verdankt Leben und Gesundheit den kundigen Händen schweizerischer Ärzte.

Hier in Smolensk wurden durch die Untersuchungen an Frischverwundeten die Grundlagen geschaffen für die späteren Veröffentlichungen Duesbergs über die Pathophysiologie des Entblutungszustandes, der Kollapszustände oder, von Schallock, über das Schicksal von Blutersatzmitteln im Empfängerorganismus oder zur pathologischen Anatomie des Wundschocks und Wundkollapses.

Auch das Erkennen und die Analyse eines von mir als ›Wundkachexie‹ beschriebenen, durch Infektion und Eiweißverlust entstandenen Symptomenkomplexes hatte entscheidenden Einfluß auf unsere Behandlung der Gliedmaßenschüsse. Sie beruhten auf der Untersuchung von Duesberg, der bei chronischen Eiterungen der Gelenke und langen Röhrenknochen den täglichen Eiweißverlust durch Messen feststellte. Selbst durch Bluttransfusionen konnte dieser nicht ausgeglichen werden. So verloren die Verwundeten von Tag zu Tag große Mengen Eiweiß. Dem entsprach der unaufhaltsame körperliche Verfall und das Versagen von Leber und Niere. Unser Zögern, ein Glied zu opfern, führte allzuoft zum irreversiblen Dahinsiechen, während eine rechtzeitige Amputation den Eiterherd ausgeschaltet und den Patienten gerettet hätte. Man hat nach dem Kriege gesagt, daß die Alliierten mehr Extremitäten amputiert und dafür Menschen erhalten, wir mehr Extremitäten erhalten und Menschen verloren hätten. Daran ist ohne Zweifel etwas Richtiges, und unsere Untersuchungen haben uns zu einem aktiveren Vorgehen veranlaßt. Der Erfolg hat uns recht gegeben.

Eines Erlebnisses aus unserer in Smolensk verbrachten Zeit soll hier noch gedacht werden. Als wir in die Stadt einzogen,

war die berühmte Kathedrale als Gottlosen-Museum eingerichtet. Alle sakralen Gegenstände waren entfernt und durch
eine Ausstellung ersetzt worden, die in Gläsern fixierte Em-
bryonen verschiedenen Alters zeigten. Die Militärgeistlichen
beider Konfessionen machten sich alsbald an die Arbeit; die
Kirche wurde aus- und aufgeräumt und in einen würdigen
Zustand versetzt. Nach einigem Suchen, an dem wir uns alle
beteiligten, fand man auch einen ehrwürdigen Popen, der seit
der Oktoberrevolution als Straßenarbeiter eingesetzt war.
Trotz seines hohen Alters und der harten Bedingungen, die er
jahrzehntelang hatte erdulden müssen, hatte er sich Würde
und Geisteskraft erhalten. Ich sehe noch heute sein vorneh-
mes Antlitz mit dem weißen wallenden Bart vor mir.

Er half eifrig bei den Vorbereitungen für den ersten Gottesdienst, der auf einen Sonntag festgelegt war. Was nun geschah, war für uns kaum glaublich. Da das berühmte alte
Gnadenbild der Kathedrale vor dem Rückzug von den Russen in Sicherheit gebracht worden war, brauchte man einen
Ersatz. Buchstäblich aus dem Nichts wurde es plötzlich her-
beigezaubert und im Kirchenraum an gebührender Stelle aufgestellt. Es war ein wertvolles Marienbild, das die Zeit verborgen überlebt hatte.

Nach der Ankündigung des Gottesdienstes warteten wir
gespannt auf den Erfolg; er war für uns alle überraschend.
Die Kunde von der Wiedereröffnung des Heiligtums hatte
sich mit Windeseile in der ganzen Umgebung verbreitet. An
dem angesagten Sonntag kamen die Gläubigen in ihren kleinen Panjewagen, zum Teil über hunderte von Kilometern.
Meist waren es alte oder ältere Leute, die Kinder und Enkel
mit sich brachten, während Jugendliche zunächst fehlten.
Wer von diesen gekommen war, blieb an der Kirchentür stehen und schaute mit Neugierde dem weiteren Geschehen zu.

Der Gottesdienst selbst bot ein ergreifendes Schauspiel.
Erst vorsichtig und tastend, dann mit aller Macht, schwollen

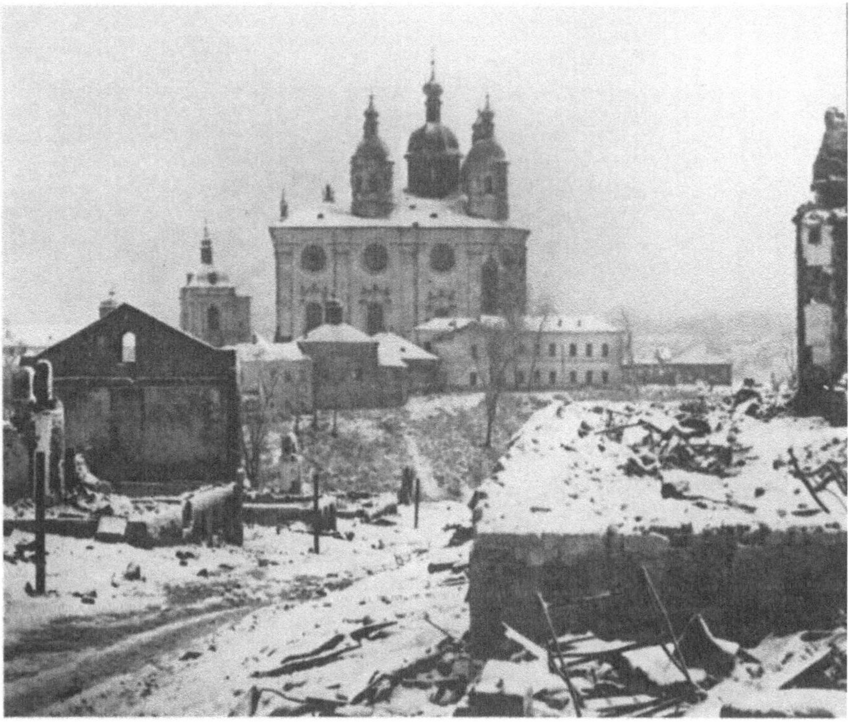

Abb. 14. Die Kathedrale von Smolensk; 1941

Abb. 15. Lagebesprechung mit (von links): Richard Duesberg, Georg Maurer, Robert Teischinger

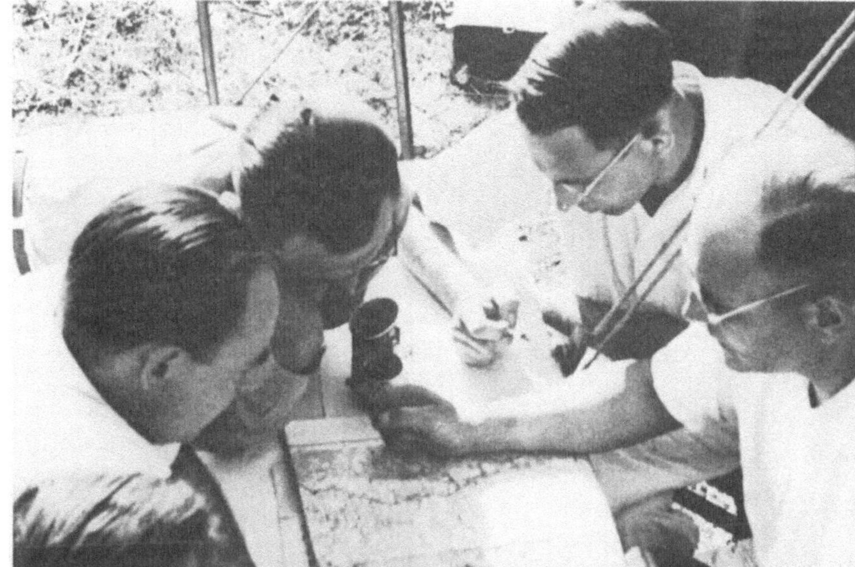

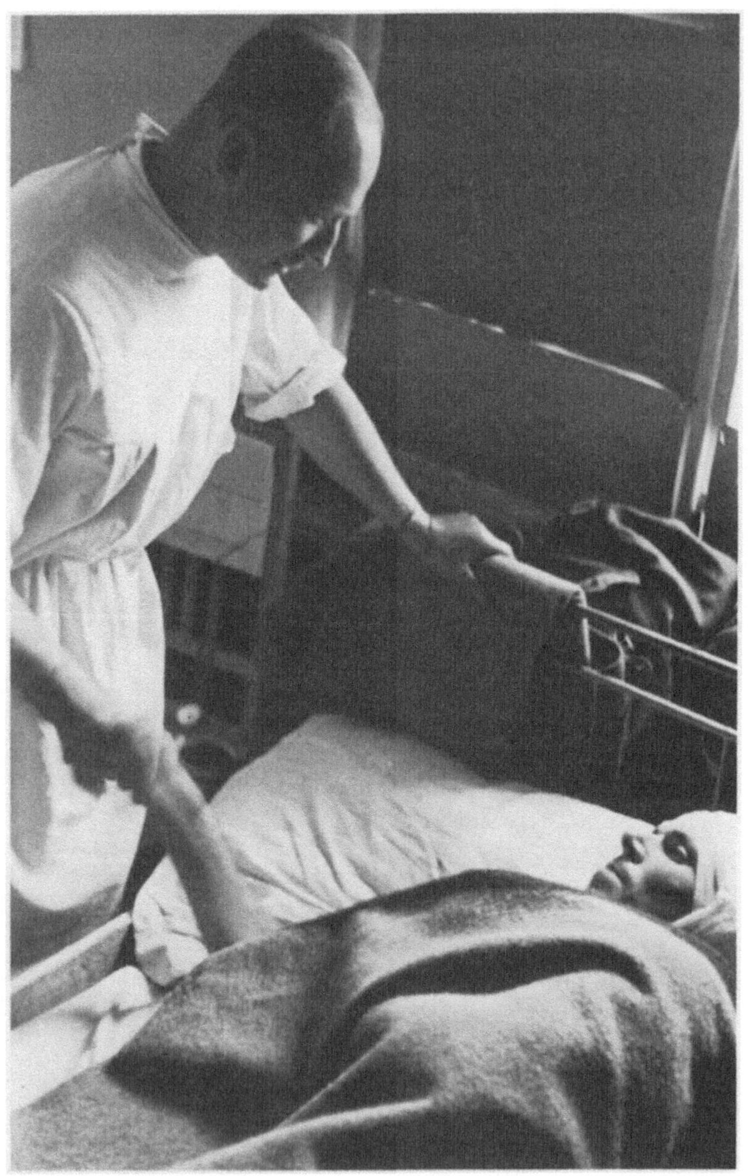

Abb. 16. Ärztlicher Zuspruch; Feldlazarett Smolensk

die russischen Kirchengesänge an, deren Schönheit und Inbrunst mich bewegten. In der überfüllten Kirche knieten die Gläubigen und berührten mit der Stirn den Boden. Zum Schluß der Messe hob der Pope das Gnadenbild mit beiden Händen in die Höhe, und es war ein wahrer Ansturm, in dem die Männer und Frauen sich drängten, um das Bild zu küssen. Auch die Kinder wurden hochgehoben, um auf diese Weise des Segens teilhaftig zu werden.

Wie stark nach einem Vierteljahrhundert des herrschenden Atheismus der christliche Glaube mit der Sehnsucht nach Erlösung noch in der Seele des bäuerlichen russischen Volkes wurzelte, hatten wir nicht geahnt, wurden jetzt aber davon überzeugt.

Es war für uns eine Freude, festzustellen, daß bei den nächsten Heiligen Messen sich nun auch die Jugendlichen den Alten zugesellten, und bald klangen auch ihre Stimmen im Chor mit. Ich bin öfter dorthin gegangen, um die russischen Gesänge zu hören, die in ihrer Vollkommenheit so wenig in diese Zeit und Umgebung paßten.

Das ging eine zeitlang gut. Dann kam ein SS-Propagandatrupp, um für die Wochenschau den ganzen Vorgang zu filmen, wohl als Beweis dafür, wie human wir die russische Bevölkerung behandelten. Kurz darauf wurde die Kathedrale auf höheren Befehl geschlossen, ohne daß wir etwas dagegen unternehmen konnten. So wurden wieder einmal zarte Pflanzen, die wir gesetzt und behütet hatten, durch erbarmungslose Stiefel zertreten.

Um unsere nach Brüssel verlegten Patienten weiter behandeln und unsere Ergebnisse wissenschaftlich auswerten zu können, kehrte die Chirurgengruppe im Oktober 1941 wieder von Smolensk nach Brüssel zurück. Sie wurde dann noch einmal von Ende März bis Juni 1942 nach Stalino gerufen, wo sie in einem Kriegslazarett arbeitete. Ich habe an diesem Ein-

satz nicht teilgenommen, da ich vom Inspekteur für andere
Aufgaben gebraucht wurde.

Zwei Diktatoren

Nach dem Einsatz in Smolensk erhielt ich im Herbst 1941
den Befehl, mich zur Berichterstattung beim Inspekteur im
Führerhauptquartier in Rastenburg zu melden. Ich machte
mich mit einem Stabsarzt auf den Weg nach Ostpreußen, wo
uns außerhalb des eigentlichen Hauptquartiers zwei Betten
im sogenannten ›Führerzug‹, der im Walde in voller Dek-
kung abgestellt war, als Nachtquartier angewiesen wurden.

Nur ich erhielt einen Passierschein, während mein Begleiter im Zuge zurückbleiben mußte. Was ich nun erlebte, ist
nur mit einem Horrorfilm zu vergleichen. Ausgerüstet mit
verschiedenen Ausweispapieren und in Begleitung eines
SS-Offiziers, passierten wir ungezählte Sperren. Es gab offi-
zielle Kontrollen beim Durchschreiten der verschiedenen um
das Zentrum gelegten Ringe, es traten aber auch unvermutet
SS-Wachen aus der Dämmerung auf uns zu, die hinter Bäu-
men gestanden hatten. Es war eine bedrückende Atmosphäre. So gelangte ich unter ständiger Begleitung bis in das Zentrum, wo ich den Inspekteur beim Generalquartiermeister
Wagner antraf, denen ich einen ausführlichen Bericht erstattete und versuchte, Vorschläge für Verbesserungen zu machen. Völlig überraschend wurde ich sodann in den Führer-
bunker geleitet, um dort Hitler vorgestellt zu werden und an
dem Essen teilzunehmen.

Im Vorzimmer warteten Generäle und hohe SS-Offiziere
auf das Erscheinen Hitlers, das sich über eine Stunde verzö-
gerte, da – wie man hörte – Hitler noch eine heftige Auseinandersetzung mit Göring hatte. Alle Gespräche verstummten
schlagartig, als Hitler den Raum betrat und einige Anwesen-

de, darunter auch ich, ihm vorgestellt wurden. Es war ein beklemmendes Gefühl, so unmittelbar vor dem Mann zu stehen, der unbeschränkt Macht über Leben und Tod hatte, und der die ganze Welt in ein Chaos zu stürzen drohte. Er reichte mir die Hand und sah mich mit starren Augen durchdringend an, wobei ich die Vorstellung hatte, daß er mit den Gedanken völlig woanders war. Der Eindruck, den er mir machte, war der eines Besessenen, der Personifikation eines Dämon, der nichts Menschliches an sich hatte. Ich kann es nicht anders beschreiben. Nie zuvor oder später bin ich einem derartigen Menschen begegnet. Es bleibt mir unverständlich, wie Hitler eine so starke suggestive Wirkung auf differenzierte und sensible Menschen ausüben konnte. Seine nachweislich große Macht über die Menge vor und nach 1933 kann ich mir nur durch eine Massenhysterie erklären, die durch seine demagogischen Reden und den Glauben an ihn ausgelöst wurde, ohne daß die Teilnehmer der Menge jemals mit ihm in persönliche Berührung gekommen waren. Die mystisch, fast religiös verzückten Massen jubelten dem charismatischen Führer zu.

Die Atmosphäre beim Essen war ebenso gespenstisch. Hinter Hitlers Stuhl stand ein baumlanger SS-Mann, der jeden einzelnen mit wachsamen Augen beobachtete. Hitler sprach unaufhörlich. Keiner der Anwesenden wagte, den Mund aufzumachen. Wenn sie sich etwas sagen wollten, schoben sie sich unter dem Tisch Zettel zu; es war ein unwürdiges Schauspiel. Hitler schlang seine vegetarische Mahlzeit herunter, hastig und ohne Manieren, und mir fielen die ungepflegten Zähne auf. Dann hob Hitler die Tafel auf, und wir begaben uns in den anschließenden Kinoraum, wo Hitler die Wochenschau anzusehen pflegte. Ich konnte von hinten im Halbprofil beobachten, wie sein Gesicht beim Anblick der siegreichen Schlachtszenen einen zufriedenen, manchmal triumphierenden Ausdruck zeigte. Zweimal schlug er sich mit der Hand auf den Oberschenkel.

Nach der Vorführung stand er auf und rief im Kommando-
ton: »General Jodl!« Das war das übliche Zeichen dafür, daß
es nun in einen anderen Raum zu Besprechungen über die
Kriegslage ging, bei denen er, bis in die Regimenter hinunter,
seine Anweisungen gab. Er hat offenbar die alte Weisheit
nicht gekannt: »Das selbständige Handeln der Unterführer
hat Preußens Armee groß gemacht.«

Wieder durch viele Sperren in den Zug zurückgekehrt,
fragte der mich begleitende Stabsarzt, wie mein Eindruck gewesen sei. Im Hinblick auf die sicherlich versteckten Mikro-
phone antwortete ich ihm kurz, das wolle ich ihm nach Beendigung des Krieges sagen. Anschließend fuhr ich für einen
Tag nach München. Als mich meine Frau nach meinem Eindruck fragte, sagte ich ihr wörtlich: »Er hat mich erinnert an
den Wolf, der das Rotkäppchen frißt.« Ich habe an Hitler
nichts Menschliches finden können.

Dies ist die Gelegenheit, über eine Audienz bei Benito Mussolini zu berichten. Ich war zu einem kriegschirurgischen
Kongreß nach Rom delegiert, an dem die führenden Kriegschirurgen Italiens, Rumäniens und Bulgariens teilnahmen.
Mir war als Begleiter Professor Capaldi aus Neapel zugeteilt,
der perfekt deutsch sprach, da er seine chirurgische Ausbildung an der Freiburger Klinik bei Erich Lexer erhalten hatte.
Es war noch die Zeit der ganzen Prachtentfaltung des faschi-
stischen Regimes, und ich habe es damals zum ersten und sicherlich letzten Mal erlebt, daß ich mit meinem Begleiter im
offenen Wagen, unter dem Schutz von sechs ›weißen Mäusen‹
durch die Straßen der Heiligen Stadt zum Quirinal fuhr, um
mich in das Besuchsbuch des Königs einzutragen. Anschließend fuhren wir zum Palazzo Venezia, um Mussolini unsere
Aufwartung zu machen. Die kleine Delegation mußte etwa
eine halbe Stunde warten, und wir konnten das geschäftige
Treiben von ordensgeschmückten Offizieren beobachten.

Dann wurden die großen Türen zum Arbeitszimmer des Duce aufgemacht, und ein hoher Offizier führte uns hinein.

Der Raum war wohl an die 20 Meter lang, in seiner rechten hinteren Ecke stand der Schreibtisch, hinter dem Mussolini saß. Dem lag sicherlich eine geschickte Regie zugrunde, denn mancher mag beim Durchschreiten des Saales unsicher geworden sein, und andererseits hatte Mussolini Zeit, die Hereinkommenden ausreichend zu studieren. Als erstes fiel mir auf, daß neben dem Schreibtisch Apfelsinenschalen und Haufen von zerknüllten Zeitungen verstreut auf dem Boden lagen. Das gab diesem prachtvollen, repräsentativen Raum sofort eine menschliche Note, und man begriff, daß hier ein Vollblutitaliener residierte.

Mussolini kam uns einige Schritte entgegen und begrüßte uns in liebenswürdigster Weise. Seine Art war ungezwungen, und bei seinen Worten strahlte er Interesse und menschliche Wärme aus. Man hatte uns zuvor darauf hingewiesen, daß der Duce es gerne sähe, wenn man ihn um ein Gruppenphoto bäte. Kaum hatte einer der Delegierten diesen Wunsch geäußert, als sich schon eine Seitentür öffnete und von einem Photographen ein großer Apparat hereingerollt wurde, um die gewünschte Aufnahme zu machen. Dann verabschiedete sich Mussolini wieder freundlich, und wir verließen den Saal. Es war eine perfekte Organisation.

Der Unterschied zwischen diesen beiden Diktatoren war evident. Im Gegensatz zu Hitler war Mussolini ein Mensch mit allen seinen Schwächen und Vorzügen. Er war nicht verkrampft, sondern frei, er war kein Vegetarier, sondern speiste gerne und gut, er war ein guter Reiter und Fechter und liebte Frauen. Hätte er sich nicht in den Sog Hitlers begeben, so hätte er nicht das schaurige Ende auf dem Platz in Mailand gefunden.

Kaukasus und Krim

Mitte 1942 wurden wir vom Inspekteur in den Kaukasus ab-
kommandiert. Die Georgier empfingen uns aufs herzlichste.
Es waren große, schöne Menschen, die uns ihre Sympathie
offen zeigten und uns Blumen in die Wagen warfen; sie er-
hofften sich eine Befreiung von der sowjetischen Herrschaft.
Nach dem Siege mußten sie dafür schwer büßen.

Anschließend an den Besuch mehrerer im Kaukasus gele-
gener Lazarette fand in Krasnodar eine wichtige Besprechung
mit dem Inspekteur statt. Teilnehmer der Besprechung waren
– außer dem Inspekteur, Professor Handloser – die Beratenden Chirurgen Ferdinand Sauerbruch, Emil Karl Frey, Lorenz Böhler und ich. Es sollte diskutiert werden, ob das von
dem Kieler Kollegen Professor Küntscher empfohlene Verfahren der Marknagelung bei Brüchen der langen Röhrenknochen so weit entwickelt und so zuverlässig sei, daß man es
auch bei den Verwundeten anwenden dürfe. In der lebhaften
Diskussion warnte Sauerbruch dringend davor und malte das
Gespenst der Totalsequestrierung als Folge der Marknagelung an die Wand, da das Mark und die von innen in die
Knochen hineinführenden Gefäße zerstört würden, und die
von der Knochenhaut kommenden die Ernährung des Kno-
chens nicht gewährleisten würden. Lorenz Böhler vor allem
wandte sich mit Entschiedenheit gegen diese Bedenken und
verwies auf die sorgfältigen experimentellen, überzeugenden
Versuche von Küntscher. Nach stundenlanger Diskussion
entschied der Inspekteur, die Anwendung dieses Verfahrens
bei Verwundeten zu erlauben und beauftragte Böhler, in Abständen über seine Erfahrungen zu berichten. So kam dieses
damals revolutionäre Verfahren, das einen Wendepunkt in
der Behandlung von Knochenbrüchen darstellt, vieltausend-
fach auch unseren Soldaten zugute.

Angefordert vom Armeearzt auf der Krim, flog ich mit meinem vertrauten Mitarbeiter Fritz Holle Ende Juli 1942 für vierzehn Tage nach Simferopol, wo eine große Versorgungsbasis mit zahlreichen Speziallazaretten eingerichtet worden war. Unser Flug in der schwerfälligen, unbewaffneten Ju 52 war nicht ohne Risiko, da russische Migs über uns kreisten und uns zwangen, in unmittelbarer Bodennähe zu fliegen; tiefe Druckwellen in den nahe unter uns liegenden, reifen Kornfeldern folgten uns.

Ich war vom Armeearzt in einem kleinen Raum untergebracht, der gerade Platz für ein Lager und einen riesigen Schreibtisch bot. Dieser paßte überhaupt nicht in die Umgebung. Die mächtige Schreibplatte wurde von einem Unterbau und Beinen gestützt, die mit kostbaren Schnitzereien überladen waren. Die Geschichte dieses ungewöhnlichen Möbels erfaßte ich nach wenigen Tagen, als ich das an der Küste gelegene Haus Leo Tolstois besuchte. Der die deutsche Sprache etwas beherrschende russische Führer zeigte uns das Arbeitszimmer, in dem der Mittelpunkt, der Schreibtisch, fehlte. Als ich nach diesem fragte, erhielt ich zur Antwort, die Deutschen hätten ihn schon in den ersten Tagen abtransportiert. Aus der genauen Beschreibung erkannte ich ohne Schwierigkeiten, daß er mit dem Schreibtisch in meinem Zimmer in Simferopol identisch war. Als ich abends wieder an ihm saß und meine Berichte niederschrieb, hatte ich ein eigenartiges, fast beklemmendes Gefühl. Ich legte den Stift beiseite und träumte von den Schicksalen der Menschen und Dinge, und die Erinnerung an diesen großen russischen Schriftsteller wurde wieder gegenwärtig, dessen ›Krieg und Frieden‹ ich in meiner Jugend verschlungen hatte.

Ich kann nur hoffen, daß dieses historisch so wertvolle Stück den Krieg glücklich überstanden hat und an die Stelle zurückkehren konnte, an die es gehörte.

In Simferopol wurde kriegschirurgisch hervorragend gearbeitet; ich erinnere mich besonders des Bremer Chirurgen Professor Smidt, der in einem Feldlazarett Ungewöhnliches leistete. Wir wurden überall freundlich aufgenommen, und ich hatte auf meinen vielen Reisen niemals den Eindruck, von den besuchten Chirurgen als Aufpasser oder Inspektor angesehen zu werden. Sie waren immer aufgeschlossen, führten mich ohne jeden Vorbehalt durch ihre Abteilungen und begrüßten offensichtlich die Möglichkeit zur Aussprache über Probleme, deren es im Felde unendlich viele gab.

Nach einigen Tagen fuhren wir über das Jaila-Gebirge an die zauberhaft schöne Südküste. Üppige Vegetation bei mildem Klima machen diese Gegend zu einem idealen Erholungsgebiet. Luxuriöse Paläste von unbeschreiblicher Pracht, deren Gärten bis zu den Ufern des Schwarzen Meeres hinabreichten, säumten die Abhänge. Sie gehörten einmal den großen Familien des Zarenreiches; heute suchen hier die Machthaber der Sowjetunion Erholung.

Besonders in Erinnerung ist mir das Palais der Fürsten Woronzeff, von dem eine breite Treppe aus weißem Marmor – deren Stufen jeweils von stehenden, sitzenden und liegenden Löwen eingefaßt ist – zum Meer hinunterführt. Die Führung durch einen freundlichen und intelligenten Russen, der offensichtlich bessere Tage gesehen hatte, war aufschlußreich. Das Innere war vom Kriege nicht berührt, Bibliothek und Material voll erhalten. Eine große weiße Marmorbüste der Queen Victoria erinnerte an die Beziehungen der russischen zur englischen Aristokratie.

Die Feldlazarette dienten, dem Genius loci entsprechend, als Stätten der Rekonvaleszenz, für die alle äußeren Vorbedingungen vorhanden waren.

Nach der Erfüllung meines Auftrags flogen wir wieder mit einer Ju 52 – diesmal in einem Verwundetentransport – von der Krim zurück.

Wir hatten zuvor noch die Gelegenheit genutzt, Lorenz

Böhler bei der Arbeit zuzusehen. Er hatte inzwischen in großem Umfang mit der Marknagelung nach Küntscher begonnen und eine ganze Anzahl von Apparaturen konstruiert, um das Vorgehen zu erleichtern. Das Improvisieren bei der Durchführung der Therapie war seine große Stärke.

Kriegschirurgie in Brüssel

Nach Brüssel zurückgekehrt, fand ich alle mit der Auswertung unserer Erfahrungen beschäftigt. Unsere Arbeiten fanden großes Interesse, und wir hatten zahlreiche anregende Besucher, unter ihnen der Heidelberger Chirurg Martin Kirschner, der Erlanger Chirurg Otto Goetze, der Frankfurter Internist Franz Volhard, sowie, als häufige Besucher und Berater, die physiologischen Chemiker Felix–Frankfurt, Lang–Mainz und Lenhartz–Münster.

Mit dem Nobelpreisträger und Entdecker der Sulfonamide, Professor Domagk, hatte ich bei seinen Besuchen erhebliche Meinungsverschiedenheiten. Wir waren von der Inspektion beauftragt, das Sulfonamid Marfanil auf seine Wirkung bei infizierten Wunden zu untersuchen und darüber zu berichten. Bei unseren Untersuchungen stellte sich die Anwendung von Marfanil als unzweckmäßig heraus, da das Pulver die Wunden verklebte. Es war infolgedessen chirurgisch von Nachteil, und auch die bakteriologische Wirkung war nicht eindeutig. Dies entsprach in keiner Weise den Laborversuchen und Erwartungen von Professor Domagk. Es gab daher mit ihm recht erregte Diskussionen.

Das negative Ergebnis der Untersuchungen unter unseren speziellen Bedingungen bedeutete natürlich kein generelles Urteil über die Sulfonamide, diese große und segensreiche Entdeckung, der Professor Domagk mit Recht den Nobelpreis verdankt. Ich stehe also keineswegs auf dem skeptischen

Standpunkt von Sauerbruch, der Professor Domagk nach dem Krieg bei einer Tagung in Regensburg auf die Schulter klopfte und ihn fragte: »Na, Herr Domagk, glauben Sie immer noch an Ihre Sulfonamide?«

Neben den schon erwähnten Arbeiten über Schock, Kollaps, Blutersatz und Eiweißverlust interessierten sich unsere Besucher vor allem für die von uns in großem Umfang angewandten Knochenfeststellungen durch äußere Schienung bei Schußbrüchen, vor allem der Diaphysen der langen Röhrenknochen. Diese vor nunmehr etwa 60 Jahren von Lambotte angegebene Methode, die er als ›fixateur externe pour la suture osseuse‹ bezeichnete, und deren eindrucksvolle Erfolge wir bei einem Schüler von Lambotte in Antwerpen studieren konnten, ist heute, allerdings in veränderter und wesentlich verbesserter Form, als neue Erfindung unter verschiedenen Autorennamen wieder hochmodern, während der Name dessen, der die eigentliche Konzeption hatte, vergessen ist. Durch die absolute Ruhigstellung gelingt es, die Infektion zu überwinden und gleichzeitig die Bruchheilung zu beschleunigen. Gerade bei den schwer eiternden Kriegswunden, die eine offene Behandlung verlangen, hat uns die Schienung nach Lambotte gute Hilfe geleistet.

Zur Nachbehandlung hatten wir vor den Toren von Brüssel in Waterloo eine große Abteilung aufgebaut, die aus mehreren Häusern mit allen notwendigen Einrichtungen wie Sportplätzen und Badegelegenheiten bestand. Die Leitung lag in den sachkundigen Händen von Dr. Hundemer. Da überall Krankengymnastinnen fehlten, richtete ich mit Genehmigung der Heeres-Sanitäts-Inspektion ein Zentrum für die Ausbildung von weiblichen Hilfskräften ein. Sie wurden in sechswöchigen Kursen im Notwendigsten theoretisch unterrichtet, erhielten zum Abschluß eine Bescheinigung und wurden dann den Lazaretten im Feld und in der Heimat zugeteilt, wo sie die Lücken füllen sollten. Gewiß war die Ausbildung nicht mit der einer beruflichen Krankengymnastin zu vergleichen; ich bin aber sicher, daß wir durch diese Notmaßnahme zahllosen Verwundeten zur Wiederherstellung haben helfen können.

Anläßlich eines Kriegschirurgischen Fortbildungskurses in Innsbruck traf ich im Herbst 1942 mit Burghard Breitner, dem dortigen Ordinarius für Chirurgie zusammen. Ich kannte ihn schon seit Jahren von zahlreichen Kongressen, doch es hatte sich noch keine Gelegenheit geboten, ihn näher kennenzulernen. Auf einer bayerischen Chirurgentagung gingen wir einmal zusammen zum Mittagessen, und ich äußerte wohl etwas bekümmert, daß mein Vortrag nicht so angekommen sei, wie ich mir das gewünscht hätte. Er tröstete mich mit dem Hinweis, ich sei nun einmal auf der obersten Sprosse der Leiter angekommen, und da könne ich nicht erwarten, daß die unten Stehenden immer den gleich schönen Anblick von mir hätten.

Wenn je das Kriterium ›Universalität‹ auf einen Menschen gepaßt hat, so war es bei Breitner der Fall: Chirurg, Schriftsteller, Dichter, Dramaturg – seine Begabungen waren unerschöpflich und auf keinem Gebiet war er Dilettant. Mittelpunkt seiner Persönlichkeit waren Güte, Menschlichkeit, Lebensfreude und ein unerschütterlicher Optimismus, dessen Wirkung sich niemand entziehen konnte. Sie fand ihren Ausdruck in der ungewöhnlichen Beliebtheit und Zuneigung nicht nur seinen ärztlichen Kollegen, sondern auch in allen Schichten des Volkes. Betrat er – meist verspätet – den Tagungsraum der Bayerischen Chirurgen, so war das stets ein ›Auftritt‹, und er wurde durch anhaltendes Getrampel begrüßt; bei der Wahl zum österreichischen Bundespräsidenten erhielt er 1951 immerhin fast 700 000 Stimmen.

Kurz nach Ausbruch des Ersten Weltkrieges war Breitner 1914 in russische Kriegsgefangenschaft geraten und blieb in

Sibirien – trotz wiederholter Austauschmöglichkeiten – und hielt sein Wort, erst mit dem letzten österreichischen Kriegsgefangenen heimzukehren. ›Der Engel von Sibirien‹ hat über diese sechs Jahre in seinem ›Sibirischen Tagebuch‹ berichtet.

Als Burghard Breitner 1942 meine Frau und mich durch das nächtliche Innsbruck führte, nahm die Geschichte Gestalt an. Mit der unnachahmlichen Kunst des phantasievollen Erzählers versetzte er uns etwa in die Zeit der Pest, er zeigte uns das Tor, über das der junge Liebhaber zu der sorgsam gehüteten zarten Gräfin von Tirol geklettert war, um eine Liebesnacht mit ihr zu verbringen. So brachte er ihr den Tod. Wir sahen den jungen Mann über das Tor steigen und trauerten mit dem Erzähler über das Schicksal der bezaubernden Gräfin. – Das war Burghard Breitner! Der Tod kam zu ihm als Freund. Er hat ihn im Alter von 72 Jahren nach der Tagesarbeit im Schlafe abgerufen.

Im Oktober 1942 wurde ich meiner Stellung als Beratender Chirurg beim Sanitätsinspekteur enthoben. Eine Denunziation, die vom Reichsleiter Bormann aus dem Führerhauptquartier über den Wehrmachtsadjutanten Hitlers, General Schmundt, an die Heeressanitätsinspektion ging, hatte dies bewirkt. Der Kollege, der zur gleichen Zeit Bormann ärztlich betreute, hat mir nach dem Kriege spontan ohne Rückfrage versichert, daß er nicht der Urheber gewesen sei. Immerhin wurde er mein Nachfolger, was nicht gerade dazu beitrug, seine späteren Beteuerungen glaubwürdiger zu machen.

Diese ›Amtsenthebung‹ änderte nicht viel an meiner Arbeit. Ich blieb Chefarzt des Chirurgischen Sonderlazaretts und konnte mich nun uneingeschränkt meinen Aufgaben widmen, wenn auch der Inspekteur nach wie vor nicht auf meinen Rat verzichtete und ihn häufig telefonisch einholte.

Die sich deutlich verschlechternde Kriegslage blieb zunächst ohne unmittelbare Auswirkung auf unsere Tätigkeit.

Die Invasion

Je stärker der Druck von außen, desto fühlbarer wurden die Macht des SD und seine Übergriffe. Das bekamen nicht nur die Belgier zu spüren, von denen viele wahllos in die Gefängnisse von St. Gilles in Brüssel oder nach Beverloo kamen. Auch die Aufsicht über die Offiziere und Mannschaften der Wehrmacht wurde deutlich verschärft.

Die Gesamtsituation blieb auf Grund der Nachrichten in unseren Zeitungen und der Wehrmachtsberichte absolut unklar. Die wirkliche Lage erfuhren wir ausschließlich über die englischen Sender. Aus ihnen entnahmen wir, daß eine großangelegte Invasion der Alliierten an der französischen Küste bevorstand. Anfang Mai 1944 verdichteten sich auch bei uns entsprechende Gerüchte, wobei über den Ort gerätselt wurde. Nach allgemeiner Ansicht war die Landung der alliierten Truppen an der Kanalküste zu erwarten. Am 6. Juni war es dann soweit. Wir erfuhren zwar keine Einzelheiten, aber die Tatsache ließ sich nicht lange geheimhalten.

Am 15. Juni erhielt ich den Befehl, an die Invasionsfront in der Normandie zu fahren, um die Heeressanitätsinspektion über Organisation und Funktion des Sanitätsdienstes zu informieren. Ich fand unsere Front bereits im Zurückweichen, und es war unmöglich, im einzelnen einen Überblick zu erhalten. Beeindruckend war für mich vor allem die massive Überlegenheit der alliierten Luftwaffe. Das Dach meines Kraftwagens war mit weißer Farbe bestrichen und zeigte groß das Rote Kreuz. Trotzdem wurde ich immer wieder von Tieffliegern beschossen, die in geringer Höhe die größeren Straßen entlang flogen und jedes Fahrzeug mit Maschinengewehrfeuer bestrichen. Zum Schutz waren neben den Straßen in kurzen Abständen Löcher in die Erde gegraben, in denen man schnell Deckung suchte, sobald ein Flugzeug nahte. So sprang man von Deckung zu Deckung; es war nur ein langsames Vorwärtskommen möglich. Da ich unterwegs mehrere deutlich mit dem Roten Kreuz bezeichnete Krankenwagen zerschossen liegen sah, fragte ich Sanitätssoldaten nach dem Grund. Sie erklärten mir durchwegs, daß die an dieser Stelle eingesetzte SS-Division unter Mißachtung der Genfer Konvention Sanitätskraftwagen für Munitionstransporte benutzte. An einem der liegengebliebenen Wagen konnte ich mich hiervon überzeugen.

Bei meiner Rückkehr ließ ich mich in Paris bei dem Leitenden Sanitätsoffizier beim Oberbefehlshaber West, Generalstabsarzt Dr. Haubenreisser, melden und erstattete ihm eingehenden Bericht. Auf mein Drängen, zur Sicherung unserer Verwundetentransporte bei der SS-Division vorstellig zu werden, erklärte er mir, daß diese dem SS-Obergruppenführer Sepp Dietrich unterstellt sei und er keinerlei Möglichkeiten sehe – auch nicht über den Generalfeldmarschall Rundstedt – auf sie einzuwirken. Rundstedt werde jede Reibung mit den SS-Truppen vermeiden. Man kann den Alliierten wirklich nicht vorwerfen, auf allen Kriegsschauplätzen das Rote Kreuz und damit die Genfer Konvention mißachtet zu haben. Hier war ihnen aber, bei ihrem ausgezeichnet funktionierenden Nachrichtendienst, der Mißbrauch von unserer Seite nicht verborgen geblieben, und eine entsprechende Reaktion war verständlich.

Die Nachricht vom gescheiterten Attentat auf Hitler hörten wir am 20. Juli in Brüssel. Die erste Hoffnung, der Krieg werde nun ein schnelles Ende finden, das Deutschland vor der völligen Vernichtung bewahren würde, war nur kurz gewesen. Wir sprachen in unserem Kreise ganz offen darüber. Die nachfolgende Ansprache Adolf Hitlers machte uns klar, daß nun der Kelch bis zur bitteren Neige geleert werden müsse.

Gefangenschaft

Das Ende in Brüssel

Wer von dem weiteren Vormarsch der Alliierten oder etwa von einer drohenden Niederlage in der Öffentlichkeit zu sprechen wagte, setzte sich als Defaitist der Gefahr der Verhaftung aus. Es ist kaum glaublich, daß wir die immer näher rückende Bedrohung Brüssels auch noch nicht wahrhaben durften, als die Engländer bereits bei Mons, 60 Kilometer vor Brüssel, standen. Wir hatten das aus dem englischen Sender erfahren. Als ich mich deshalb aus Sorge, den rechtzeitigen Abtransport des Sonderlazaretts sicherzustellen, an den Leitenden Sanitätsoffizier beim Militärbefehlshaber, Generalarzt Stahm, wandte, bekam ich die trockene Antwort: »Davon kann überhaupt keine Rede sein. Sie erhalten rechtzeitig Ihre Befehle; Sie haben wohl die Hosen voll!«

In den letzten Tagen hatten die beiden Brüsseler Lazarette des Heeres und der Luftwaffe ihre nichttransportablen Verwundeten zu uns verlegt. Dies geschah mit Einwilligung des Leitenden Sanitätsoffiziers, da sie den Befehl hatten, die Stadt zu verlassen. Da wir nun als einziges Lazarett im Bereiche Brüssel zurückgeblieben waren, mußten wir zusätzlich alle der Versorgung dringend bedürftigen Verwundeten aufnehmen, so daß die Belegung auf rund 1500 anschwoll.

Es ist an der Zeit, hier des unermüdlichen Einsatzes unseres belgischen Personals zu gedenken, ohne dessen selbstlose und humanitäre Hilfe wir den gewaltigen Zustrom nicht hätten bewältigen können. Seit der Einrichtung des Sonderlazaretts 1940 hatten uns belgische Krankenschwestern und belgisches

Verwaltungspersonal aufopfernd bei der Arbeit geholfen und
sie standen, wie wir später sahen, trotz der zunehmend bri-
santen Stimmung im Lande und ohne Rücksicht auf persönliche Anfeindungen zu uns. Ich habe immer die größte Hoch-
achtung für ihre Haltung gehabt, die die Linderung menschlicher Not über nationale Ressentiments stellte, so begreiflich
letztere auch sein mochten.

Die Tage des 2. und 3. September 1944 gehören zu den
schwersten, aber auch folgenreichsten meines Lebens. Ich
hatte selbständig zwei Entscheidungen zu treffen, die für das
Schicksal Tausender von Menschen bestimmend sein sollten.
Der deutsche Gesandte Mayr-Falkenberg und Vertreter neutraler Mächte intervenierten bei mir, die Deportation von
5000 belgischen politischen Gefangenen nach Deutschland
zu verhindern. Sodann wollte ich, entgegen einem ausdrücklichen ›Führerbefehl‹, meine etwa 1500 Schwerverwundeten
nicht im Stich lassen, sondern mit ihnen und dem gesamten
Sanitätspersonal in die ungewisse Gefangenschaft gehen.

Ich konnte mir diesen Entschluß nicht leicht machen, weil
ich ihn nicht nur für mich selbst, sondern in der vollen Verantwortung für meine Ärzte und das gesamte Sanitätspersonal, einschließlich der Schwestern, zu fassen hatte. Angesichts
des Chaos, das in der Stadt herrschte, setzten wir ohne Zweifel durch das Verbleiben unser Leben aufs Spiel. Vor mir
selbst konnte ich ihn nur rechtfertigen, nachdem ich zuvor alle Möglichkeiten eines Abtransportes unserer Verwundeten
vergeblich ausgeschöpft hatte.

Wegen der Schwierigkeiten des Abtransportes der Verwundeten von der Invasionsfront wurden sämtliche Lazarettzüge
von Paris nach Brüssel umgeleitet. Da sie hier steckenblieben
und wir die nicht transportablen Schwerverwundeten aufnehmen mußten, vermehrte sich die Zahl der Zugänge ständig.
Seit dem 21. August hatte ich mich täglich immer wieder bemüht, den Abtransport des Sonderlazaretts zu erreichen. Der

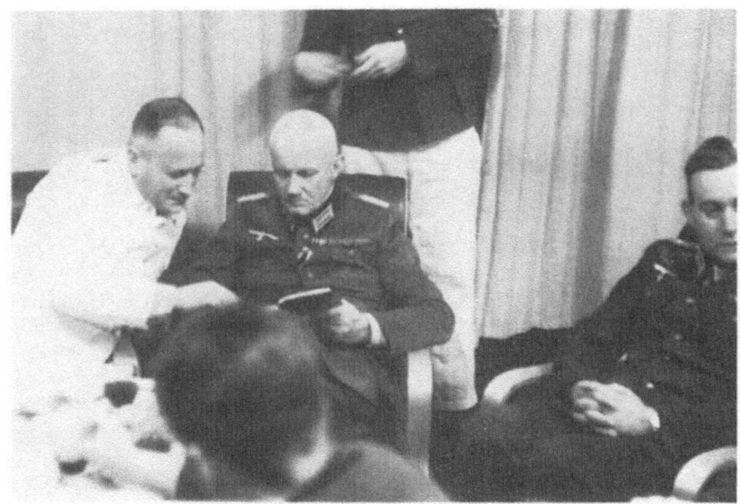

Abb. 17. Mit dem Chirurgen Martin Kirschner und dem Physiologischen Chemiker Konrad Lang in Brüssel

Abb. 18. Im Gespräch mit General von Falkenhausen und Richard Duesberg; im Hintergrund Adjutant Albert von Metzler

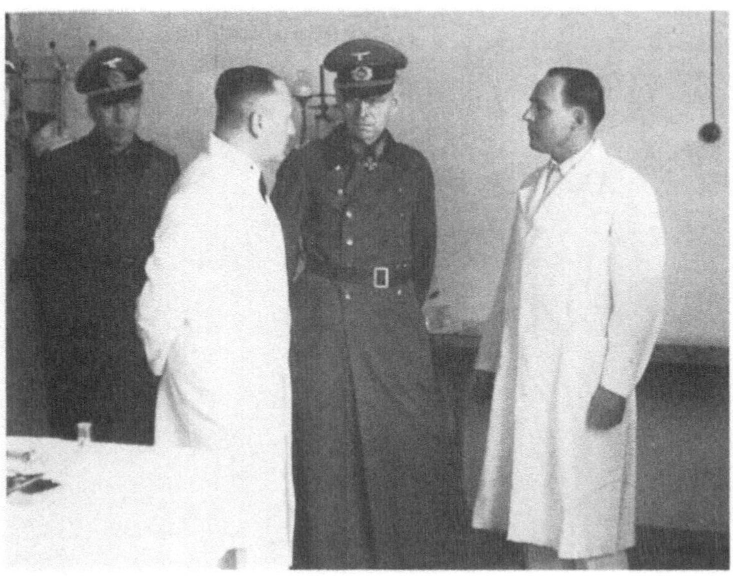

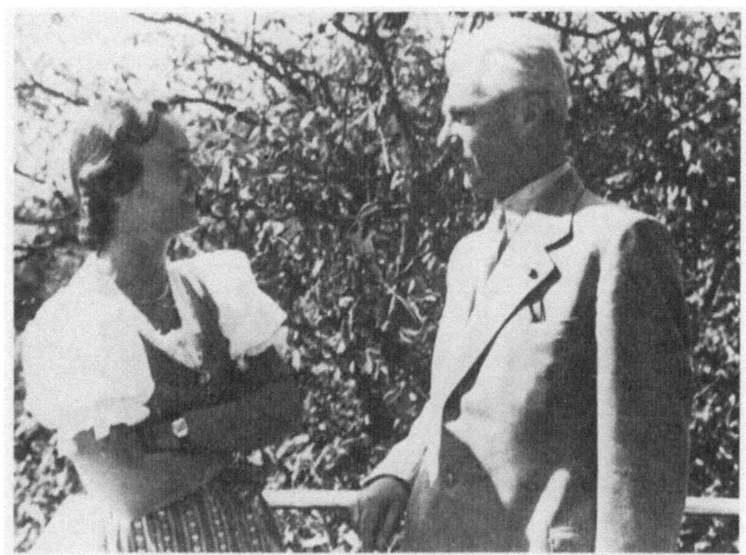

Abb. 19. Dagmar Wachsmuth im Gespräch mit Burghard Breitner. Innsbruck, 1942

Abb. 20. Die Schwestern der Bonner Klinik zu Besuch in Brüssel. Von links: Schwester Margarethe, Oberin Mina Nöh, Schwester Emilie

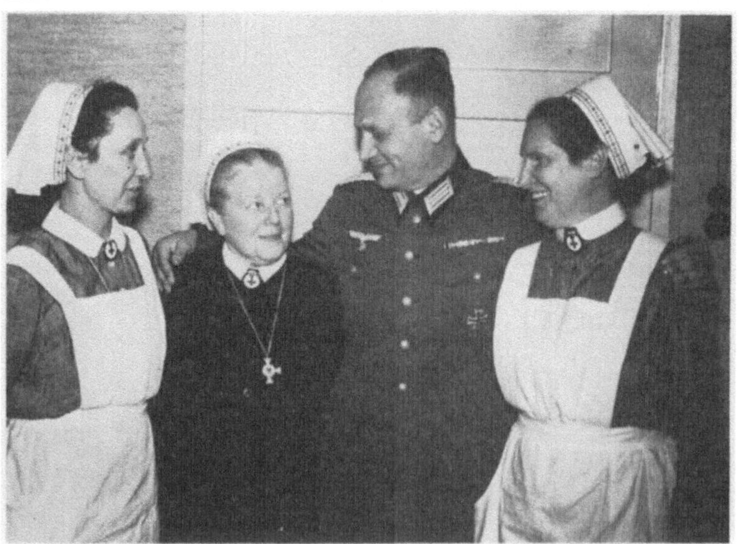

vorgesetzte Generalarzt beschimpfte mich als Defaitist und hielt mir wiederholt vor, daß es sich bezüglich des Vorrükkens der englischen Truppen um Gerüchte handele. Dieselbe Auskunft erhielt ich auch noch, als mir am 31. August Major Zapp im Vertrauen mitteilte, daß die neue Widerstandslinie von Antwerpen über Loewen nach Namur laufen solle, und daß diese Linie unter allen Umständen gehalten werden müsse. Daraus ergab sich, daß Brüssel aufgegeben worden war. Nach dieser Nachricht wurde ich wieder bei dem vorgesetzten Generalarzt vorstellig. Er lachte mich aus, es handele sich nur um ein Geschwätz der Leute, ich solle mich beruhigen und keine »Angst« haben.

Auch am 1. und 2. September blieben meine immer wiederholten Vorstellungen, nun auch beim Oberquartiermeister, den ich am Nachmittag des 2. September bereits auf den gepackten Koffern sitzend antraf, erfolglos.

Am Sonntag, den 3. September, wurde ich dann um 4.30 Uhr morgens zu einer dringenden Besprechung zum Generalarzt gerufen. Er war außerordentlich nervös und eröffnete uns, die Lage sei sehr ernst, englische Panzer stünden zwischen Mons und Brüssel und mit ihrem Eintreffen könnte im Laufe des Tages gerechnet werden. Die Lazarette seien sofort abzutransportieren. Er verwies mich auf drei Lazarettzüge, die bereitstünden, obgleich bekannt war, daß der Zugverkehr zum Westen bereits eingestellt worden war. Wie erwartet, waren die Lazarettzüge nicht vorhanden. Um ihm das zu melden, fuhr ich wieder zu seiner Dienststelle, wurde bereits unterwegs beschossen und traf dort zwischen 8.00 und 8.30 Uhr ein. Ich fand die Dienststelle leer, der Generalarzt hatte mit seinem gesamten Stabe Brüssel fluchtartig verlassen und es nicht einmal für notwendig befunden, an meinem Lazarett vorbeizufahren, um sich über den Ablauf des Transportes und die Durchführbarkeit seiner Befehle zu unterrichten.

Nun war ich auf mich selbst gestellt, und ich hatte zwischen meinen Pflichten als Arzt und dann als Offizier zu entscheiden. Für mich persönlich gab es keinen Zweifel. Die ärztliche Pflicht verlangte mein Verbleiben bei den Verwundeten aus zwei Gründen:

1. war es notwendig, die Verwundeten weiter ärztlich und pflegerisch zu versorgen;

2. war es notwendig, die Verwundeten gegen die erregte Bevölkerung und die Aufstandsbewegung bis zum Eintreffen der Engländer zu schützen, da deutsche Truppen den Schutz des Lazarettes nicht übernehmen konnten. Sie hatten die Stadt bereits verlassen.

Die weitere Versorgung der Verwundeten war aber nur mit Hilfe aller Ärzte, Schwestern und des Sanitätspersonals denkbar, und es erfüllt mich heute noch mit Stolz und Dankbarkeit, daß sich alle ohne Ausnahme freiwillig zu meinem Schritt bekannten und mir dadurch ihr unbegrenztes Vertrauen bewiesen.

Der heutige Leser wird sich kaum eine Vorstellung von der Dramatik der Situation machen können. Wir waren zu einer Insel in einem Orkan geworden, abgeschnitten von der Außenwelt, in steter Gefahr, überspült zu werden. Das Flehen und Bitten der ans Bett gefesselten Schwerverwundeten, die uns an Händen und Kleidern festhielten, daß wir sie nicht verlassen und dem Mob überantworten dürften, führte zu herzzerreißenden Szenen. Daß sich unter diesen Umständen keiner seiner Pflicht entzog, spricht dafür, daß Menschen bei Gefahr über sich hinauswachsen können. Vorbildliche Unterstützung fand ich bei Oberfeldwebel Zeidler, der sich in diesen entscheidenden Stunden als ein wahrer Mittler zwischen mir und dem Sanitätspersonal erwies.

Über diese mich heute noch beschäftigenden Vorgänge habe ich hier nur kurz berichtet. Die protokollarischen Unterlagen habe ich dem Institut für Zeitgeschichte in München übergeben. Wie in unserem Falle, war es, vor allem in der

Endphase des Krieges, bis zum bitteren Ende, verboten, die Wahrheit zu sehen und auszusprechen, auch wenn hierdurch abertausende von Menschenleben geopfert wurden.

Ich habe diesem Bericht noch einiges hinzuzufügen. Die schwierigste Aufgabe war für mich, die Zeit bis zum Einrükken der englischen Truppen zu überbrücken. Während des ganzen Vormittags erlebten wir das chaotische Rückfluten der Wehrmacht, Lastwagen mit johlenden Soldaten, die zum Teil angetrunken waren, verließen die Stadt. Nachdem sich die Stäbe rechtzeitig in Sicherheit gebracht hatten, gab es auch in Brüssel keine geschlossenen Verbände mehr, auf deren Hilfe man hätte bauen können.

Etwa um die Mittagsstunde befand ich mich in meinem Zimmer im achten Stock, als urplötzlich Totenstille eintrat, der lautes Geschrei auf den Straßen folgte. Als ich an das Fenster trat, sah ich den Justizpalast, ein Symbol der belgischen Nation, in hellen Flammen stehen. Die abrückende SS hatte dort ihre Akten verbrannt und das Gebäude in Brand gesetzt. In diesem Augenblick, den ich nie vergessen werde, gab ich für unser Überleben keinen roten Heller mehr, und die Verantwortung für die im Vertrauen auf mich Zurückgebliebenen war erdrückend. Ich zog mir meinen weißen Mantel an und habe bis zum Eintreffen der Engländer am Abend am Eingang des Instituts Bordet gestanden. Dem Präsidenten des belgischen Roten Kreuzes schrieb ich an diesem 3. September:

»Dans l'Hôpital Bordet – Rue de la Gendarmerie, se trouvent plusieurs centaines de blessés si gràves que leur transport est impossible. Mon devoir est de rester auprès d'eux avec mon personnel sanitaire. Je vous demande la protection de la Croix Rouge de Belgique et j'ai la confiance qu'elle nous sera toute assurée.«

Diesem Brief ließ ich auf Anforderung noch eine Schilderung der Vorgänge in der Nacht vom 2. auf 3. September folgen:

»Auf Anforderung gebe ich nachstehend eine Schilderung der Ereignisse in der Nacht vom 2. auf 3. September 1944, die zur Freilassung von 5000 politischen Gefangenen führten:

Ich wurde am Sonnabend, den 2. 9. 1944, abends etwa um 21 Uhr vom Deutschen Gesandten Mayr-Falkenberg im Institut Bordet angerufen, der mir mitteilte, daß er sich in einer Angelegenheit von wahrhaft geschichtlicher Bedeutung an mich wende; der Wehrmachtsbefehlshaber, SS-Gruppenführer Jungclaus, habe die umgehende Deportation von 5000 politischen Gefangenen als Geiseln nach Deutschland befohlen und mit dem Abtransport bereits begonnen, er habe trotz aller Bemühungen nichts erreichen können, und ich sei seine letzte Hoffnung. Ob ich in dieser Angelegenheit bei dem Wehrmachtsbefehlshaber selbst umgehend intervenieren könne.

Ich fuhr daraufhin sofort in die Deutsche Botschaft, Rue Belliard, und hatte dort eine eingehende Besprechung mit dem Gesandten Mayr-Falkenberg. Er erklärte mir, daß die politischen Gefangenen von Brüssel – St. Gilles, Beverloo und aus anderen Gefängnissen noch im Laufe der Nacht abtransportiert werden sollten und daß ein Zug bereits am Sonnabend mit 1600 Gefangenen Brüssel verlassen habe; der Zug befände sich jetzt etwa in Diest. Der Delgierte des Internationalen Roten Kreuzes, Herr Schmid-Koechlin, der Spanische Generalkonsul, der Königlich Schwedische Konsul und der Schweizer Konsul hätten bereits Noten in dieser Angelegenheit an SS-Gruppenführer Jungclaus gerichtet. Er selbst habe im Laufe des Nachmittags zwei Stunden mit Jungclaus konferiert, dieser habe sich nicht völlig abgeneigt gezeigt, habe ihm jedoch keinerlei Zusicherungen gegeben, und der Transport sei jedenfalls nicht angehalten worden; er bitte mich, im Namen der Humanität und zur Rettung der Ehre unseres Vaterlandes, diese Deportation unter allen Umständen zu verhindern.

Ich sagte dieses sofort zu und begab mich umgehend ins Hotel Plaza, wo ich etwa zwischen 22 und 23 Uhr eintraf: Ich wurde kurz darauf von dem Wehrmachtsbefehlshaber empfangen. Zu der Besprechung wurden noch hinzugezogen Präsident Reeder als Vertreter des Reichskommissars, der Chef des Generalstabs, Oberst Assmann, und der Referent, ein Oberstleutnant Meyer- (der Doppelname ist mir entfallen).

Ich trug dem Gruppenführer Jungclaus die Angelegenheit vor und stieß zunächst auf eine völlige Ablehnung. Er vertrat den Standpunkt, daß gerade durch die Deportation der 5000 Geiseln nach Deutschland die denkbar größte Sicherheit für Ruhe in Belgien und beim Abzug der deutschen Truppen für die Sicherheit der etwa zurückbleibenden Verwundeten gegeben sei. Den gleichen Standpunkt vertrat zunächst Präsident Reeder, der sich zuvor mit der Deportation der Geiseln einverstanden erklärt hatte.

Ich setzte in einer längeren Rede auseinander, daß nach meiner Ansicht eine noble Geste, wie die Freilassung der politischen Gefangenen, einen größeren Einfluß auf die Haltung des belgischen Volkes haben würde als eine neue Zwangsmaßnahme, die keiner verstehen könne, und die notwendigerweise zu einer schweren Erregung des belgischen Volkes führen müsse: Ich hätte zweierlei wichtige Gründe, um die Freilassung der politischen Gefangenen zu erbitten:

1. würde eine derartige Maßnahme im Augenblick, wo die deutschen Truppen Belgien verlassen, wenigstens manches wieder gut machen, was dem Volk an Unrecht während der schweren Jahre geschehen sei, und ich sei überzeugt, daß eine derartige großzügige Handlung ein Echo in der ganzen kultivierten Welt haben werde;

2. sei es meine Pflicht, für die mir anvertrauten Hunderte von Verwundeten zu sorgen, die wir, da sie nicht transportfä-

hig seien, der Großmut der Belgier überlassen müßten. Ich erklärte, daß ich gewillt sei, wenn Wehrmachtsbefehlshaber, Reichskommissar und alle deutschen Truppen und Dienststellen Brüssel verlassen hätten, mit meinem gesamten Sanitätspersonal bei meinen Verwundeten in Brüssel zu bleiben und bat, im Interesse des Schutzes der zurückbleibenden Verwundeten, das belgische Volk zur Großmut zu verpflichten.

Der Erste, der sich nach längeren Besprechungen hinter mich stellte, war Präsident Reeder mit den Worten: »Ich bin der Ansicht, daß wir Professor Wachsmuth, der für sich und seine Verwundeten darum bittet, den Gefallen tun müßten.« Auf die Frage des Gruppenführers Jungclaus, ob auch der Reichskommissar Grohé mit einer Freilassung einverstanden sei, erklärte Präsident Reeder, er könne in seinem Namen die Zusage machen.

Auch der Chef des Generalstabs, Oberst Assmann, erklärte sich nunmehr mit der Freilassung einverstanden. Gruppenführer Jungclaus entschied, daß der Zug in Diest mit 1600 Gefangenen angehalten werden solle, daß er aber dort unter Bewachung deutscher Truppen bleiben solle, weil er in der sofortigen Freilassung eine Gefahr sähe. Ich erklärte darauf, daß ich auf dem Standpunkt stünde, daß man eine noble Geste immer ganz und nicht halb machen müsse; die anderen Herren pflichteten mir bei.

Zum Schluß der Besprechung wurde von Gruppenführer Jungclaus folgendes entschieden:

Der Zug mit 1600 politischen Gefangenen ist sofort telegraphisch anzuhalten. Er soll nach Brüssel zurückgeführt werden, wo die politischen Gefangenen im Gefängnis St. Gilles verbleiben sollen, bis die deutschen Truppen abrücken; dann sind durch den Gefängniskommandanten die Gefangenen der belgischen Verwaltung zu übergeben. Der Abtransport von Beverloo, der bereits vorbereitet war, soll sofort abgesagt werden, die Gefangenen sollen in Beverloo verbleiben und nach Abrücken der deutschen Truppen gleichfalls der belgischen Verwaltung übergeben werden.

Es wurde beschlossen, am Sonntagvormittag in einem feierlichen Akt, in Gegenwart des Deutschen Gesandten Mayr-Falkenberg, des Schwedischen und Schweizer Konsuls, des Delegierten des Internationalen Roten Kreuzes und des Belgischen Roten Kreuzes die politischen Gefangenen zu übergeben. Ich wurde gebeten, den Gesandten Mayr-Falkenberg umgehend von dem Ergebnis der Besprechung zu unterrichten und ihn zu veranlassen, zur Festlegung der Einzelheiten der Übergabe ins Hotel Plaza zu kommen.

In einem Schlußwort sprach ich dem Gruppenführer Jungclaus meinen Dank im Namen meiner Verwundeten für seine Entscheidung aus und betonte, daß seine Handlung auch im Interesse unseres Vaterlandes läge.

Ich fuhr daraufhin zur Deutschen Botschaft und unterrichtete den Deutschen Gesandten, der mir bewegt mit den Worten dankte: »Damit haben Sie vielleicht die größte Tat Ihres Lebens für die Menschheit und für unser Vaterland vollbracht.« Da ihm sein Wagen gestohlen war, fuhr ich ihn noch zum Hotel Plaza, wo wir wohl etwa um 24 Uhr eintrafen. Für mich war damit die Angelegenheit erledigt, und ich fuhr zur Versorgung meiner Verwundeten ins Institut Bordet.

Heute bin ich doppelt dankbar, daß mir das Schicksal die Gelegenheit gegeben hat, die Deportation im Sinne der Humanität zu verhindern, denn es wurde mir und meinen Verwundeten aus allen Kreisen der belgischen Bevölkerung, insbesondere aber vom Belgischen Roten Kreuz, in den schweren Stunden, die wir durchleben mußten, spontane und tatkräftige Hilfe und überall warme Anteilnahme zuteil.«

Dieser Hergang wurde nachträglich vom Gesandten Mayr-Falkenberg mit einer eidesstattlichen Erklärung bestätigt.

An diesem 3. September und am folgenden Tag erlebte ich, daß man selbst in Zeiten der Not und Bedrängnis auf Dankbarkeit rechnen darf. Während der Mob auf den Straßen wütete, ließ das belgische Rote Kreuz von einer größeren Anzahl uniformierter Mitglieder eine Kette um das Gebäude bilden, um das Eindringen des Mob zu verhindern. So wurden wir eine Insel im stürmischen Meer.

Auf Hinweise, daß auf den Straßen und Plätzen der Stadt frischverletzte Soldaten lägen, schickte ich jeweils einen Arzt mit Fahrer, beide in weißen Mänteln, mit dem Sanitätskraftwagen aus, um sie zu uns zu bringen. Nie kam es zu einem Zwischenfall!

In den ersten Nachmittagsstunden des 3. September besuchte uns der Delegierte des Internationalen Roten Kreuzes, der Baseler Schmid-Koechlin. Er war der Typ des vornehmen Diplomaten alten Stils, von großer Liebenswürdigkeit und von Herzenswärme, erfüllt von seiner übernationalen humanitären Aufgabe. Bei unserem ersten Gespräch gestand er mir, wie bedrückend es für ihn sei, nachdem er jahrelang Ungerechtigkeit und Brutalität auf seiten der Deutschen bekämpft hatte, nun dasselbe bei den Belgiern zu erleben. Dieser großartige Mann, der das Ansehen seiner Vaterstadt Basel und der ganzen Schweiz so würdig und tatkräftig vertrat, erlag wenige Wochen später einem Herzinfarkt. Ich habe ihm viel zu verdanken.

Als ich nachmittags am Eingang des Lazaretts stand, gewahrte ich in der Ecke einen kleinen Mann, der den Judenstern trug. In den Händen hielt er einen Fotoapparat. Ich fragte ihn nach dem Grund seiner Anwesenheit. Er erwiderte, daß der SD seine 17jährige Tochter verhaftet habe, und daß sie seitdem verschwunden sei. Nun wolle er die Rache erleben, und im Bild festhalten, wenn man uns umbrächte. Während ich mit ihm sprach, trat aus dem Hintergrund ein gepflegt aussehender Herr auf mich zu. Er sagte mir, er sei einer von denen, die auf meine Intervention hin mit dem Zuge aus Diest zurückgekommen seien, und er verdanke mir sein Leben. Ich solle ihm erlauben, diese Angelegenheit für mich zu bereinigen. Er nahm den kleinen Mann unter den Arm und entfernte sich. Er hatte sich als Professor – der Name ist mir entfallen – vorgestellt, als Großmeister der Freimaurerlogen Belgiens.

Es sei auch über ein anderes Erlebnis dieses denkwürdigen Tages berichtet, der so viel Schreckliches und auch Tröstliches mit sich brachte: Am Eingang des Lazaretts wurde ich von einem gutaussehenden Herrn angesprochen, den ich einige Wochen zuvor in der Verwaltung als Mitarbeiter aufgenommen hatte. Er stellte sich als Offizier des britischen Intelligence Service vor, der offenbar zur Beobachtung der letzten Tage der deutschen Besetzung eingeschleust worden war. Er machte mich darauf aufmerksam, daß sich in dem zwischen dem Hôpital St. Pierre und dem Institut Bordet liegenden Hof eine gefährliche Situation entwickele, die mein persönliches Eingreifen dringend notwendig mache. Es war folgendes geschehen: In dem zum Hof führenden Raum des Lazaretts waren Belgier eingebrochen, um unsere Lebensmittelvorräte zu plündern. Der völlig instinktlose Unteroffizier vom Dienst, mit Stahlhelm und Knobelbechern das Bild des verhaßten ›Boche‹, zwang mit vorgehaltener Pistole mehrere willkürlich herausgegriffene Belgier, darunter auch noch einen belgischen Arzt, die Kisten wieder in den Raum zurückzuschaffen. Als ich erschien, erinnerte mich die Situation an ein Schauspiel in einem antiken Amphitheater. Die Fenster der beiden, im rechten Winkel gegeneinander stehenden Häuser waren vollbesetzt mit schreienden und gestikulierenden Menschen; auf unserer Seite deutsche Soldaten, auf der anderen Seite belgische Zivilisten. Auf dem Platz spielte sich nun das Drama ab: Eine belgische Oberschwester stürzte auf mich zu und beschimpfte mich in übelster Weise. Ich nahm zunächst dem Unteroffizier die Pistole ab, ging dann auf den belgischen

Kollegen zu und entschuldigte mich. An den Fassaden der beiden, acht bis neun Stockwerke hohen Gebäude trat Totenstille in Erwartung der weiteren Entwicklung ein. Ich erklärte dem Belgier, daß wir uns doch während der ganzen Jahre der Besatzung vertragen hätten und daß auf beiden Gebäuden die Flagge des Roten Kreuzes wehe. Er möge über den Mißgriff eines subalternen Mannes hinwegsehen. Dr. Lambert gab mir die Hand und erklärte den Zwischenfall für erledigt. Schutzlos, wie wir waren, hat uns seine noble Haltung vor dem Ausbruch ungezügelter Leidenschaft bewahrt.

Einige Stunden später erschienen bei mir zwei Ärzte von St. Pierre, eben dieser Dr. Lambert und sein Kollege Dr. Hustin, um mir zu sagen, daß sie es als »très grand« bewundert hätten, daß ich mit allen Ärzten, Schwestern und dem übrigen Personal bei meinen Verwundeten geblieben sei. Ich schenkte Dr. Lambert zum Andenken den einzigen in meinen Händen befindlichen Band der ›Praktischen Anatomie‹, und Dr. Hustin eine Sammlung der Diapositive von Zeichnungen, die für den noch nicht erschienenen Kopfband angefertigt waren, mit der Bemerkung, er möge sie seinem Vater, dem Professor Hustin, übergeben, da sie hier doch verloren seien und es gleichgültig sei, ob sie in der Lehre deutschen oder belgischen Studenten zugute kämen. Sie boten mir beide jede erdenkliche Hilfe an, falls ich in Schwierigkeiten kommen sollte.

Gegen Abend erschien ein Trupp der Widerstandsbewegung unter Führung eines Mannes, der in unserer Verwaltung jahrelang zu meiner vollen Zufriedenheit gearbeitet hatte. Er begrüßte mich höflich, sichtlich amüsiert über mein erstauntes Gesicht. Er habe den Befehl, die Ablieferung aller Waffen zu fordern und die Auslieferung von SS-Angehörigen zu verlangen. Zu der Ablieferung sämtlicher Waffen erklärte ich mich natürlich bereit, die Auslieferung oder auch nur die Nennung von Namen der Verwundeten, die der SS angehörten, verweigerte ich mit dem Hinweis, daß sie als Kranke meiner ärztlichen Obhut anvertraut seien und man erst dann über sie verfügen könne, wenn sie geheilt aus dem Lazarett entlassen worden seien. Dies wurde akzeptiert. Es wurde mir sodann in feierlicher Form mitgeteilt, daß die Ärzte zwar ihre Schußwaffen abliefern müßten, daß sie aber die zur Offiziersuniform gehörenden Dolche behalten dürften als ein besonderes Zeichen der Anerkennung unserer humanen Haltung gegenüber der belgischen Bevölkerung in den vergangenen Jahren. Es war eine fast ritterliche Geste in dieser, vom Geist der Vergeltung geprägten Situation.

Nachklänge

Wider Erwarten wurde meine Intervention zur Freilassung der Geiseln in Belgien nicht bekannt. Nur einige wenige Briefe erreichten mich in der Gefangenschaft, meist von belgischen Ärzten. Als Beispiel soll der Brief des Dr. Tonneau hier im Original angeführt werden:

Namur, le 30/VII/45

Monsieur le Professeur. –

La fin de l'état de guerre me permet de vous ecrire en toute liberté et il me reste à vous réitérer toute ma reconnaissance pour tout ce que vous avez fait pour mes malheureux compatriotes et à vous souhaiter que vous-même vous soyez rapidement rendu à la liberté. –

C'est avec émotion, que je me rapelle votre généreuse intervention pour mon Confrère le docteur Lecomte; mais ce geste n'est rien à coté de celui que vous fîtes lors de la menace d'évacuation en Allemagne des cinq mille prisonniers politiques belges internés dans les prisons de Bruxelles.

Ce geste magnanime, peu de mes concitoyens le connaissent et je sais que votre grande simplicité le fera passer sous silence alors qu'il devrait aider à votre mise en liberté.

123

Beaucoup de ces malheureux prisonniers politiques ne sauront jamais ce qu'ils vous doivent de reconnaissance, mais moi qui ait pu savoir, permettez-moi de vous dire en leur nom et au mien: Merci. Dans ce geste j'ai reconnu non seulement l'âme compatissante du médecin mais également l'acte d'un homme essentiellement bon.

Puissent ces témoignages, non seulement adoucir la tristesse de votre solitude des derniers jours et d'éloignement des êtres qui vous sont chèrs, mais également apporter une raison morale et impérieuse à hâter votre mise en liberté.

Je suppose que des renseignements sur votre famille, transmis par votre oncle le Professeur Hafter vous sont parvenus.

Je vous souhaite d'être rapidement rendu à votre vie scientifique de jadis et un soulagement de l'humanité souffrante.

Ce sont là les voeux généreux que je forme pour vous et vous prie d'agréer, Monsieur, l'assurance de mes sentiments distingués.

Mehrere Bücher belgischer Autoren über die Zeit der Okkupation sprechen mehr oder weniger von einem Rätsel. In einem wird erwähnt, daß die Freilassung auf Grund der Vorstellungen der Konsuln neutraler Staaten erfolgt sei. Erst die Zeitschrift ›Le Patriote Illustré‹ vom 8. August 1965 brachte eine den Tatsachen entsprechende Darstellung des Vorganges mit der Nennung meines Namens. Als Folge dieser Veröffentlichung erhielt ich eine Flut dankbarer Briefe, zum Teil auch von Kindern. Das war eine besondere Freude. Trotzdem ist in einem vor kurzem erschienenen Buch der Vorgang wieder als ungeklärt dargestellt. Nachdem wir Deutsche soviel Schuld auf uns geladen haben, hätte ich es begrüßt, wenn auch einmal etwas Positives über uns gesagt worden wäre.

Wegen der Übergabe meines Lazaretts an die Alliierten wurde in der Heimat gegen mich ein kriegsgerichtliches Strafverfahren eingeleitet. Es wurde mir militärischer Ungehorsam vorgeworfen, weil ich gegen ausdrücklichen Befehl, sogar einen sogenannten ›Führerbefehl‹, als Chef des Chirurgischen Sonderlazaretts des OKH in Brüssel beim Heranrücken der alliierten Streitkräfte nicht mit sämtlichen Ärzten, dem Pflegepersonal usw. abgerückt sei, um diese für die weitere Kriegsführung zu sichern. Aus Zeugenaussagen ginge hervor, daß ich vorher eine Ansprache an das Pflegepersonal gehalten und dabei erklärt habe, ich würde die Verwundeten und kranken Lazarettinsassen nicht im Stich lassen. Da ich mich in Gefangenschaft befand, wurde das Verfahren nicht durchgeführt, sondern es wurden zur Sicherung der Beweise nur gewisse Erhebungen angeordnet. Nach der Angabe eines mit der Angelegenheit befaßten Richters hätte ich bei Durchführung des Strafverfahrens nach der Praxis der Kriegsgerichte mit der Todesstrafe rechnen müssen.

Soweit mir bekannt ist, wurden dem SS-Gruppenführer Jungclaus nach seiner Rückkehr von Himmler persönlich die Achselstücke heruntergerissen und er in ein Strafbataillon nach dem Osten verschickt, wo er fiel.

Die Engländer in Brüssel

Am 3. September 1944 zogen die Engländer mit Einbruch der Nacht in Brüssel ein. Ein unbeschreiblicher Anblick bot sich mir, als ich auf dem Flachdach unseres Gebäudes stand: Die lodernden Flammen des brennenden Justizpalastes färbten den Himmel über der ganzen Stadt blutig rot. Tief unten zogen unter nicht endenwollendem Jubel der Bevölkerung englische Panzer in die Stadt ein. Es war ein Bild atemberaubender Dramatik.

Der erste Engländer, den wir zu Gesicht bekamen, war ein englischer Arzt, in der Uniform eines Captain, dessen leichte ›Liberation-Fahne‹ unverkennbar war. Die ersehnten und willkommenen englischen Befreier konnten sich über Mangel an Champagner und Cognac nicht beklagen. Er hatte einen schwerverwundeten englischen Soldaten mitgebracht und fragte ganz bescheiden, ob er ihn uns zur Versorgung übergeben könne. Der Patient wurde in den Operationssaal gebracht, und der englische Arzt überzeugte sich, daß die Operation, die Dr. Victor Struppler ausführte, ordnungsgemäß verlief.

Im Laufe der Nacht wurden noch zahlreiche englische Verwundete eingeliefert, so daß ich eine Station räumen ließ und ausschließlich mit englischen Soldaten belegte. Sie fühlten sich in der mütterlichen Pflege unserer Schwestern ausgesprochen wohl, und das blieb auch später so, als englische Schwestern kamen, die entsprechend ihren militärischen Rängen auftraten und deren Ton wesentlich strenger war. Als wir später mehrere Stationen für die Engländer einrichteten, entstand manchmal ein Gerangel, auf eine Station zu kommen, die mit unseren Schwestern besetzt war.

Während des nächsten Tages stellte sich eine größere Anzahl junger englischer Ärzte ein, denen wir unsere besten Zimmer anboten. Es war eine merkwürdige Situation: Wir waren die Kriegsgefangenen und trotzdem benahmen sie sich wie Gäste. Es gab nicht die geringsten Reibungen zwischen uns. Abends saßen wir im Kasino mit ihnen zusammen, diskutierten unsere wechselseitigen kriegschirurgischen Erfahrungen und sprachen über die Schrecknisse des Krieges und die Schatten, die die Zukunft auf uns alle warf. Sie sprachen einhellig die Hoffnung aus, daß es ihnen gelingen möge, möglichst weit nach Osten vorzustoßen, um den Einmarsch der Russen nach Deutschland zu verhindern. Hitler hat diese Hoffnung durch die Ardennenoffensive zunichte gemacht.

Die Ärzte der britischen Fronttruppen waren in jeder Beziehung eine Elite. Daß sie uns in dieser Situation mitten im

Kriege mit solcher Fairness, ja Kollegialität behandelten, habe ich dankbar empfunden. Es bestätigt, daß Ärzte sich über alle Grenzen und Gräben hinweg die Hand reichen können, weil sie der gleichen Aufgabe dienen. Dasselbe hatte ich 1940 in Dünkirchen in umgekehrter Rolle erlebt.

Leider zogen nach wenigen Tagen die englischen Truppen weiter und mit ihnen ihre Ärzte. Da die rückwärtigen Sanitätseinrichtungen, also die Kriegslazarette, noch im Anmarsch waren, ließen sie uns zum Schutz einen aus ihren Reihen zurück, den wissenschaftlich interessierten Physiologen Bolton, der im Range eines Captain stand. Er freundete sich sofort mit unserem Internisten Duesberg an, der ihn in unsere Labors führte und über unsere Arbeit unterrichtete.

Dieser Schutz war für uns von großem Wert. Das gesamte belgische Personal hatte ohne Ausnahme in der für sie schwierigen Zeit zu uns gehalten und seine Arbeit weiter versehen, doch nun mehrten sich die Anfeindungen, denen sie und ihre Familien ausgesetzt waren. So wurde eine Versammlung aller bei uns beschäftigten Belgier in den großen Hörsaal des Instituts Bordet einberufen, um die Lage zu klären. Als ich mich dorthin begeben wollte, traf ich Herrn Schmid-Koechlin, der sich sogleich bereit erklärte, an der Versammlung als Delegierter des Internationalen Roten Kreuzes teilzunehmen. Dann betraten wir drei, der britische Captain, der Delegierte des Internationalen Roten Kreuzes und ich als Kriegsgefangener gemeinsam den Hörsaal und wurden mit lautem Beifall empfangen. Der Captain hielt eine kurze Ansprache, in der er mitteilte, daß das Sonderlazarett nunmehr ein British POW-Hospital unter seinem Kommando sei. Zugleich übergab er mir alle ärztlichen Vollmachten, was wiederum Beifall auslöste. Zum Schluß sprach in ergreifender Weise Schmid-Koechlin, daß er dankbar dafür sei, erleben zu dürfen, wie die große Idee von Henri Dunant Wirklichkeit geworden sei.

Am Abend fand ich einen großen Blumenstrauß vor meiner Tür. Der Sprecher des belgischen Personals, der auch nach dem Kriege noch von sich hören ließ, sprach mir noch einmal den Dank für die gute Behandlung in schlechten Zeiten aus.

Mit dem Eintreffen des englischen Kriegslazaretts änderte sich die Situation für uns schlagartig. Der Kommandant lehrte uns die andere Seite des Engländers kennen. Offenbar war er Kolonialoffizier gewesen, jedenfalls behandelte er uns von Anfang an als Kriegsverbrecher. Nach wenigen Tagen wurden wir mit allen deutschen Verwundeten in das alte Militärhospital verlegt und einem aus der Widerstandsbewegung kommenden belgischen, offensichtlich kommunistisch orientierten Kommandanten unterstellt. Ich hatte ständig wegen seiner Ein- und Übergriffe Konflikte mit ihm, die im Interesse unserer Verwundeten nicht zu vermeiden waren. Eines nachts ließ er mich aus dem Bett holen, ich solle mich bei ihm melden. Der Sicherheit halber nahm ich einen meiner Ärzte als Zeugen mit. Der Kommandant war völlig betrunken, fuchtelte mir mit der Pistole vor der Nase herum und erklärte mir wiederholt, mich erschießen zu wollen. Nachdem er sich ausgetobt hatte, konnte ich wieder gehen.

Trotz dieser Schwierigkeiten war es für mich völlig überraschend, als eines Tages zwei britische Militärpolizisten mit roten Mützen vor mir standen, um mich abzutransportieren. Ich durfte das Notwendigste packen und wurde in einem Jeep hinaus aufs Land gebracht, wobei mir während der Fahrt der eine Militärpolizist ständig die Maschinenpistole ins Genick hielt.

Wir landeten, ohne ein Wort gewechselt zu haben, in einem großen Kriegsgefangenenlager mit tausenden deutscher Soldaten. Innerhalb der großen Stacheldrahtumzäunung war das Feld in einzelne quadratische Bezirke unterteilt, die wiederum durch Stacheldraht gegeneinander abgegrenzt waren. Ich wurde in einen Bezirk eingewiesen, der offenbar für Sanitätspersonal reserviert war und erhielt etwas Suppe und ein Stück Brot. Auf der anderen Seite des Stacheldrahts sah ich zwei hungrige junge Luftwaffenoffiziere, die so entkräftet waren, daß sie kaum mehr stehen konnten. Da ich ja selbst ausreichend ernährt war, gab ich meine Portion über den Stacheldraht an die beiden, die sich wie Wölfe darauf stürzten. Dann schrieb ich einen Zettel an den Kommandanten des Lagers, bat ihn um eine Unterredung und gab ihn einem der bewachenden Soldaten mit. Nach etwa einer Stunde kam ein Militärpolizist, der mich durch die äußere Umzäunung des Lagers zu einer Stelle führte, an der mehrere Zelte aufgebaut waren. Ich wurde zu einem Captain des Intelligence Service geführt, einem Mann mittleren Alters mit besten Umgangsformen, der ein fehlerloses Deutsch sprach. Er bot mir liebenswürdig einen Sitz an und begann die Unterhaltung. Durch ihn erfuhr ich, daß der belgische Kommandant meine Ablösung gefordert habe. Dann versuchte er, sich ein Bild von mir zu machen, obgleich er ohne Frage schon von mir gehört hatte, sonst wäre eine Vernehmung so kurzfristig nicht möglich gewesen.

Sowohl Schmid-Koechlin wie Professor Murdoch hatten mir, ohne mein Ersuchen, Schreiben mitgegeben, für den Fall, daß ich sie einmal brauchen könne. Sie hatten nicht nur meine Führung während der Besatzungszeit geschildert, sondern auch ausdrücklich die Befreiung der 5000 belgischen Geiseln erwähnt. Es war mein Glück, daß man mir diese Papiere nicht abgenommen hatte, so daß ich sie nun vorweisen konnte. Schmid-Koechlin hatte am 5. September geschrieben:

»I am glad to certify that Mr. Wachsmuth has been for several years the chief medical doctor and director of the ›Institut Bordet‹ at Brussels.

He has had under his orders a numerous personnal of Belgian nationality. The wounded soldiers in his hospital have been in 1940 not only of German but also of English and Belgian nationality. I can certify that the doctor Wachsmuth has treated all his patients with extreme loyalty and that his attitude has always been above all political questions. When the German political police evacuated the prisons of Brussels in order to take the Belgian political prisoners to Germany, Dr. Wachsmuth has not failed to insist upon the German authorities to release them.

I know that his influence has been of great importance in this matter.

I wish in the name of the Belgian people to express him my gratitude and hope that he can finish his mission in Belgium without difficulty.«

J. Murdoch vom Institut de Radiologie hatte mir am 4. September geschrieben:

»I wish to certify that Professor Wachsmuth who occupied the Jules Bordet Institute (Cancer Center) during the four years of war has behaved with the greatest correction and has shown much consideration for the Belgish patients who were in need of X Ray treatment with the instruments which were temporarily under his control.

At the beginning of the war he had under his care numerous English wounded soldiers many of whom have written to him to express their grateful thanks.

He chose to remain in Brussels rather than risk the lives of his badly wounded patients by transporting them under bad conditions.

He has saved from deportation nearly 5000 hostages during the last days of german occupation.«

Der Captain unterhielt sich mit mir noch eine ganze Weile in der freundlichsten Form. Dann sagte er mir, daß er mir nicht zumuten wolle, draußen im Lager auf dem Felde zu übernachten; ich könnte im Nachbarzelt die Nacht verbringen. Zuvor mußte ich schriftlich auf Ehrenwort versichern, keinen Fluchtversuch zu machen, eine Bedingung, die ich gerne erfüllte.

So schlief ich zum ersten Mal in einem britischen Zelt auf einem angenehmen Lager und war baß erstaunt, als mich der Bursche des Captain mit einer Tasse besten englischen Tees weckte. Ich fühlte mich wieder etwas als Mensch.

Der Captain wollte dem Kommandanten vorschlagen, daß ich wieder im Militärhospital arbeiten könne. So fuhren wir in seinem Jeep nach Brüssel zurück, wo ich vor dem Militärhospital im Wagen sitzen blieb, während er mit dem Kommandanten sprach. Nach längerer Zeit kam er mit der Nachricht zurück, ich könne wieder im Hospital arbeiten. Ich war überglücklich, wieder in meinem Kreise wirken zu dürfen.

Die Freude dauerte nicht lange. Zwei Tage später standen wieder zwei Militärpolizisten vor mir, die mich packen ließen und mich wieder ins Lager zu dem Captain brachten. Diesmal waren sie eine Spur höflicher, und ich hatte die Maschinenpistole nicht ständig im Genick. Der Captain erklärte, daß ihm der Kommandant wegen meiner Person wieder in den Ohren läge, und ich Verständnis dafür haben müsse, daß er als Engländer mit der befreundeten belgischen Bevölkerung keine Schwierigkeiten haben wolle. Sie hätten nicht genug Mannschaften, um die Leitung und Bewachung des Militärhospitals selbst zu übernehmen, denn jeder Soldat würde an der Front gebraucht. Um aus der Schußlinie heraus zu kommen, sollte ich zunächst einmal nach London gebracht werden, um dann später wieder zu meinen Leuten zurückkehren zu können. Zu meiner Begleitung wurde ein britischer Oberstleutnant bestimmt, der mit mir zum Flugplatz fuhr. Dann ging es in einer kleinen einmotorigen Maschine über den Kanal in Richtung Croyden, den Flugplatz Londons.

In unseren Wehrmachtsberichten war London häufig als weitgehend durch die V2 zerstört geschildert worden. Ich war daher sehr erstaunt, als wir auf dem Flugplatz in Croydon von einem Angestellten im blauen Anzug und mit weißen Handschuhen friedensmäßig empfangen wurden. Auch auf der Fahrt zum War Office war von Zerstörungen nichts zu sehen. Ich fand meine Annahme, daß unsere Wehrmachtsberichte stark ›gefärbt‹ waren, nun eindeutig bestätigt.

Im War Office angekommen, eröffnete mir der begleitende Oberstleutnant, er müsse nun erst mit den höheren Stellen über mein weiteres Schicksal sprechen. Ich bedrängte ihn geradezu, doch dafür zu sorgen, daß ich am nächsten Tage wieder nach Brüssel zurückfliegen könne, da ich zu meinen Leuten gehöre und mein Gewissen dadurch aufs schwerste belastet sei, daß ich nun von denen getrennt sei, die im Vertrauen auf meinen Schutz in die Gefangenschaft gegangen seien. Dies bedrängte mich in der Tat am stärksten, und hiermit wurde ich nicht fertig. Ich war überzeugt, daß das ganze ein großer Irrtum sei, den man nun an höchster Stelle richtigstellen werde.

Der Oberstleutnant versprach mir, das Äußerste zu tun, um mir die Rückkehr nach Brüssel zu ermöglichen. Ich müsse nun warten; er werde in Bälde zurückkommen.

Ich wurde also in eine gläserne Zelle eingesperrt und saß hier drei Stunden lang unter Beobachtung. Meine Stimmung schwankte zwischen spärlicher Hoffnung und wahrer Verzweiflung. Dann erschien ein etwa 50jähriger Captain von zierlicher Figur, wie üblich das Stöckchen unter dem Arm, der mich in liebenswürdigster Weise aufforderte, mit ihm zu kommen; er wolle mich in mein Quartier einweisen. Wir fuhren durch London, vorbei am Buckingham-Palast, auf den er mich besonders aufmerksam machte. Bei angeregter Unterhaltung ging die Fahrt hinaus aus der Stadt. Er erzählte mir, daß er Kapellmeister sei und auch in Deutschland schon Konzerte dirigiert habe, daß er viel Sympathien für uns habe, und daß er ganz sicher sei, daß ich in den nächsten Tagen wieder an meinen Arbeitsplatz in Brüssel zurückkehren könne.

London lag lange hinter uns, und ich war völlig ahnungslos, wohin wir fuhren. Endlich hielten wir vor dem Tor eines barackenähnlichen Gebäudes, das in einem herrlichen Park lag. Als ich über dem Tor die Aufschrift ›Hospital‹ las, wurde mir leichter ums Herz, und ich hoffte auf ein von freundlichen Kollegen gebotenes Quartier. Ein Sergeant empfing mich sehr dienstlich, und ich hatte im Empfangsbüro meinen Wehrpaß und meine sonstigen Papiere abzugeben. Mein freundlicher Begleiter verabschiedete sich mit den besten Wünschen für meine weitere Zukunft. Der Sergeant ging mit mir durch einen langen Gang mit zahlreichen seitlichen Türen. Eine öffnete er, und ich stand in einem etwa neun Quadratmeter großen Raum, ausgestattet mit Bettgestell und Waschgelegenheit und einem kleinen vergitterten Fenster. Nach diesem ersten Eindruck hörte ich schon, wie sich hinter meinem Rücken die Tür schloß und der Schlüssel umgedreht wurde, ein Geräusch, das ich noch oft vernehmen sollte und das mir heute noch in den Ohren klingt.

Wenn ich mir auch bald über meine Situation einigermaßen klar wurde, so ahnte ich doch nicht, daß dieser Raum für fast sechs Monate meine Welt sein sollte.

Einzelhaft

Monatelange Einzelhaft kann nicht ohne tiefen, vielleicht entscheidenden Einfluß auf den Menschen bleiben. Sie stärkt oder zerbricht, jedenfalls verändert sie ihn. Abgeschieden von allem, was draußen in der Welt vorgeht, vom befreienden Gespräch mit einem anderen Menschen, vom Wandel der Jahreszeiten, von Sonnenschein und Regen, ist er allein auf sich gestellt, er wird sein eigener Partner.

Diese Partnerschaft kommt nicht von selbst, er muß sie erst entwickeln, von ihr hängt sein Schicksal ab.

Die Begegnung mit sich wird um so intensiver, je ausschließlicher die Isolierung ist. Wenn die äußere Uhr stillsteht, beginnt die innere um so lauter zu ticken.

Eine lange Einzelhaft ist ein vielleicht grausamer Test, die Menschen zu scheiden. Die einen leben von ihrer inneren Substanz, die andern verhungern, weil sie ihnen fehlt.

Rückschauend möchte ich selbst diesen gewiß schweren Abschnitt meines Lebens nicht missen. Natürlich wechselten die Stimmungen zwischen Hoffnung und tiefer Niedergeschlagenheit, aber im wesentlichen hatte ich mich in mein Schicksal gefügt, wozu sicherlich das Gefühl meiner Schuldlosigkeit und damit das Fehlen von Gewissenskonflikten wesentlich beitrug. Was mich in diesem halben Jahr tags und vor allem nachts aufs stärkste bedrückte, war die Sorge um meine Familie und die von mir alleingelassenen Angehörigen des Sonderlazaretts. Während der ganzen Zeit blieb ich ja auch ohne jede Nachricht von außen.

Ein wahrer Segen war es für mich, daß ich auf meine Bitte hin einen Bleistift und genügend Papier erhielt, was allein mir den Gesprächspartner ersetzen konnte. Wenn ich dann durch das winzige vergitterte Fensterchen hinaus in den englischen Nebel sah, flossen die Gedanken wie von selbst auf das Papier und befreiten mich. Vielleich können nur die folgenden Verse von dieser Stimmung einen unmittelbaren Eindruck vermitteln:

Im Nebel

Tief fällt der Nebel um mich her,
die Luft ist feucht und kalt –
Ich bin auf einem weiten Meer
und suche einen Halt –

Was vor mir liegt, erkenn' ich nicht,
was hinter mir – verschwimmt,
selbst wo ich steh', versagt die Sicht
der Nebel alles nimmt.

Den Ankerplatz such' ich in Not,
der mir die Rettung bringt –
im Nebel findet seinen Tod,
wer nicht um Klarheit ringt –

Der mich betreuende Offizier, ein Captain W., war ein denkbar unerfreulicher Typ. Er war von Beruf Volksschullehrer, sicherlich aber von schlechtester Qualität. Nachdem er mich zahlreichen Verhören unterworfen hatte, bis er feststellen mußte, daß ich wirklich von den geheimen Plänen unserer Kriegsführung nicht das mindeste wußte, kam er gelegentlich abends für ein Stündchen, brachte eine Flasche Whisky mit und belästigte mich mit pornographischen Bildern. Manchmal hatte er es wirklich fast erreicht, mich aus meiner mühsam bewahrten Haltung zu bringen. Das ist ihm auch einmal wirklich gelungen, und ich verdanke ihm wohl den größten Tiefpunkt meiner an sich schon labilen Gemütsverfassung.

Eines Tages kam Captain W. mit einer Luftaufnahme von München in sehr großem Maßstab zu mir. Er wolle mir eine Freude machen, wisse er doch aus meinem Wehrpaß, daß meine Familie Widenmayerstraße 16 wohne. Ich könne nun feststellen, ob das Dach noch vorhanden sei. Ich fand sofort das Haus, und zu meiner größten Erleichterung sah ich, daß es – im Gegensatz zu vielen Ruinen im Umkreis – unbeschädigt geblieben war. Er ließ sich das Haus noch ankreuzen, bedankte sich und ging. Am nächsten Abend erklärte er mir triumphierend, daß ich der RAF einen außerordentlichen Dienst geleistet habe, denn in unmittelbarer Nachbarschaft unseres Hauses befände sich nach ihren Informationen eine wichtige Dienststelle der Gestapo, und auf Grund meiner Angabe habe man in der letzten Nacht einen Bombenteppich auf dieses Viertel gelegt. Damit zog er wieder ab.

Es folgten die schlimmsten Tage und Nächte meiner Gefangenschaft, in denen ich mir vorwarf, wenn auch unwissentlich, die Zerstörung des Hauses und den Tod meiner Familie verursacht zu haben. Nur wer sich von der Lage eines völlig isolierten Menschen eine Vorstellung machen kann, wird den Grad meiner ohnmächtigen Verzweiflung verstehen. Es sollte noch über ein Jahr dauern, bis ich von meiner Frau den ersten Brief und damit die Bestätigung erhielt, daß sie und die Kinder noch am Leben seien. Sie ihrerseits war durch einen sehr warmherzigen und tröstenden Brief von Sauerbruch über die Tatsache meiner Gefangenschaft sofort unterrichtet worden, so daß sie über mein Schicksal wenigstens beruhigt sein konnte.

Für den zynischen Charakter des Captain W. noch ein anderes Beispiel:

Am 24. Dezember fragte er mich, ob ich mich freuen würde, mit Major Zapp, der auch im Lager sei, die Weihnachtstage zu verleben. Ich war sehr dankbar, als mein Freund Alfred Zapp kurze Zeit darauf in meiner Zelle erschien und wir uns die Hand drücken konnten.

Er hatte Abenteuerliches erlebt. Auch bei der Oberfeldkommandantur Brüssel, der er angehört hatte, war es verboten gewesen, über das Nahen der englischen Truppen zu sprechen, obgleich jedermann durch den englischen Sender über den jeweiligen Stand der bedrohlichen Lage unterrichtet

CHIRURGISCHE UNIVERSITÄTSKLINIK DER CHARITÉ

SCHUMANNSTRASSE 20-21

BERLIN NW 7, DEN 18. Oktober 1944.
FERNSPRECHER: 42 54 31

Frau

Dagmar W a c h s m u t h ,

(13b) Icking /Isarthal.

Meine sehr verehrte, liebe Frau Wachsmuth!

Wenn ich gewusst hätte, wo Sie sich aufhalten, hätte ich Ihnen schon geschrieben in derselben Sorge um Ihren Mann. Aber inzwischen weiss ich, dass das ganze Lazarett, oder sagen wir die ganzen Lazarettinsassen, also auch die Ärzte, gefangengenommen sind. So schwer für Sie diese Mitteilung sein mag, ist sie doch besser wie die Ungewissheit, aus der heraus Sie sich natürlich mit allen möglichen Vorstellungen belasten müssen.

Da Ihr Mann Arzt ist, kann man bei der bisher üblichen Praxis erwarten, dass er bald ausgetauscht wird. Ich habe mich ausserdem noch an das Rote Kreuz gewandt und gebeten, Nachschau zu halten um zu erfahren, wo Ihr Mann untergebracht ist. Sobald ich Nachricht habe, bekommen Sie Bericht.

Mit bestem Gruss

Ihr

war. So kam es, daß das gesamte Personal der Dienststelle am 3. September vollzählig versammelt war und noch geduldig auf den Abmarschbefehl wartete, als bereits alle deutschen Truppen Brüssel verlassen hatten und die Straßen der Stadt schon vom Mob beherrscht wurden. Dann erst löste sich alles auf und suchte sein Heil in der Flucht nach Westen. Zapp flüchtete durch den Bois de Cambre, als er sich plötzlich einem Haufen bewaffneter Zivilisten gegenüber sah, der sofort unter dem Schrei »Un boche, un boche!« auf ihn Jagd zu machen begann. So kam er an eine Straße, auf der ein britischer Panzerspähwagen stand. Ein junger Offizier winkte ihn heran, nahm den zierlich gebauten Zapp am Wickel und zog ihn in den Spähwagen hinein. Obgleich die Menge den Wagen umstellte unter dem ständigen Rufen »C'est notre prisonnier, c'est notre prisonnier!«, ließ der Offizier anfahren und rettete ihm so das Leben. Nach kurzer Fahrt erklärte ihm der englische Leutnant, daß er ihn leider an einer Sammelstelle für deutsche Kriegsgefangene in einem bestimmten Hause der Stadt abgeben müsse. Er übergab dann Zapp einem Mann der Résistance, dem er erklärte, daß er ihn persönlich für das Leben des deutschen Offiziers verantwortlich mache. Der Belgier mußte eine Quittung mit seinem vollen Namen unterschreiben, auf der bezeichnenderweise stand: »Received one body«. Nach einigen Umwegen war er dann glücklich in den Schutz der englischen Kriegsgefangenschaft gelangt.

Wir versprachen uns bei diesem Wiedersehen feierlich, am Heiligabend und den zwei Feiertagen mit keinem Wort Weihnachten zu erwähnen, um uns nicht zu rührselig zu machen, und ausschließlich Schach zu spielen. So geschah es denn auch, und das Weihnachtsfest ging gnädig vorüber.

Am Zweiten Weihnachtsfeiertag erschien der Captain mit der freudigen Botschaft, daß Zapp am nächsten Morgen nach Amerika geflogen würde, wo man ihn dringend als Berater für den industriellen Aufbau Deutschlands brauche. Nach

Beendigung des Krieges würde er sofort in die Heimat geflogen und dort an entscheidender Stelle eingesetzt werden. Zapp war überglücklich, und ich schenkte ihm für den Flug noch meinen letzten Wollschal und meine Handschuhe, damit er in der kalten Jahreszeit nicht frieren müsse. Es war ein herzlicher Abschied mit guten Wünschen von beiden Seiten. Wenige Stunden später erschien der Captain wiederum grinsend mit der Mitteilung, der gute Zapp würde sich wundern: Einige amerikanische Offiziere hätten den Wunsch, in der Weihnachtszeit bei ihren Frauen zu sein, und man habe daher eine Anzahl Kriegsgefangener aufgetrieben, um durch deren Transport dem Flug einen dienstlichen Charakter zu geben. Zapp würde drüben in ein gewöhnliches Kriegsgefangenenlager kommen. So ist es auch geschehen; er kam viel später als ich in die Heimat zurück, und wir haben dann nach dem Kriege in seinem schönen Haus in Ratingen Erinnerungen ausgetauscht, wobei der Captain nicht gerade gut wegkam. Zapp, der mir ein treuer und verläßlicher Freund war, ist leider früh gestorben.

Von den Mitarbeitern des Lazaretts hörte ich nur einmal. Ich wurde von Captain W. einem strengen Verhör unterzogen, warum ich verschwiegen hätte, daß unter meinen ärztlichen Mitarbeitern auch SS-Angehörige gewesen seien. Ich bestritt dies aufs heftigste. Als Erklärung für diese offensichtliche Fangfrage stellte sich heraus, daß zwei meiner Ärzte, Dr. Wilhelm Hundemer und Dr. Elmar Hellenthal, einen Fluchtversuch aus einem belgischen Lager gemacht hatten. Sie hatten sich aus Decken Zivilkleidung geschneidert, waren aber dann ergriffen und von dem johlenden Mob zurückgebracht worden. So waren sie in falschen Verdacht geraten. Beide waren ausgesprochene Gegner des Regimes und vor allem Hellenthal hatte mir durch laute, unzweideutige Bemerkungen über Hitler manche Probleme bereitet.

Es war für mich ein großes Glück, daß Captain W. gelegentlich Urlaub machte oder dienstlich verhindert war. Dann übernahm meine Betreuung ein Leutnant Bulmer, der in Wirklichkeit Bullock hieß, was ich allerdings erst nach dem Kriege erfuhr. Die Offiziere des Intelligence Service führten, soweit sie mit uns zu tun hatten, grundsätzlich Decknamen.

Bullock war ein älterer, hochgebildeter und liebenswürdiger Mann, mit dem ich sofort Kontakt hatte. Seine Mutter war Frankfurterin, und er lieh mir insgeheim die berühmten Frankfurter Geschichten von Friedrich Stoltze, so daß ich sogar geistige Nahrung hatte. Gegen eine schriftliche ehrenwörtliche Erklärung, daß ich keinen Fluchtversuch machen würde, ging er mehrmals mit mir in den zwanzig Minuten, die ich mich sonst allein auf dem Hof bewegen durfte, durch den herrlichen Park. So konnte ich mit vollen Sinnen die goldene Herbstfärbung der Bäume und die ersten Blüten im Frühjahr erleben. Unsere menschliche Beziehung war so nahe, daß er nach dem Kriege meine deutsche Anschrift suchte, die er zufällig auf einer Reise, die er im Auswärtigen Dienst machte, durch einen Kollegen in Singapore erfuhr. Es entwickelte sich ein Briefwechsel, der zu seinem Besuch in Würzburg führte, und es war mir ein wirkliches Bedürfnis, ihm und seiner Frau meine Dankbarkeit zu bezeugen. Bald darauf erlag er einem Herzleiden. Für mich war er ein Lichtstrahl von Menschlichkeit in einer sonst dunklen und kalten Atmosphäre.

Noch ein heller Schein fiel in meine Dunkelheit. Unsere englische Freundin Winifred Felce aus unserer Münchener Zeit, die Patin unserer Tochter Bärbel, bekleidete nun einen Offiziersrang in der Britischen Armee. Sie hatte von meiner Anwesenheit im Camp erfahren, setzte sich über alle kriegsbedingten Hürden hinweg, schickte mir ein Lebenszeichen und ermöglichte sogar ein Treffen im Hydepark, wobei der begleitende Captain unser Gespräch überwachte, was aber eigentlich auch gar nicht notwendig war. Das Wiedersehen mit einem Menschen aus der eigenen Welt und das pulsierende Leben um mich waren ein Erlebnis, von dem ich lange in meiner Zelle zehren sollte.

Im übrigen verliefen die Tage eintönig, einer glich dem anderen. Morgens wurde das Frühstück durch die Tür geschoben, dann pünktlich wieder Schlüsselrasseln mit der Aufforderung zu »exercises«, der genau zwanzig Minuten dauernde Spaziergang auf dem immer menschenleeren Hof; überhaupt habe ich in diesem halben Jahr niemals einen anderen Insassen des Lagers zu Gesicht bekommen. Während der zwanzig Minuten an der frischen Luft pflegte ich meine Figuren zu gehen und die Schritte zu zählen, lang, quer, schräg, Kreis, usw. Dann wieder das Schlüsselrasseln, mittags und abends durch die Tür die Verpflegung und dann die gedankenschweren Nächte, die sich in vielem nicht von den Tagen unterschieden.

Unterbrochen wurde diese Zeit durch eine Fahrt zum War Office. Ich wurde in einen eleganten englischen Zivilanzug gekleidet, in dem ich mir sehr merkwürdig vorkam, und fuhr mit einem Begleitoffizier nach der üblichen schriftlichen Erklärung hinein nach London. In einem Zimmer traf ich mit drei Herren zusammen, die mich – ganz gegen englische Art – freundlich mit Handschlag begrüßten. Es waren der Major General Monroe, der Beratender Chirurg beim Kriegsministerium war, also eine Stelle innehatte, die meiner früheren etwa entsprach, der bekannte Thoraxchirurg Tudor Edwards und ein baumlanger norwegischer Chirurg, dessen Name mir entfallen ist.

Es entspann sich eine sehr gelöste Unterhaltung über kriegschirurgische Fragen, bei der ich eine ziemlich schlechte Figur gemacht haben dürfte: Auf die Frage, ob wir Penicillin verwenden, mußte ich gestehen, daß ich von Penicillin noch nichts gehört hätte. 1928 von Sir Alexander Fleming entdeckt, war es bei den Alliierten schon seit 1940 in Gebrauch. Hiervon war die Kunde noch nicht zu uns gedrungen. Dies war ein klassisches Beispiel dafür, wie sehr wir während des Dritten Reiches von der Entwicklung der medizinischen Wissenschaft in der Welt abgeschnitten waren.

Tudor Edwards hielt das Verfahren der Entrindung (Decortikation) der Lunge für eine der größten Errungenschaften der Kriegschirurgie. Rechtzeitig durchgeführt, wird die Bildung der Empyemresthöhlen vermieden, die uns noch viele Jahre nach dem Kriege wie eine Seuche beschäftigten. Auf seine Frage nach unserer Meinung mußte ich erwidern, daß wir mit dieser Operation noch keinerlei Erfahrungen hatten. Trotz der Freude über die Unterbrechung meiner Isolierung für einige Stunden fuhr ich doch recht beschämt zurück, da ich selbst nichts gegeben, aber doch viel mitgenommen hatte.

Entscheidend für die weitere Entwicklung war für mich der Besuch eines hohen Offiziers des Intelligence Service, der sich offensichtlich ein Bild von mir machen wollte, und über eine Stunde ein eingehendes Gespräch mit mir führte. Dann fragte er mich, ob ich bereit sei, wieder zu arbeiten und ein Kriegsgefangenenhospital zu übernehmen. Sie hätten großen Ärztemangel, und es lägen Zehntausende von deutschen Kriegsgefangenen verstreut in englischen Lazaretten. Ich sagte sofort freudig zu, stellte aber zwei Bedingungen, worüber er zunächst erstaunt war. Zum ersten bat ich sehr dringend, mich wieder mit meinen Mitarbeitern zusammenzuführen, da ich in diesem Team die beste Arbeit würde leisten können, zum zweiten verlangte ich absolute ärztliche Selbständigkeit; dienstlich würde ich mich selbstverständlich einem britischen Armeearzt unterstellen, in ärztlichen Fragen dürfe es aber keine Bevormundung geben.

Er versprach, beides zu überlegen. Bei dieser Gelegenheit teilte er mir mit, daß ich hier eigentlich unnötigerweise zurückbehalten würde, um mich zu schonen, da ich sonst in ein Kriegsgefangenenlager hätte überwiesen werden müssen. Nach einigen Tagen erhielt ich die Nachricht, daß in Watford einem Vorort von London, ein großer Komplex mit Stacheldraht umzäunt würde und die Vorbereitungen zur Einrichtung eines zentralen Kriegsgefangenenhospitals getroffen würden. Ich möge noch etwas Geduld haben.

Nach dieser Zusage, der Hoffnung auf baldige Arbeit und das Wiedersehen mit meinen Kameraden, verflogen die letzten drei Wochen wie im Nu. Dann kam der Tag, an dem der Schlüssel wieder rasselte und ich mit einem Offizier gen Watford fuhr.

Watford und Swindon

Watford war das erste Kriegsgefangenen-Hospital in England. Es war in einem Gebäudekomplex untergebracht, der zuvor als Waisenhaus gedient hatte und bestand aus einer Anzahl solide gebauter Häuser, in deren Mitte ein stattliches Gebäude mit großem Refektorium lag. Dieser Raum sollte für uns nicht ohne Bedeutung werden. Er war mit einer prachtvollen Orgel ausgestattet, die unser Zahlmeister Goldmann – wir nannten ihn ›Johann Sebastian‹ Goldmann – meisterhaft zu spielen wußte. Oft saß ich dort, wenn unter seinen Händen Bachs Präludien und Fugen erklangen und empfand dankbar, wie diese Töne weit hinweg über den Stacheldraht in selige Gefilde führten. Mancher Kriegsgefangene fand sich hier ganz still ein, vom Helfer bis zum Kranken, und oft gesellten sich auch englische Soldaten hinzu. In diesem Raum und bei diesen himmlischen Klängen wurden alle zu einer großen andächtigen Gemeinde. Niemals hatte ich zuvor empfunden, wie sehr Musik erfüllt und trösten kann.

Bei meiner Ankunft war das Hospital von den Engländern mit aller Sorgfalt eingerichtet und für die Aufnahme von 750

Verwundeten vorbereitet worden. Der das Hospital umschließende Stacheldrahtzaun wurde von ›Guards‹ bewacht, die einem außerhalb der Umzäunung wohnenden Major unterstanden. Ein Colonel vom Medical Department, also ein Arzt, sorgte innerhalb des Hospitals für Ordnung, Organisation und Nachschub, der sowohl den ärztlichen als auch den rein pflegerischen Bedarf umfaßte.

In den ersten Tagen nach meiner Ankunft traf nun schubweise der größte Teil meiner alten Mannschaft ein, die man aus den verschiedensten Lagern herausgeholt hatte. Diese organisatorische Leistung war bei den bürokratischen Schwierigkeiten und auch Rivalitäten zwischen dem POW und dem Medical Department nur zu bewundern. Hier zeigte sich die ausgesprochene Bereitschaft der Engländer, alles zu tun, um den Verwundeten im Rahmen der Genfer Konvention die bestmögliche Hilfe angedeihen zu lassen.

Meine Freude, Ärzte, Schwestern und die übrigen Männer des Sanitätspersonals, das so treu in den schwierigen Brüsseler Tagen zu mir gehalten hatte, wiederzusehen, war natürlich groß. Alle hatten wohl das Gefühl, eine Gemeinschaft zu sein, die auseinandergerissen und nun wieder vereint worden war. Des Erzählens von dem in der Zwischenzeit Erlebten nahm kein Ende. Nun freuten sie sich alle, endlich wieder arbeiten zu dürfen.

Wenn ich an dieser Stelle einige Namen meiner ärztlichen Mitarbeiter nenne, so tue ich das in Dankbarkeit für ihre ärztliche Leistung unter menschlich schwierigen Bedingungen. Da waren Fritz Holle und Gerhard Heinrich, beide in München meine Doktoranden, heute emeritierte Professoren; Victor Struppler, als Schüler Lexers ein subtil arbeitender plastischer Chirurg, den der Tod schon früh von uns getrennt hat, Wilhelm Hundemer, der erfolgreiche Leiter der Brüsseler Nachbehandlungsabteilung, der temperamentvolle und genialische Internist Richard Duesberg, der allzu früh einem

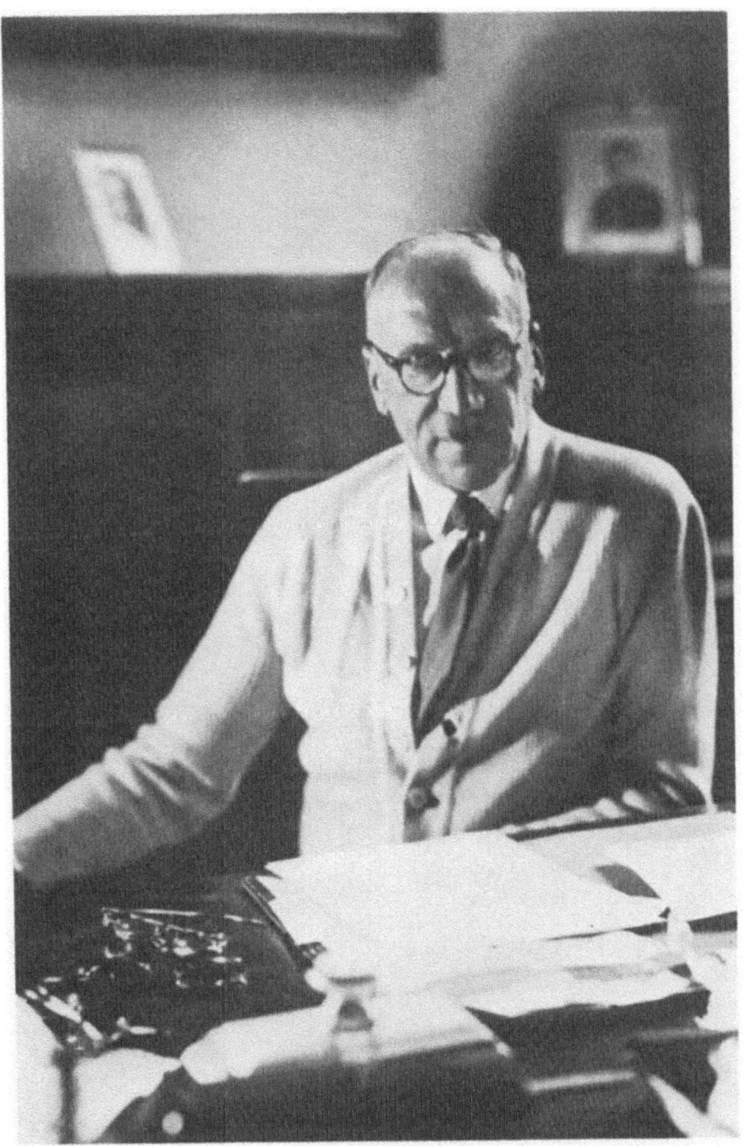

Abb. 21. Sauerbruch, wie ich ihn oft erlebte

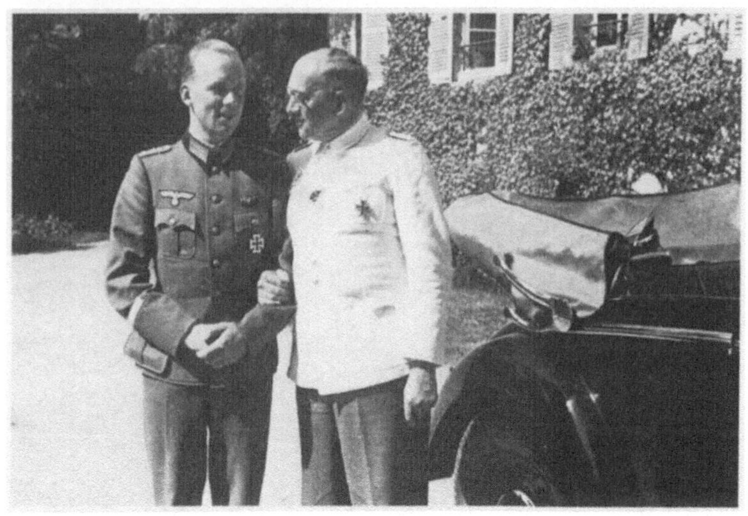

Abb. 22. Sauerbruch trifft seinen Sohn Peter in Frankreich 1940

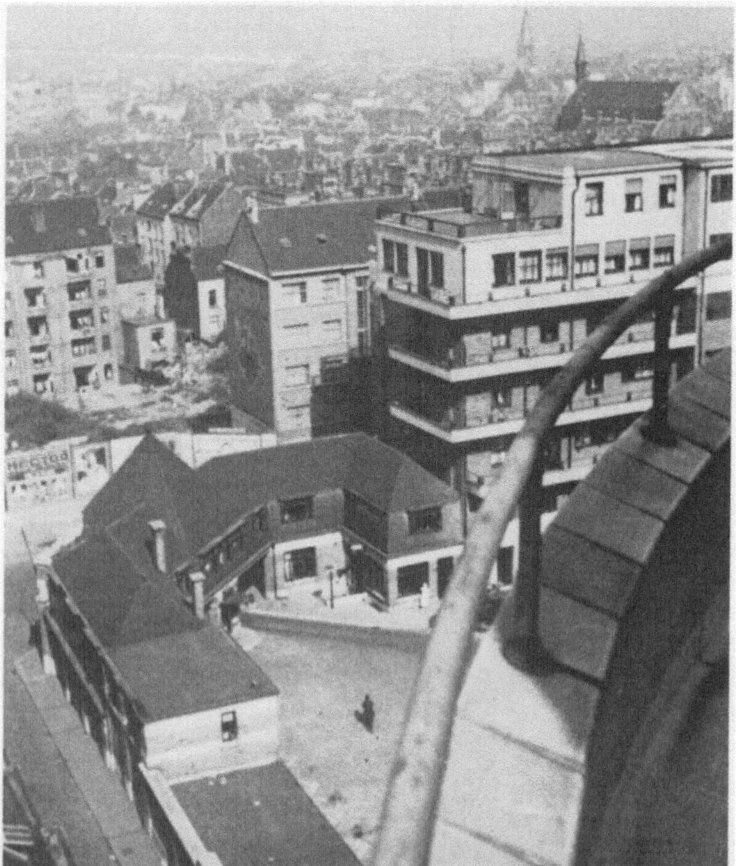

Abb. 23. Blick vom Brüsseler Institut Bordet auf St. Pierre, dazwischen der Hof, Ort dramatischer Ereignisse

schweren Herzleiden erlag, der Physiologe Wilhelm Schroeder, später Professor in Frankfurt, und der unermüdliche, liebenswerte Chirurg Elmar Hellenthal. Sie waren durchweg ausgeprägte Persönlichkeiten, die sich mit Würde und Haltung in das Unvermeidliche der Kriegsgefangenschaft fügten.

Die 750 Betten waren bald voll belegt, und es mangelte nicht an Arbeit. Das Schwergewicht unserer chirurgischen Aufgabe lag naturgemäß in der Wiederherstellungschirurgie. Empyem-Resthöhlen, chronische Osteomyelitiden, rekonstruierende Eingriffe an den Gefäßen und Nerven sowie Weichteilplastiken waren unser täglich Brot. Aber auch die Nachbehandlung von Schädelschüssen mit Trepanationen waren nicht selten.

Voraussetzung unserer chirurgischen Tätigkeit war eine ausreichende Ausstattung. Hier konnten wir uns über nichts beklagen.

Der ärztliche Kommandant des Hospitals, Colonel Panton, ist uns allen in bester Erinnerung geblieben. Ein älterer, großer, hagerer Mann mit englischem Schnurrbart und freundlichen Augen unter buschigen Brauen, war er so recht der Typ eines die Welt bereisenden Engländers, wie wir ihn uns vorstellen. Er hätte auch in der Eisenbahn mit einem gemusterten Plaid über den Knieen auf der Fahrt nach Garmisch sitzen können. Er war sehr korrekt, eher zurückhaltend und zu Beginn voller Mißtrauen. Das hatte seinen Grund darin, daß er zuvor ein italienisches Kriegsgefangenen-Hospital geleitet hatte, in dem das Instrumentarium nicht gepflegt wurde und verkam. So war es zunächst schwierig, von ihm über das dringend Notwendige hinaus chirurgische Instrumente zu erhalten. Erst nachdem er sich von der Zuverlässigkeit und Sorgfalt unseres Personals überzeugt hatte, wurde er zunehmend großzügig und lieferte, sicherlich unter beträchtlichen Schwierigkeiten, was wir beantragten, einschließlich wertvoller Trepanationsbestecke.

An dieser Stelle muß ich dankbar des guten Geistes unseres gesamten Operationsbetriebes, des ›San.-Feldwebel‹ Seitz, gedenken. Ich hatte mir diesen tüchtigen Mann für das Sonderlazarett in Brüssel gesichert, und er blieb auch in der Gefangenschaft der nimmermüde, treue Helfer. Seitz war an der Chirurgischen Universitätsklinik München unter Sauerbruch, Lexer und Magnus der für den Operationssaal verantwortlicher Pfleger gewesen. Dieser, an zentraler Stelle geschulte Mann, war für uns geradezu unersetzlich. In erstaunlicher Weise wußte er sich, immer zuverlässig und bescheiden, in Rußland und in der Gefangenschaft auf die primitiven Verhältnisse einzustellen. Er war ein Vorbild an Pflichttreue.

Colonel Panton war äußerst korrekt und sorgte dafür, daß entsprechend der Genfer Konvention die Patienten zu ihrem Recht kamen, insbesondere, daß die Bettwäsche oft genug gewechselt wurde. So haben es unsere Verwundeten in mancher Beziehung besser gehabt, als sie es wohl in der Heimat gehabt hätten ...

Im Laufe der Zeit wurde Colonel Panton, allerdings mit dem gebotenen Abstand, freundlicher und zugänglicher. Ich wurde jeden Morgen telefonisch davon verständigt, daß er auf dem Wege zu meinem Büro sei, und ich hatte ihn im weißen Mantel vor der Tür des Hauses zu empfangen. Im Stehen, sein Stöckchen unter dem Arm, pflegte er den täglichen Rapport und meine Wünsche entgegenzunehmen, griff dann an die Mütze und machte kurz kehrt. Nur selten kam es zu einem außerdienstlichen Gespräch.

Um so mehr war ich erstaunt, als an einem Montagmorgen der Colonel keinen Abgang fand und die Unterhaltung deutlich hinauszögerte. Plötzlich griff er in die Tasche und überreichte mir, etwas verlegen lächelnd, drei frische Eier, die er am Tage zuvor von zuhause mitgebracht hatte. Das war das deutlichste Anzeichen des Wohlwollens und entsprach für mich der Verleihung eines Ordens.

Einmal allerdings kam er aufgebracht in mein Büro gestürzt. Er warf mir ein Dutzend großformatiger Photographien vor die Füße, die im Konzentrationslager Belsen aufgenommen waren, und die von den Engländern entdeckten
Berge ausgemergelter Leichen zeigten. Es folgten leidenschaftliche Vorwürfe, die ich nicht entkräften und auf die ich
immer nur wiederholen konnte, daß ich selbst von Entsetzen
gepackt sei.

Der Sturm legte sich wieder, und die vertrauensvolle Zusammenarbeit zwischen uns blieb erhalten. Als der Colonel
gegen Ende unserer Zeit in Watford abgelöst wurde, bat er
mich, die deutsche Mannschaft antreten zu lassen, weil er ihr
Dank und Anerkennung für ihre Arbeit aussprechen wolle.
Er war ein Engländer alter Schule.

Die Stimmung der Verwundeten wurde deutlich gereizter,
je mehr wir uns dem Ende des Krieges näherten. Auseinandersetzungen politischer Art waren in Watford eine Seltenheit gewesen, in Swindon wurden sie erbitterter und oft
feindselig. Erstaunlicherweise hielten sie auch über die Kapitulation vom 7. Mai 1945 an. Aus anderen Kriegsgefangenenlagern kamen Nachrichten von Feme-Morden an Antinazis, die sich über Hitler abfällig geäußert hatten. Auch
ich sollte meine eigene Erfahrung machen:
Ein Feldwebel der Luftlandetruppen bat, mich unter vier
Augen sprechen zu dürfen. Er teilte mir mit, daß ein hoher
SS-Führer in der Uniform eines Gefreiten zur Zeit eine Feme-Organisation im Hospital aufbaue. Er sei auch an ihn mit
der Aufforderung herangetreten, sich dieser Organisation anzuschließen. Er habe zum Schein zugesagt und eine Liste mit
Namen derjenigen erhalten, die sich gegenüber dem Führer
und dem Dritten Reich abfällig geäußert hätten. Er übergab
mir die Liste, auf welcher mein Name mit Nummer eins bezeichnet stand. Für die folgende Nacht nahm ich mir zur Si-

cherheit den Sanitätsgefreiten Josef Sadzik mit in mein Quartier, einen treuen Oberschlesier, der sich für mich hätte totschlagen lassen. Ich habe ihn nach dem Kriege aus Polen nach Würzburg geschleust, wo er viele Jahre als Oberpfleger an der Chirurgischen Klinik fruchtbare Arbeit geleistet hat.

Am nächsten Tag ließ ich mich durch den Dolmetscher bei dem Major, dem die Bewachung des Lagers oblag, melden. Ich wurde durch den Stacheldrahtzaun zu ihm geführt und berichtete über den Vorgang mit dem Hinweis, daß ich noch nie jemanden denunziert hätte, daß aber im Hospital Ordnung und Sicherheit oberstes Gesetz sei. Ich bat ihn um Verschwiegenheit und diskrete Behandlung.

Am darauf folgenden Tag ließ er die Leichtverwundeten antreten und teilte den ›Gefreiten‹ einer Gruppe zu, die in ein anderes Lager verlegt wurde. So blieb der ganze Vorgang unbemerkt. Ich nutzte aber doch die Gelegenheit, alle darauf hinzuweisen, daß Politik in einem Hospital nicht am Platz sei und wir allein die Aufgabe hätten, den Verwundeten zu ihrer Genesung zu verhelfen. Von nun an herrschte einigermaßen Ruhe, wenn auch gelegentliche Reibereien mit fanatischen Nazis nicht zu vermeiden waren.

Es rückte die Weihnachtszeit heran, und das Sanitätspersonal erhielt die Erlaubnis, nach Unterzeichnung einer Erklärung, keinen Fluchtversuch unternehmen zu wollen, unter Führung eines englischen Wachsoldaten Spaziergänge außerhalb des Stacheldrahtes zu unternehmen. Duesberg beteiligte sich regelmäßig und berichtete glücklich, wie sehr er die Luft außerhalb eines Lagers genossen habe. Er hätte in den Fenstern Weihnachtsschmuck gesehen, und die Bevölkerung sei außerordentlich freundlich gewesen. Er riet mir immer wieder zu, mich doch an diesen Ausflügen zu beteiligen. Ich konnte mich dazu jedoch nicht entschließen. Wenn ich diese Weihnachtszeit und das Weihnachtsfest selbst auch ganz anders erlebte als im Jahr zuvor beim Schachspiel mit Alfred

Zapp, so hätten mich doch die erleuchteten Fenster, hinter denen Weihnachtsbäume standen, und die freundlichen unbeschwerten Gesichter der Einheimischen zu wehmütig gestimmt. Ich war fest entschlossen, mit geschlossenen Augen die Zeit meiner Gefangenschaft hinter mich zu bringen und mich keinerlei Gemütsbewegungen auszusetzen.

Zweimal besuchte mich in Watford unsere Freundin Winifred, der es als Offizier gestattet war, das Lager zu betreten. Sie brachte mir Hemden mit, die ich mir gewünscht hatte, da ich keine mehr besaß, und wir sprachen ein Stündchen von der Zeit, als der drohende Kriegsausbruch uns am Gardasee überraschte und veranlaßte, Hals über Kopf nach Hause zu fahren. Damals hatte meine Frau sie gebeten, die Patenschaft für unsere fünf Monate alte Tochter Barbara zu übernehmen.

Obgleich wir Gefangene waren und also die Freiheit entbehren mußten, war es keine schlechte Zeit. Unser ärztlicher Kollege und Kommandant, Colonel Sutton, ließ uns genügend Luft zum Leben. Duesberg, der Hobbygärtner war, legte einen großen Gemüsegarten an, den die Engländer bestaunten. In der Freizeit wurde viel gebastelt, schönste Schachfiguren geschnitzt, die am Stacheldraht von den ›Guards‹ gegen Zigaretten eingetauscht wurden. Einige von uns Ärzten schrieben Essays oder Gedichte, wie etwa Gerhard Heinrich, der darüber mit Hermann Hesse einen ergiebigen Briefwechsel führte, der bis kurz vor dessen Tod andauerte.

Die Möglichkeit, sich zu beschäftigen, war für jeden gegeben. Ich machte aber wieder die Beobachtung, die ich schon an mir selbst gemacht hatte: Auch die Haft im Lager scheidet die Menschen in zwei Gruppen. Entscheidend sind Charakter und innere Substanz. Männer, die nach Erziehung, Intelligenz und Bildung besondere Standfestigkeit bei äußeren Belastungen hätten vermuten lassen, verfielen in Hoffnungslosigkeit, Verstimmung und Reizbarkeit. Sie belasteten bei dem engen Zusammenleben die allgemeine Stimmung. Andere, die man für oberflächlich, primitiv oder auch für übermäßig sensibel gehalten hatte, überraschten dadurch, daß sie aus ihrem Schicksal das Beste machten und sich auch geistig oder handwerklich produktiv betätigten. Sie waren diejenigen, die das Barometer der allgemeinen Stimmung hochhielten.

Etwa gegen Ende März 1945 wurde das Hospital plötzlich nach Swindon verlegt. Es war kein erfreulicher Wechsel. Wir tauschten die fast behaglichen festen Gebäude gegen ein Barackenlager. Hier gab es kein Refektorium und keine Orgel, doch auch hier herrschte Sauberkeit und Ordnung. Von der Umwelt sah ich nichts, außer der Spitze eines Kirchturms, die mir fast 25 Jahre später als einzige Orientierungshilfe dienen sollte.

Entlassung

Zu Anfang des Jahres 1946 erhielt Duesberg die überraschende Nachricht, daß er in die Heimat entlassen werde. Überglücklich verabschiedete er sich, und wir ließen ihn mit allen guten Wünschen ziehen. Etwa zwei Wochen später erhielten wir von ihm einen verzweifelten Brief aus einem amerikanischen Kriegsgefangenenlager. Da sein Reiseziel Mainz war, mußte er die Grenze von der britischen zur amerikanischen Zone überschreiten. Hier wurde er von den Amerikanern automatisch in Arrest genommen und in ein Lager eingeliefert, das er allerdings nach verhältnismäßig kurzer Zeit wieder verlassen durfte.

Als ich Ende April 1946, ebenfalls völlig überraschend von
Swindon in die Heimat entlassen werden sollte, diente mir
das Schicksal Duesbergs als Warnung. Colonel Sutton ließ
mich kommen und drückte mir fast gerührt ein Zeugnis in
die Hand:

»Professor Wachsmuth has been German Commandant,
Camp Leader and Head Surgeon of 160 (P.W.) Military Hospital at Watford, Herts., and at Lydiard Park, Swindon,
Wilts., England since March 1945 to date. He is a most ex-
cellent, able and efficient Surgeon with a very pleasant manner with his patients which inspires their complete confidence
in him, very many of whom owe their lives entirely to his skill
and considerate care.

As German Commandant and Camp Leader, he has held
together the whole German Medical Staff of this Hospital –
maintained their morale under difficult and trying conditions
and represented their complaints and grievances in a most
fair and considerate manner.

As German Commandant he has supported me as O.C.
Hospital most loyally and upheld and carried out my orders
and instructions most implicity and honourably.

Professor Wachsmuth is being repatriated to Germany to
take up a Surgical teaching appointment at a German Uni-
versity to the regret of all British and German Staff at this
Hospital. I personally will miss him as a very able surgeon, a
very loyal and able administrator and as a friend.

I wish him the very best of good fortune and good health in
his new appointment and shall hope to see him again under
happier conditions.«

Colonel Sutton teilte mir zugleich mit, daß ich von der Militärregierung für einen Lehrstuhl an der Universität Bonn
angefordert worden sei und sofort abreisen könne. Wie ich
später hörte, hatte Redwitz den entsprechenden Antrag gestellt, der zum Erfolg führte.

Der Abschied vom Hospital fiel schwer, und auch die Patienten bezeugten mir ihre Dankbarkeit.

Trotz allem war es eine fruchtbare Zeit in Swindon. Wir hatten wohl tausende von Verwundeten durchgeschleust und vielen die Gesundheit wiedergeben können. Ich erhalte heute noch Briefe von Patienten, die sich dankbar der Behandlung erinnern und von ihrem weiteren Schicksal erzählen. Es war vielleicht mein größtes Verdienst, daß es mir gelang, die Entstehung einer Gefangenenpsychose in unserem Hospital zu verhindern und eine Atmosphäre des Vertrauens zu schaffen, die die Grundlage jeder ärztlichen Arbeit ist.

Fast 25 Jahre später führte mich mein in Cambridge wissenschaftlich arbeitender ältester Sohn an die alten Stätten. Ich sah das Waisenhaus in Watford, nun ohne Stacheldraht, mit leiser Wehmut das Refektorium, das mir eine so große seelische Stütze gewesen war und gedachte des inzwischen verstorbenen ›Johann Sebastian‹ Goldmann.

Das Lager in Swindon suchte ich vergebens. Erkundigungen im Ort führten zu keinem Ergebnis, bis mir der Pfarrer des Ortes erzählte, er habe gehört, daß wärend des Krieges ein POW-Lager auf einer Wiese unterhalb des Ortes gelegen habe. Wir fuhren zu der Wiese, auf der friedlich Kühe weideten. Es war wie eine Vision: keine Baracken, kein Stacheldraht mehr. Als ich den Blick auf den Kirchturm richtete, wußte ich, daß ich am richtigen Platz stand, daß die Spitze des Kirchturms das Ziel meiner Sehnsüchte gewesen und alles kein Traum, sondern Wirklichkeit und Vergangenheit war.

Die Fahrt in die Heimat wurde zu einem rechten Wechselbad. Nachdem mich Colonel Sutton mit großer Herzlichkeit, fast freundschaftlich verabschiedet hatte, mußte ich mich wieder als Kriegsgefangener fühlen, weil der schottische Wachoffizier mich vor die Entscheidung stellte, ihm meine

Reitstiefel zu überlassen oder beim Verlassen des Lagers von ihm ›gefilzt‹ zu werden. Es ist ganz erstaunlich, wie sehr man an den wenigen Habseligkeiten hängt, die man gesammelt und in seinem Koffer verstaut hat. Mein Hab und Gut bestand aus Zigaretten, einem von den Verwundeten kunstvoll geschnitzten und mir geschenkten Schachspiel, ein paar von Winifred gestifteten Hemden und mehreren Büchern, unter denen mir – neben medizinischen Werken – die Anthologie ›The Oxford Book of German Verse‹, einer meines Erachtens sonst nicht erreichten Auswahl deutscher Lyrik, am Herzen lag. Diesen Schatz konnten natürlich die Reitstiefel nicht aufwiegen, weshalb ich mich auch sofort von ihnen trennte. Der Bursche des Leutnants holte sie auch gleich darauf ab.

Am Morgen des 27. April 1946 meldete sich bei mir ein sehr gut aussehender und wohlerzogener junger Offizier, um mich nach Deutschland zu begleiten. Er sollte mich offenbar auf höheren Befehl vor allen eventuellen Gefahren, die unterwegs auf mich lauern könnten, bewahren. Wir fuhren zunächst nach London, wo er mich in der Wohnung seiner Eltern unterbrachte. Wir tranken Tee, und ich genoß die schön und kultiviert eingerichteten Räume. Zum ersten Mal fühlte ich mich wieder etwas frei und als zivilisierter und gleichwertiger Mensch. Dann ging es auf das Schiff, das voll von entlassenen Kriegsgefangenen war. Hier sollte sich mein britischer Schutzengel zum ersten Male bewähren. Der Kapitän des Schiffes forderte mich auf, den Koffer zu öffnen. Sofort schritt mein Begleiter ein und untersagte ihm das. Es gab eine ziemlich heftige Auseinandersetzung, denn der Kapitän war offensichtlich gewohnt, von allen Kriegsgefangenen den ihm geeignet erscheinenden Zoll zu erheben. Wir blieben Sieger in diesem Gefecht, und mein Koffer blieb geschlossen.

Als wir abends in Antwerpen ankamen, erklärte mir der Leutnant, es sei ihm zwar sehr unangenehm, aber er habe den strikten Befehl, mich über Nacht gesichert unterzubringen. So fuhren wir zum Gefängnis, wo ich in einer winzigen Zelle, in der ich kaum liegen konnte, die Nacht mit philosophischen Betrachtungen über das Auf und Ab des menschlichen Lebens verbrachte.

Am nächsten Tage ging es mit der Eisenbahn über den Rhein, und ich war endlich wieder in Deutschland. Über zweieinhalb entscheidende Jahre war ich nicht mehr hier gewesen, und diese Fahrt wurde für mich zu einem ergreifenden Erlebnis. Auf den Bahnsteigen der Bahnhöfe, wo dieser mit deutschen Kriegsgefangenen vollgespickte Zug hielt, waren Tische aufgestellt, hinter denen freundliche Frauen uns begrüßten und uns etwas zu essen und zu trinken reichten. Den hilfreichen Frauen sah man an, daß sie selbst Not litten oder Not gelitten hatten. Sie waren ärmlich gekleidet, hatten abgemagerte Gesichter, und doch merkte man ihnen die große Freude an, mit der sie die Zurückkehrenden begrüßten. Manch eine mag auf Mann oder Sohn gewartet haben.

Ich fühlte mich durch dieses sich immer wiederholende Bild willkommen geheißen und mit ausgebreiteten Armen aufgenommen.

Die Fahrt endete in einem Entlassungslager, durch das alle aus der Gefangenschaft entlassenen Soldaten geschleust wurden, um ihre Entlassungspapiere zu erhalten. Nach einem Blick in das Lager erklärte mir der Leutnant kummervoll, er müsse mich nun abgeben, wolle aber der Sicherheit halber meinen Koffer bei sich behalten, da ich ihn sonst noch ›verlieren‹ könnte. Er werde mich am nächsten Morgen nach der formellen Entlassung mit dem Koffer wieder abholen.

Ich kam in ein wahrhaftes Inferno. Hier herrschte eine zügellose Soldateska, als Offizier wurde man beschimpft und angespuckt; immerhin wurde ich nicht geprügelt. Vielleicht sahen sie bei mir von Mißhandlungen ab, da sie mich als Arzt wohl für einen Offizier minderen Ranges hielten. Ich war froh, wenigstens ein paar Stunden in einer einigermaßen ruhigen Ecke, die ich nach längerem Suchen gefunden hatte, auf dem Boden schlafen zu können.

Am nächsten Morgen stand ich in einer längeren Reihe an und hätte wahrscheinlich noch einige Stunden länger warten müssen, wenn nicht mein plötzlich erschienener ›Schutzpatron‹ mich aus der Reihe geholt und für die sofortige Abfertigung gesorgt hätte.

Vor dem Lager hielt der Leutnant einen in Richtung Bonn fahrenden Lastwagen an, verfrachtete mich und den Koffer, drückte mir die Hand, wünschte mir alles Gute und hoffte auf ein Wiedersehen. Leider ist mir in dem Trubel seine Adresse verloren gegangen, sonst hätte ich ihm für seine Hilfe von Herzen danken können.

So fuhr ich nun, den Entlassungsschein in der Tasche, nach Bonn und in die Freiheit.

In meiner alten Universitätsstadt Bonn angekommen, stellte ich zunächst fest, daß die Klinik, an der ich so lange gearbeitet hatte, eine Ruine war. Ich fand dann bald heraus, daß sie nach Bad Godesberg verlagert worden war und begab mich dorthin. Das Wiedersehen mit Professor von Redwitz, dem ich meine vorzeitige Entlassung verdankte, und der Oberschwester Mina Nöh war bewegend. Zu dem etwas zurechtgeschneiderten POW-Anzug schenkte sie mir einen Hut, den ein Luxemburger Kollege einmal vergessen hatte, und der mich nun völlig zum Zivilisten machte. Redwitz bot mir eine Oberarztstelle als Nothilfe an, die ich aber ablehnte, da ich erklärlicherweise die Sehnsucht hatte, möglichst bald nach Hause zu kommen. So ging ich mit einer Bescheinigung von Redwitz zum Einwohnermeldeamt, ließ mich eintragen, womit ich dort Einwohner geworden war. Im Hinblick auf die üblen Erfahrungen von Duesberg beim Erreichen der amerikanischen Zone schien mir das eine Voraussetzung für einen glatten Übergang zu sein. Ich sollte recht behalten.

Fruchtbare Jahre

Wieder daheim

Das Telegramm über meine Entlassung ging sofort an meine Frau ab. Ich meldete meine Ankunft für den nächsten Tag an. Damit war die Verbindung nach unendlich langer Zeit wieder hergestellt.

Die Fahrt von Bonn nach München verlief reibungslos, wenn mir auch die Kontrolle durch die amerikanische Militärpolizei einiges Herzklopfen verursachte. Wir hatten uns beim Kloster Schäftlarn verabredet, und so fuhr ich mit der Straßenbahn bis Grünwald, eilte über die Isarbrücke hinüber dem Kloster zu, als ich nicht weit von mir meine Frau erblickte, die das Gelände absuchte. Das Wiedersehen entsprach der zweieinhalbjährigen Trennung. Dann stellten wir uns gemeinsam an die Straße, um als Anhalter nach Icking zu kommen. Wir brauchten nicht lange zu warten; schon der nächste Wagen hielt, denn zur damaligen Zeit war jeder bereit, dem anderen zu helfen. So gelangten wir ohne weitere Schwierigkeiten zu dem Hause, wo meine Mutter und unsere drei Kinder mich glücklich und in verständlicher Aufregung empfingen.

Vom September 1939 bis Mai 1946 war ich von meiner Familie getrennt gewesen; sieben kostbare Jahre unserer jungen Ehe hatten wir verloren. Als ich nun nach Hause kam, waren die Söhne 13 und 14, unsere Tochter 7 Jahre alt. Sie kannte ihren Vater fast nur aus den Erzählungen ihrer Mutter. Um die Freude, sie heranwachsen zu sehen, war ich betrogen worden. Erst jetzt konnte ich anfangen, das Band des Vertrauens zu knüpfen.

Meine Frau hatte eine schwere Zeit hinter sich. Unsere Tochter erkrankte mit zweieinhalb Jahren an einer schweren Pneumonie. Als der Zustand lebensbedrohlich wurde und nur noch Bluttransfusionen Rettung bringen konnten, ein geeigneter Blutspender jedoch nicht aufzutreiben war, hatte mich meine Frau über meine Berliner Dienststelle benachrichtigen lassen. Ich war für zwei Tage nach München gefahren und spendete wiederholt Blut. Das Kind erholte sich daraufhin schnell.

Die Nächte hatte die Familie vorwiegend im Bombenkeller des Münchner Hauses zugebracht, das zunächst verschont blieb. Als meine Frau dann mit den Kindern nach Garmisch flüchtete, erkrankte der ältere Sohn Ernst Dieter bedrohlich an Diphtherie, und die ganze Familie zog in das dortige Lazarett, da auch der jüngere Bazillenträger war. Um den Bombenangriffen zu entgehen, wechselte die Familie später nach Icking in das Haus meiner Mutter. Hier waren sie einigermaßen in Sicherheit, wenn auch die alliierten Flugzeuge nach den Bombenangriffen auf München den Rest ihrer Ladung auf dem Rückweg wahllos in die Gegend zu streuen pflegten.

Etwa im Oktober 1944, als meine Familie bereits in Icking war, erhielt das Haus in der Widenmayerstraße den ersten schweren Bombentreffer, der die oberen Stockwerke und damit unsere Wohnung zerstörte. Dieser Zeitpunkt entspricht ziemlich genau dem Tag, an dem ich dem Captain W. ahnungslos meine verhängnisvolle Aussage machte.

Icking war keineswegs ein Erholungsaufenthalt. Meine Frau und die drei Kinder waren in einem kleinen Zimmer untergebracht und mußten sich entsprechend einrichten. Unter dem Bett meiner Frau lagen Gemälde und Familienbilder aus der Münchener Wohnung; Möbel, Teppiche, Porzellan, usw. waren nach Vorarlberg ausgelagert worden. Wir haben davon kaum noch etwas wiedergesehen.

Meine Frau machte das Beste aus der Situation. Sie ver-

suchte nach Kräften, den Vater bei der Erziehung der Kinder
zu ersetzen. Sie pachtete ein Stück Land, das sie selbst bear-
beitete; Gemüse, Obst und Kräuter kamen der ganzen Familie zugute. Da mein Gehalt gesperrt und sie daher mittellos
war, bastelte sie Puppen und Weihnachtsengel, deren Verkauf
ihr wenigstens ein kleines Einkommen sicherte. Dazu waren
die Bauern des Ortes meist hilfsbereit bei Arbeiten, zu denen
die Kraft eines Mannes unumgänglich war.

Beim Anrücken der amerikanischen Truppen war eine
schwierige Situation entstanden. Auf dem unmittelbar unterhalb des Hauses gelegenen Bahnhof hielt sich noch ein SS-
Trupp, so daß es dort zu einer Schießerei kam. Es war schwierig, den richtigen Augenblick zu erwischen, an dem man das
weiße Bettuch aus dem Fenster hängen mußte. Tat man es zu
früh, so kam man in Gefahr, von der SS erschossen zu werden; tat man es zu spät, drohten die Tiefflieger und die Maschinenpistolen der Amerikaner. Der wackere Bahnhofsvor-
stand Rappel gab das Signal, als er durch das Bahntelefon
nach Wolfratshausen telefonierte: »Sann scho da!«.

Bald darauf hämmerten zwei GI's gegen die Tür und meine
Mutter öffnete sofort. Zuvor hatte sie meine Familie in ihr
Zimmer eingesperrt. Draußen standen zwei junge, etwas
schlitzäugige Soldaten, die fragten, ob sie SS oder Waffen im
Haus versteckt hielte. Meine Mutter verneinte dies, doch sie
wollten das· Haus durchsuchen. Als sie das nach dem Tod
meines Vaters unverändert gebliebene Professorenzimmer
betraten, griff der eine nach einer silbernen Zigarettendose,
die auf einem kleinen Tischchen lag, und steckte sie verstohlen in die Tasche. Beide sahen sich neugierig um, betrachte-
ten die Bibliothek genau, worauf der eine laut und freudig
rief: »Oh, Immenjuel Kent!« und das Buch herauszog.
Schlagartig waren beide wie verwandelt, legten Stahlhelm,
Gasmaske und Waffen ab, erzählten, daß sie Philosophiestu-
denten in San Francisco seien, daß sie die deutsche Philo-

sophie verehrten und nach dem Kriege vielleicht in Deutschland studieren wollten. Sie bedankten sich dann sehr freundlich, und während sie das Zimmer verließen, legte der eine, ebenso verstohlen wie er es genommen hatte, das Etui wieder auf das Tischchen zurück. Der ›kategorische Imperativ‹ hatte offenbar gewirkt! Meiner Mutter war auch insofern ein Stein vom Herzen gefallen, als sie ihr gesamtes Bargeld in einem Buch versteckt hatte, das in derselben Reihe stand.

Umschau

Am Tage nach meiner Ankunft begab ich mich auf das Landratsamt in Wolfratshausen, wo ich eingebürgert und mir der Bescheid der Spruchkammer überreicht wurde, daß ich politisch nicht belastet sei, da ich ja niemals Parteimitglied gewesen war. Ich war froh, daß man mich bei der Beförderung übergangen und mich nicht zum Generalarzt gemacht hatte. Alle Generäle, gleich welcher Art, wurden zunächst in Lager gesteckt und mußten dort bleiben, bis ihre Unschuld nachgewiesen war. Das konnte ziemlich lange dauern. Es wurde glaubhaft versichert, daß die Alliierten auch den Generalintendanten des Theaters in Weimar verhaftet hätten.

Nun besaß ich Papiere und konnte auf die Suche nach einem neuen Anfang gehen. Ich stellte mich in Icking auf die Straße und wartete jeden Morgen, bis Professor Max Lange, der Münchener Orthopäde, mit seinem Wagen vorbeifuhr und mich mitnahm. Viele Besuche bei mir bekannten Kollegen waren vergebens, als ich die Aussichten sondierte, mich um ein soeben freigewordenes großes Krankenhaus in Oberbayern zu bewerben. Ein alter, sehr angesehener Chirurg, der sich sehr um mich bemüht hatte, als ich noch Beratender Chirurg beim OKH war, und der mir bei kurzen Besuchen in München stets einen Hasen oder ein Stück Wildbret von seiner Jagd zukommen ließ, zeigte mir nun die kalte Schulter und erklärte kurz und bündig, sie hätten in Bayern keinen Platz für mich, ich solle mir etwas in Preußen suchen. Sic transit gloria mundi!

Völlig überraschend kam eine Anfrage der Medizinischen Fakultät in Kiel, ob ich bereit sei, den dort frei gewordenen Lehrstuhl für Chirurgie anzunehmen. Ich glaube, daß ich vor allem Redwitz diese Empfehlung zu verdanken hatte. In Kiel wurde ich freundlich empfangen und machte beim Dekan der Fakultät meinen Besuch. Auch den früheren Inhaber des Lehrstuhls, Geheimrat Willy Anschütz, suchte ich auf, und er hieß mich herzlich willkommen; er würde sich freuen, wenn ich den Ruf annähme. Nicht der Anblick der Ruinen in Stadt und Kliniken veranlaßte mich, den Ruf abzulehnen, sondern die Rücksicht auf den von mir hochverehrten, aus seinem Lehrstuhl vertriebenen A. W. Fischer, den ich noch als Oberarzt aus der Schmiedenschen Klinik in Frankfurt kannte, und der wegen einer formalen politischen Belastung den Lehrstuhl verloren hatte. Der Lehrstuhl wurde dann nach meiner Absage durch Professor Warnke, einen Schüler von Anschütz, übernommen. A. W. Fischer hat mir sein Leben lang meine Absage nicht vergessen. Noch kurz vor seinem Tode wurde er zum Ehrenmitglied der Deutschen Gesellschaft für Chirurgie gewählt. Es war für ihn die angemessene Rehabilitierung.

Von Kiel zurückgekommen, fand ich die Anfrage vom Staatssekretariat in Tübingen vor, ob ich bereit sei, einen Ruf nach Tübingen anzunehmen. So machte ich mich auf den Weg nach Tübingen, wo mich Professor Erich Letterer, der bedeutende Pathologe, empfing und in seinem Haus unterbrachte. Er berichtete, daß der chirurgische Lehrstuhl nun besetzt werden müsse. Man hätte vor Monaten Theodor Nägeli, den ich ja noch aus Bonn kannte, gebeten, den Lehrstuhl kommissarisch zu vertreten, sei aber ohne Antwort geblieben. Eine endgültige Besetzung durch ihn sei nicht vorgesehen,

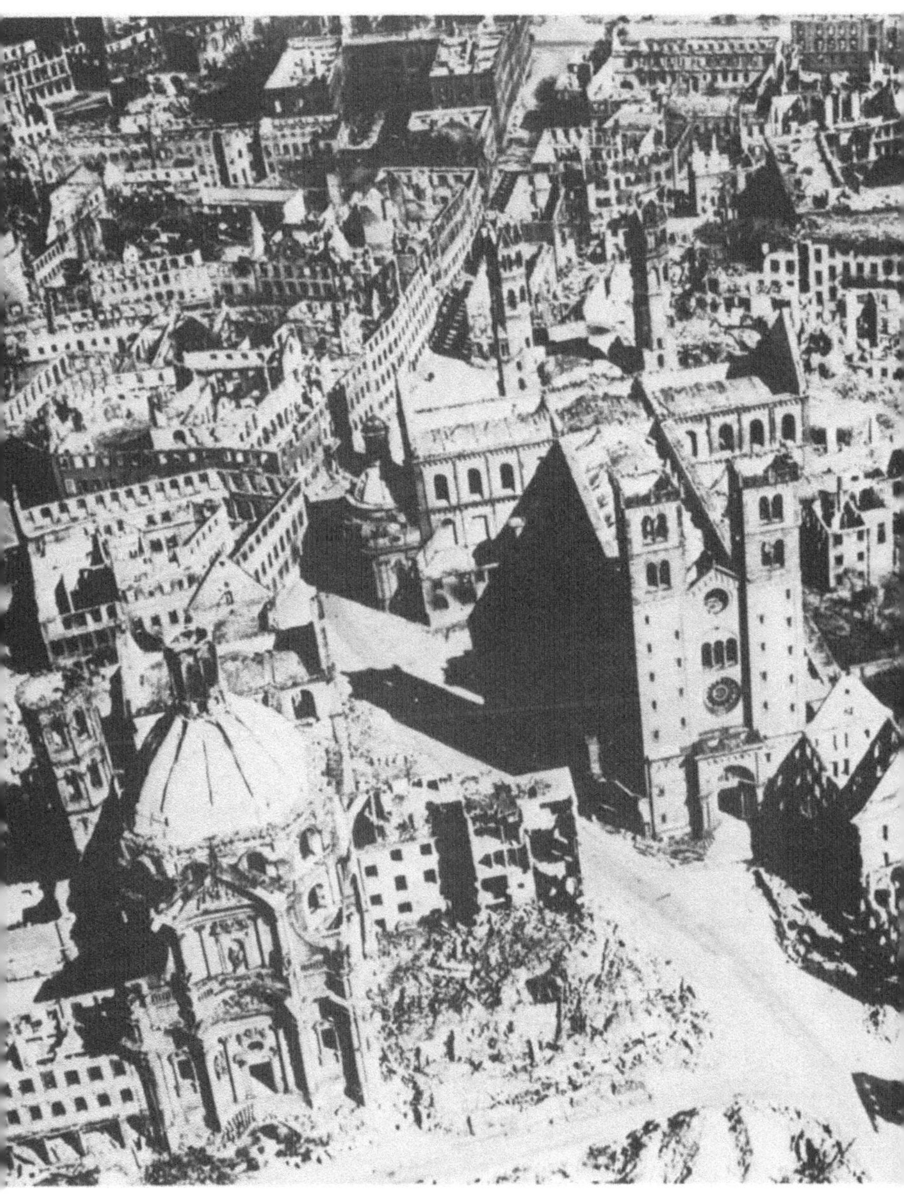

Abb. 24. Würzburg, das ›Grab am Main‹; 1946

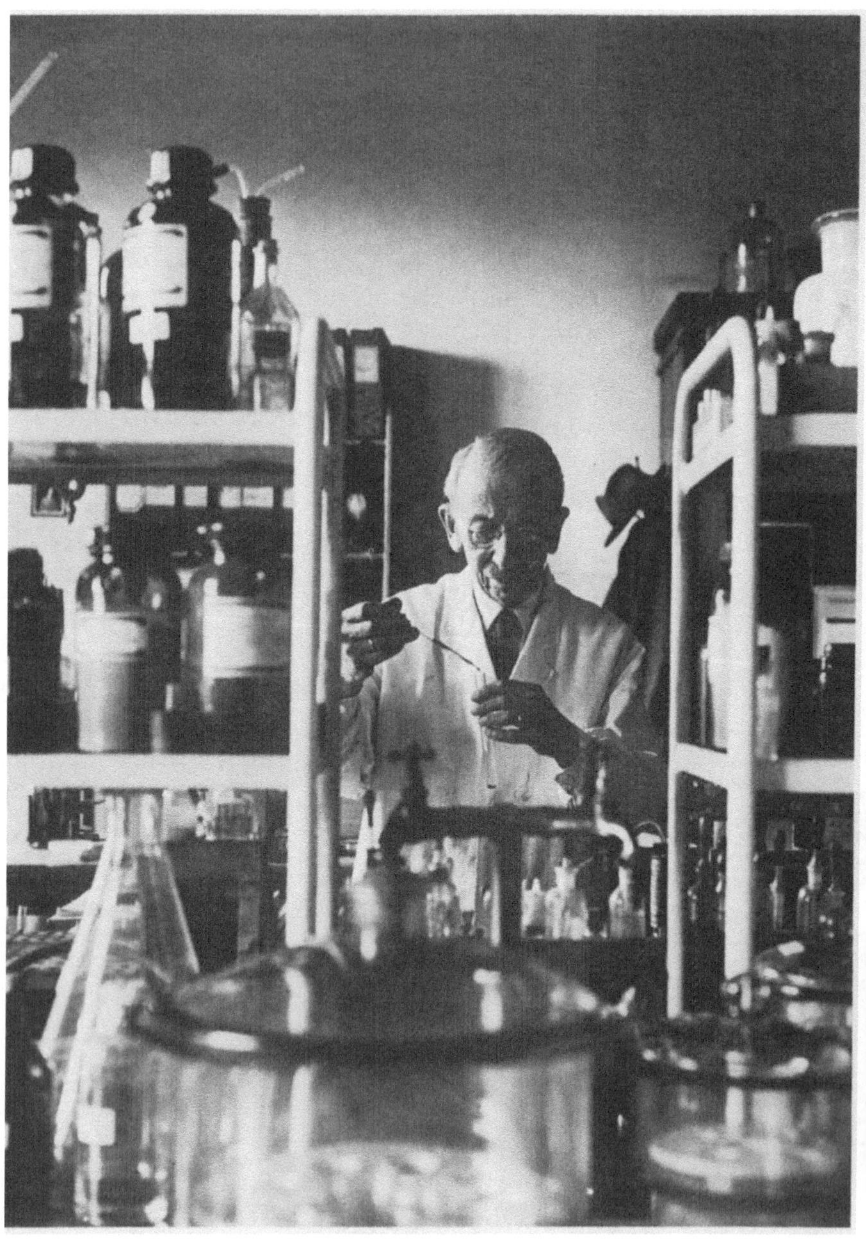

Abb. 25. Der über 80jährige Dankwart Ackermann in seinem Labor

und man wolle nun nicht länger warten. Ich begann meinen Rundgang zunächst beim Dekan, Professor Stock, der mir den Sachverhalt in der gleichen Weise schilderte. Dann besuchte ich in der Frauenklinik den namhaften Gynäkologen Professor Mayer, der ein wirkliches Original war. In höchst entgegenkommender Weise schlug er vor, mir die Hälfte seiner Operationssäle abzutreten, da die Chirurgische Klinik ja zerstört sei. Wir würden uns schon vertragen.

Daraufhin machte ich mich auf den Weg, den Psychiater Ernst Kretschmer, den Berg hinauf, in seiner Klinik zu besuchen. Als ich vor der Pforte stand, sah ich zu meinem größten Erstaunen Nägeli den Berg hinaufstürmen, der völlig unerwartet angekommen war, und den Abend zuvor bei dem französischen Universitätsoffizier Captaine Cheval getafelt hatte. Als Schweizer war er dort mit offenen Armen aufgenommen worden. Er fragte mich, was ich hier wolle, denn er gedenke, Professor Kretschmer seine Aufwartung zu machen. Ich tat das einzige, was ich unter diesen Umständen tun konnte, wünschte ihm alles Glück und begab mich in die Wohnung von Letterer, der über diese Situation sehr erschrocken war und mir zusicherte, die Fakultät werde an mir festhalten. Ich gab ihm die Krawatte zurück, die er mir mangels einer eigenen geliehen hatte, setzte mich in den Zug und fuhr wieder zurück nach Icking. Von dort sandte ich meine Absage nach Tübingen. Wie ich später hörte, verlangte der Franzose die Ernennung des Schweizers, und man bedauerte seitens der Fakultät den Verlauf. Damit war der Tübinger Traum ausgeträumt.

Ministerialdirektor Süß bestellte mich ins Kultusministerium, um mit mir über meine Berufung auf den Lehrstuhl der Chirurgie in Würzburg zu verhandeln. Er war ein kluger, sehr temperamentvoller aber auch etwas unberechenbarer Mann. Er war Jurist und als Rektor der Universität Erlangen ins Kultusministerium übergesiedelt. Von Bürokratie hatte er

nicht viel Ahnung, und seine Referenten haben oft verzweifelt den Kopf geschüttelt, wie er über Berufungen oder ähnli-
che Vorgänge verhandelte, und daß sie keine schriftlichen
Unterlagen bekamen. So stand ich im Ministerium vor seiner
Tür und wartete. Als er die Tür öffnete und mich offenbar für
einen Bittsteller hielt, wollte er sie sofort wieder schließen.
Ich stellte zum Vergnügen der Referenten, insbesondere des
Herrn Dr. Günter Olzog, der jetzt Verleger in München ist,
den Fuß in die Türspalte, worauf Dr. Süß erschrocken zu-
rückprallte.

Wir sprachen eine halbe Stunde miteinander, wobei ich die
Bedingung machte, daß die Berufung ordnungsgemäß durch
den Senat der Universität Würzburg zu erfolgen habe und
nicht auf dem politischen Weg. Mit dieser Aussicht konnte ich
zunächst einmal in Icking beruhigt abwarten. Nach kurzer
Zeit erhielt ich ein Telegramm des Rektors der Universität
Würzburg, ich möge mich noch etwas gedulden. Offenbar
war der Senat dabei, noch Gutachten über mich einzuholen.
Dann wurde ich nach Würzburg bestellt.

Würzburg

Es mangelte nicht an wohlmeinenden Stimmen, die mir dringend abrieten, von München in das völlig zerstörte Würzburg
zu ziehen, das keine Zukunft mehr habe. Die Aussichten, die
Würzburger Kliniken wieder aufzubauen, wären sehr fraglich, und von einem akademischen Betrieb könne in absehba-
rer Zeit keine Rede sein. So war ich sehr gespannt auf das,
was ich dort vorfinden würde.

Bei diesem ersten Besuch mitten in der Nacht stolperte ich
über Geröll hinweg durch die gespenstisch leeren und stock-
finsteren Straßen der toten Stadt. Außer einigen amerikanischen Soldaten, die in einem Jeep vorbeifuhren, waren die

über den Boden raschelnden Ratten die einzigen Lebewesen, welche die beklemmende Stille unterbrachen. Da ich das beleuchtete Gebäude, das von der Höhe durch die stockfinstere Nacht auf die Stadt herabstrahlte, irrtümlicherweise für das Luitpold-Krankenhaus hielt – es stellte sich am nächsten Tage als das Amerikanische Hospital heraus – so machte ich mich bergaufwärts auf den Weg dorthin. Auf halbem Wege bemerkte ich zur Linken ein beleuchtetes Schild: ›Ausweichstelle der Chirurgischen Abteilung des Juliusspitals‹. Die diensthabende Ordensschwester ließ mich auf meine Bitte ein, labte mich mit einem Becher Milch und wies mir ein leeres Bett zum Schlafen zu.

So begann mein erster Morgen in Würzburg in einem Krankenbett zwischen zwei Frischoperierten. Die Schwester machte mich darauf aufmerksam, daß sie mich sehr früh wekken müsse, da das Fräulein Dr. Bundschuh es gar nicht gerne sähe, wenn Krankenbetten mit gesunden Leuten belegt würden. Bis zur Visite müsse ich von der Bildfläche verschwunden sein.

Nachdem mich am frühen Morgen die Schwester geweckt hatte, trat ich hinaus auf das Flachdach des Hauses und hatte zum ersten Mal einen Blick auf den zu meinen Füßen liegenden Trümmerhaufen, in den die Stadt verwandelt war, die ich unmittelbar nach dem ersten Weltkrieg als Student kennen- und liebengelernt hatte. In die Erschütterung mischten sich bei diesem Anblick Zweifel, ob hier jemals wieder etwas Neues entstehen könne, das den Namen Würzburg verdiene, oder ob das erschreckende Wort vom ›Grab am Main‹ Wirklichkeit werden sollte.

Ein ganz kurzer Besuch der Klinik hinterließ einen in jeder Beziehung deprimierenden Eindruck, sowohl was den Zustand der noch stehenden Gebäude als auch den Stand der ärztlich-chirurgischen Versorgung betraf. Mein nächster Weg führte mich zu dem Physiologischen Chemiker, Professor

Ackermann, der als einziges Mitglied der Fakultät noch im Amt geblieben war. Dankwart Ackermann war ein Mann, an den wohl alle, die ihm begegnet sind, nur mit Liebe und Verehrung zurückdenken können. Bedeutend in seinem Fach – wir verdanken ihm die Entdeckung des Histamins – konnte sich niemand seiner Ausstrahlung entziehen. Er war der Typ des alten deutschen Professors, klug, humanistisch gebildet und an allen Fragen des Lebens bis in sein hohes Alter interessiert, suchte und fand er den Kontakt mit der Jugend, die seinen Wert richtig einzuschätzen wußte und seine Zuneigung aus vollem Herzen erwiderte. Im wahrsten Sinne eine Anima candida, strahlte er Güte aus, die jeder empfand.

Ackermann war verheiratet mit Marianne, Tochter des bekannten Physiologen Max von Frey, bei dem ich seinerzeit Examen gemacht hatte. Max von Frey war ein gestrenger Herr, ein Lehrer, der jedoch seine Studenten in Vorlesung und Praktikum für sein Fach begeistern konnte. Rein durch Zufall geriet ich an sein Grab auf dem Salzburger Friedhof und habe seiner gedacht.

Im Jahre 1978 hatte mir die Deutsche Gesellschaft für Chirurgie die Ernst-von-Bergmann-Gedenkmünze in Gold verliehen, und ich beschloß daher, eine Wallfahrt zum Grabe meines Lehrers Eugen Enderlen nach Salzburg zu machen, um ihm für das zu danken, was ich bei ihm gelernt hatte. In eisiger Kälte suchte ich fast vier Stunden nach dem Grab, und als ich die Suche schon fast aufgeben wollte sah ich den Grabstein mit der Aufschrift ›Max von Frey, Professor der Physiologie in Würzburg‹. Ich versprach ihm die Blumen, die ich für Enderlen mitgebracht hatte, für den Fall, daß ich innerhalb der nächsten 20 Gräber das Grab meines Meisters nicht finden sollte. Eines der nächsten Gräber trug dann den Namen Eugen Enderlens; so bekam er die Blumen.

Zurück zu Dankwart Ackermann. Er war ein leidenschaftlicher Bismarckianer und kannte jedes Wort, das dieser große

Mann gesagt oder geschrieben hatte. Der Geist der Nationalsozialisten war ihm von Grund auf zuwider, was bei seinem
Wesen nicht verwunderlich war. Der Partei beizutreten, hatte
er abgelehnt. Um so grotesker war es, daß der amerikanische
Universitätsoffizier es ablehnte, ihn als Dekan zu bestätigen,
da Ackermann in seinem Fragebogen angegeben hatte, bei
der geheimen Reichstagswahl 1930 die NSDAP gewählt zu
haben; ein typischer Beweis seiner Arglosigkeit.

Ackermann kannte mich länger als ich ihn. Er hatte mich
in Rostock als Kind ›auf den Knien gewiegt‹, wie er sagte, als
er Thierfelders als Student besuchte. Daran konnte ich mich
natürlich nicht mehr erinnern, wohl aber an die Jahre 1919
und 1920, als er noch im Untergeschoß des Physiologischen
Instituts wohnte und ich gelegentlich sein Gast war. Nun begrüßte er mich herzlich und schilderte mir die Einzelheiten
der derzeitigen Situation. Er sagte mir jede Hilfe für den
schwierigen Anfang zu.

Auch der Emfpang beim Rektor war freundlich. Er war
dankbar, für das verwaiste Klinikum nun einen Mithelfer zu
bekommen und bat mich, neben der Chirurgischen Klinik
zugleich das Direktorat des gesamten Luitpold-Krankenhau-
ses und der Frauenklinik zu übernehmen.

Trotz der ungeheuren Schwierigkeiten, die ich für die Entfaltung einer geregelten klinischen Arbeit vor mir sah, fuhr
ich doch befriedigt nach Icking zurück. Dem Kultusministerium teilte ich die Annahme des Rufes mit und bat um meine
Ernennung. Ich wurde gebeten, umgehend nach Würzburg
zu fahren und die Klinik zu übernehmen, da mein Einsatz
dort dringend notwendig sei. Allerdings könne ich zunächst
den Lehrstuhl nur kommissarisch vertreten, bis die Ernennungsurkunde ausgefertigt sei. Darauf wollte ich mich bei
den unsicheren Zeiten keinesfalls einlassen. Ich erklärte, meine Stellung in Würzburg erst antreten zu wollen mit der Ernennungsurkunde in der Tasche. Hier kam mir nun der Zu-

fall zur Hilfe. Mein getreuer Wessner, mit dem ich in den ›Krieg‹ nach Österreich gezogen war, hatte zum Widerstand in München gehört, und saß nun als Amtmann im Vorzimmer des Kultusministers Fendt. Ich wandte mich an ihn mit der Bitte um Hilfe, die Ernennungsurkunde umgehend unterschreiben zu lassen, und hatte sie nach 24 Stunden in Händen. So stand der endgültigen Abreise nach Würzburg nichts mehr im Wege.

Hier ergab sich als erste Schwierigkeit, ein Nachtquartier zu finden. Die Vertreterin des Springer-Verlags, Fräulein Zager, zugleich Verfasserin entzückender Kindergeschichten, brachte mich in einem kleinen Zimmer der Universitäts-Druckerei Stürtz notdürftig unter. Ansprüche durfte man in der damaligen Zeit nicht stellen, man mußte froh sein, ein Dach über dem Kopfe zu haben. Sodann ließ ich einige Zimmer im Dachgeschoß der Chirurgischen Klinik räumen, die dann über fünf Jahre der ganzen Familie als Wohnung dienen sollten. Als meine Frau in Würzburg eintraf, gingen wir durch die zerstörte Stadt, setzten uns beim Alten Kranen auf die Kaimauer und sahen zur Festung hinüber. Es war ein unbeschreiblicher, unvergeßlicher Augenblick, als wir uns sagten, daß unsere Wanderung ein Ende gefunden hatte, und daß wir nun nach so vielen Jahren nicht mehr getrennt leben müßten, sondern daß wir für uns und die Kinder endlich ein Zuhause gefunden hatten.

Die Beziehung zu dieser Stadt und die große Aufgabe, die hier auf jeden Helfer wartete, hatte mich keinen Augenblick zögern lassen, den Ruf nach Würzburg anzunehmen, und ich bin dieser Stadt treu geblieben. Ich hatte wohl auf den freien Lehrstuhl in Würzburg gewartet. Als mich Sauerbruch 1940 einmal scherzend fragte, welchen Lehrstuhl ich mir wohl am meisten wünschte, hatte ich ihm ohne Zögern geantwortet, daß Würzburg das Ziel meiner Träume sei.

Mitte August 1946 übernahm ich die Chirurgische Klinik, und als einziger im Amt befindlicher Klinikdirektor zugleich das Direktorat des Staatlichen Luitpoldkrankenhauses, ein Amt, das ich dann 18 Jahre innehaben sollte. Da zunächst an ein Unterkommen in der Klinik nicht zu denken war, zog ich vorerst in das gastfreundlich von der Druckerei Stürtz zur Verfügung gestellte Zimmerchen, in dem ich bereits bei meinem ersten Besuch gewohnt hatte.

Über den heute nicht mehr vorstellbaren Grad der Zerstörung gibt ein Bericht Auskunft, der von der Amerikanischen Militärregierung angefordert war. Ihm sind folgende Angaben zu entnehmen.

In den ersten Monaten des Jahres 1945 wurden durch einzelne Bombenabwürfe leichtere Fenster-, Dach- und Türschäden bei verschiedenen Kliniken und Instituten verursacht. Am 16. März 1945 wurden bei der Zerstörung der Stadt zu 85% auch die Kliniken und Institute stark in Mitleidenschaft gezogen. Vier Kliniken (Medizinische Poliklinik, Kinder-, Ohren-, Haut-Klinik) und fünf Institute (Pharmakologisches, Physiologisch-Chemisches, Hygienisches, Pathologisches und Erbbiologisches Institut) wurden völlig zerstört, die übrigen Gebäude wurden durch den Luftdruck der Sprengbomben stark beschädigt. Fenster, Türen und Dächer gingen in Trümmer, die Wände zeigten große Risse, die technischen und Versorgungsanlagen waren betriebsunfähig. Bei der kurz darauf erfolgten Besetzung Würzburgs wurden weitere Gebäude und Anlagen durch Beschuß zerstört oder beschädigt. Weiterhin wurden Einrichtungsgegenstände vernichtet und geplündert, wobei sich nicht mehr übersehen ließ, was von einmarschierenden Truppen, verschleppten Personen oder kriminellen Elementen der einheimischen Bevölkerung weggetragen wurde. Gleich nach der Besetzung, sobald sich die Verhältnisse etwas geklärt hatten, begann man mit Instandsetzungsarbeiten. Sie wurden zunächst durch ein Räumungskommando, das auf Anordnung der Militärregierung aus früheren Parteigenossen bestand, durchgeführt. Naturgemäß konnte es sich zunächst nur um behelfsmäßige Reparaturen handeln, um die ärztliche Versorgung der Zivilbevölkerung sicherzustellen. Durch die starke Zerstörung der Stadt fehlte es an allem Baumaterial, insbesondere an Fensterglas und Dachziegeln. Da es keine geeigneten Transportmittel gab, konnte auch von auswärts nur schwer Material herbeigeschafft werden. Zudem hemmte die schlechte Ernährungslage die Arbeitskräfte an stärkerem persönlichem Einsatz. So wurden im Jahre 1946 nur etwa 5% und 1947 etwa 8% der zerstörten Gebäude wieder einigermaßen funktionsfähig gemacht.

Der niederschmetternde Gesamteindruck wird vielleicht am besten verdeutlicht durch den Ausspruch eines niederbayerischen Landtagsabgeordneten, den wir mit dem Haushaltsausschuß des Bayerischen Landtages durch Kliniken und Universitätsgebäude führten. Typ eines Josef Filser mit rundem Hut und Pfeife im Mund, stand er sinnend vor dem Gebäude der stark beschädigten Neuen Universität und sprach die denkwürdigen Worte: »I moan, wia reiß'n des ganze Glump hier zamm und stöin's in Rengschburg wieder auf.«

Für den ärztlichen Betrieb war außer der Behebung von baulichen Schäden die Instandsetzung der Heizvorrichtung von großer Bedeutung, die auch in den noch nutzbaren Gebäuden ausgefallen war. Als man sie dann 1947 einigermaßen instandgesetzt hatte, verhinderte der Kohlenmangel eine für die Kranken ausreichende Beheizung.

Zu all dieser Not kam noch ein lebensbedrohlicher Mangel an den wichtigsten Einrichtungsgegenständen: Krankenhauswäsche, Decken, Betten, Matratzen, Bettfedern, Verband- und sonstiges Material, Tische, Stühle, Schränke, Polstermöbel, Eß- und Kochgeschirre fehlten ganz oder teilweise. Man fragt sich heute, wie es überhaupt möglich war, in diesen Rumpfkliniken im Jahre 1946 täglich 1170 und im Jahre 1947 durchschnittlich 1240 Patienten pro Tag zu versorgen. Dazu wurde die Zahl der ambulant behandelten Patienten in diesen beiden Jahren mit etwa 10 000 pro Jahr geschätzt. Die hohe Zahl erklärt sich aus den einströmenden Kriegsverletzten und dem großen Nachholbedarf bei erkrankten Zivilpersonen, die in den letzten Jahren nicht mehr behandelt werden konnten oder wollten.

Es zeigte sich, daß in dieser Not, die alle in gleicher Weise traf, keine Zeit blieb für Selbstmitleid oder zur Beschäftigung mit den eigenen seelischen Schwankungen. Vielmehr wuchs eine unvergleichliche Hilfsbereitschaft, und es entstand eine klassenlose Gemeinschaft, an die man in der heutigen Zeit des Wohlstandes nur mit Sehnsucht zurückdenken kann.

Unvergeßlich ist mir die Hilfe der Ordensschwestern, die auf Fahrrädern in die Umgebung fuhren, um Verbandsmaterial, Medikamente und Einrichtungsgegenstände zu erbitten und zu sammeln. Von seiten der amerikanischen Besatzungsmacht gab es zwar keine Schwierigkeiten aber auch keine Hilfe.

Die Amerikaner hatten ein strenges Verbot zur Abgabe von Penicillin an Deutsche erlassen, um einen schwarzen Markt zu verhüten. Nun hatte ich in meiner Klinik drei Buben, die unter schwerster septischer Knochenmarksentzündung litten, mit einer Aussaat von Abszessen in den ganzen Körper, die nur mit dem neuen »Wundermittel« Penicillin gerettet werden konnten. Nachdem meine dringenden persönlichen Bitten von allen militärischen Dienststellen schroff abgelehnt worden waren, setzte ich einen Brief in die Zeitung, der mir seitens der Amerikaner den Vorwurf einbrachte, ein amerikafeindlicher, unverbesserlicher ›Nazi‹ zu sein. Doch am nächsten Tag erschien bei mir ein junger Arzt, amerikanischer Captain, mit seinem Sergeanten und bat mich, die drei Buben selbst untersuchen und die Befunde ansehen zu dürfen. Nachdem er sich überzeugt hatte, betonte er, daß ihm sein ärztliches Wissen trotz aller möglichen disziplinären Folgen mehr bedeute als ein militärischer Befehl. Er kam jeden Tag, um selbst die Injektionen von Penicillin vorzunehmen; alle drei wurden gerettet. Ich habe dies meinen Studenten immer wieder als ein Vorbild ärztlicher Ethik vor Augen geführt: Humanität sollte keine Grenzen kennen!

Ein großes Hemmnis für die Aufnahme einer geregelten ärztlichen Tätigkeit lag darin, daß sich nach der Zerstörung der Stadt unzählige ihres Heimes Beraubte in die noch vorhandenen Räume des Luitpoldkrankenhauses geflüchtet und dort Quartier bezogen hatten. Zahlreiche Professoren waren mit Familie in die Krankenzimmer eingezogen, Geschäfte hatten sich hier etabliert und warteten die weitere Entwicklung ab. Auf der aseptischen Frauenstation der Chirurgischen Klinik etwa wohnten, auf einzelne Krankenzimmer verteilt, drei Professorenfamilien, und es bedurfte besonderer Vorsicht, um bei der täglichen Visite nicht aus Versehen in die Intimsphäre einer Familie hineinzugeraten. Ich erinnere mich sehr ungern der Konfliktsituation, in der ich mich befand, auf der einen Seite die Einsicht in die Not der Zugewanderten, auf der anderen Seite die Pflicht, Krankenbetten für die dringend behandlungsbedürftigen Kranken freizumachen. Allein mit dem Aufstellen von Krankenbetten auf den Gängen war der Not nicht abzuhelfen.

Da die Tore des Krankenhauses weit offen standen und nicht bewacht werden konnten, bestand eine ständige Fluktuation mit der Stadt. Obdachlose suchten sich ihr Nachtquartier oder baten in den Stationsküchen um Essen; Gesindel trieb sich auf den Gängen herum und benutzte jede Gelegenheit zum Diebstahl, und die Rudel von hungrigen Hunden aus Grombühl, die die Küchen belagerten, wurden zu einer wahren Plage.

Das allgemeine Chaos zwang uns zur Abwehr von Übergriffen von den verschiedenen Seiten. So verlangte das Arbeitsamt, bei jeder Einstellung eines Assistenten gefragt zu werden; das Wohnungsamt maß die Quadratmeterzahl der Assistentenwohnungen aus und wies Obdachlose ein; ein kommunistischer Facharzt aus der Stadt, der in dem allgemeinen Durcheinander großen Einfluß gewonnen hatte, plante die Umwandlung des Luitpoldkrankenhauses in ein Beleg-Krankenhaus für niedergelassene Ärzte; vom Juliusspital gingen Bestrebungen aus, sich die Institute am Röntgenring einzuverleiben. Der Kuchen sollte aufgeteilt werden! Es bedurfte ständiger Wachsamkeit, um das Ganze zusammenzuhalten!

Dies war um so schwerer, als die Spruchkammer und das CID (Criminal Investigation Department) in enger Zusammenarbeit mit immer neuen Vernehmungen, Anfragen und Anordnungen unaufhörlich den Betrieb störten. Als ich 1946 mit meinen Mitarbeitern in meinem Dienstzimmer das Weihnachtsfest feierte, für die meisten wohl das erste seit Jahren, hatte ich einige Flaschen Wein ›organisiert‹. Auf Grund einer Denunziation beim CID hatte das für mich tagelange Verhöre und Drohungen zur Folge, da der gesamte Wein von den Amerikanern beschlagnahmt war, und ich mich strafbar gemacht hatte.

Als ich wegen der ständigen Übergriffe um den Schutz des Ministeriums ersuchen wollte, mußte ich ein Visum des Universitätsoffiziers für eine Autofahrt nach München beantragen, das mir nach einigen Schwierigkeiten auch genehmigt wurde. Trotz eines großen Schildes mit dem Roten Kreuz und der Aufschrift ›Surgeon‹ wurde ich unterwegs von einer Patrouille angehalten und mit Maschinenpistolen bedroht. Nach genauer Kontrolle meiner Papiere und vor allem nach Durchsuchen meines Wagens nach ›Schnaps‹ durfte ich weiterfahren und war froh, als ich heil in München angekommen war.

Da die Militärregierung fast alle Assistenten entlassen hatte, mußte ich mit einem Minimum beginnen, und auch hier erlebte ich Enttäuschungen. Ein Stationsarzt starb an einer Überdosis Morphium, zwei andere wurden wegen Kokainschmuggels verhaftet. Trotz der großen Nachfrage war die Neueinstellung wissenschaftlicher Mitarbeiter in Planstellen äußerst schwierig. Sie mußten nicht nur politisch lupenrein, sondern auf Anordnung des Kultusministeriums auch bayerischer Abkunft sein. So gelang es mir, einen hochqualifizierten Mitarbeiter, Dr. Ernst Stenger, der in Berlin geboren und zunächst zweimal abgelehnt worden war, einzustellen, nachdem sich herausgestellt hatte, daß seine Eltern beide in Bayern geboren waren. Unter diesen personellen und materiellen Schwierigkeiten war ein klinischer Betrieb nur unter Aufbietung aller Kräfte und des guten Willens der Mitarbeiter möglich.

Langsam fand nun auch die Universität aus ihrem schweren Schockzustand ins Leben zurück. Daß dieses Auferstehen aus dem Nichts zielbewußt geleitet wurde, verdankt sie ihrem Rektor, dem Klassischen Philologen Josef Martin. Er legte Wert darauf, in alter akademischer Form gewählt und nicht etwa von der Militärregierung ernannt worden zu sein. Martin war eine ungewöhnliche Persönlichkeit. Er verband Weisheit, Abstand zu Querelen des Tages und Abgewogenheit des Urteils eines Historikers mit ungewöhnlicher Tatkraft und einem guten Teil pfälzischer Dickköpfigkeit. Das Geschick, mit dem er zwischen den sachfremden Forderungen der Militärregierung und den Reservaten einer akademischen Institution den schmalen Weg des Möglichen wanderte, war bewundernswert. Wenn er auch manche Härte, die seine schwierige Aufgabe mit sich brachte, mit freundlichem Humor glätten konnte, so blieben ihm doch unausweichliche Anfeindungen von seiten oft zu Unrecht entlassener Kollegen nicht erspart. So wußte er mit einer glücklichen Mischung von Toleranz und Energie Stein auf Stein zum Fundament des neuen Gebäudes zu setzen. Mit Recht kann man in ihm den zweiten Gründer der Universität sehen.

Ihm zur Seite als Direktor des Verwaltungsausschusses stand der stets hilfsbereite und liebenswürdige Zoologe, Waldemar Schleip, der noch nebenher die Anatomische Anstalt leiten und den Lehrstuhl vertreten mußte.

Rektorat und Verwaltungsausschuß wickelten ihre Geschäfte in einem kleinen Raum des Verwaltungsgebäudes im Luitpoldkrankenhaus ab, wobei der Rektor an einer Barriere den Geschäftsverkehr regelte. Als einziger Beamter stand für Rektor und Verwaltungsausschuß der Oberinspektor Alfred Büttner zu Verfügung, der sein Amt unermüdlich und mit Umsicht führte.

Während die übrigen Fakultäten bereits im Winterhalbjahr 1946/47 Vorlesungen ankündigen konnten und hierüber ein Vorlesungsverzeichnis erschien, war in der medizinischen Fakultät an akademischen Unterricht zunächst nicht zu denken. Abgesehen von den geschilderten äußeren Umständen und den Zwängen, vor allem die Grundlage für die ärztliche Versorgung von Kranken zu schaffen, war der Lehrkörper praktisch nicht mehr existent. Der ›Kahlschlag‹ der amerikanischen Militärregierung war radikal gewesen und hatte keineswegs nur morsche Bäume gefällt. Wegen Parteizugehörigkeit waren 1945 von 59 Dozenten insgesamt 54 aus ihren Diensten entlassen worden. Darunter waren untadelige Männer von großer wissenschaftlicher Bedeutung, die niemals Nationalsozialisten gewesen waren, deren rein formale Belastung der Militärregierung jedoch ausreichte, sie zu entlassen und ihre Wiedereinstellung zu verbieten. Ich denke etwa an den Dermatologen Karl Hoede, den Otologen Hermann Marx oder den Pädiater Hans Rietschel. Als ich den amerikanischen Universitätsoffizier im Gebäude der Militärregierung aufsuchte, um ihn zu bitten, Professor Marx, der als Angehöriger des ›Stahlhelm‹ automatisch in die SA eingegliedert worden war, wieder in seinen Lehrstuhl einzusetzen, warf mir der Captain eine medizinische Zeitschrift über den Tisch hin, ich möge mir aus den Stellenanzeigen einen ›Unbelasteten‹ aussuchen, er würde ihn für diesen Lehrstuhl sofort genehmigen.

Es war eine für mich peinliche, fast beschämende Situation, als ich ihm, dem bewährten und beliebten ›Papa Marx‹, mitteilen mußte, daß ich an seiner Stelle zum Direktor des Luitpoldkrankenhauses ernannt worden sei. Er machte es mir leicht, und unser Verhältnis blieb ungetrübt.

Der medizinische Lehrkörper vergrößerte sich in den nächsten Monaten durch das Eintreffen zweier neu berufener Ordinarien, des geistvollen Psychiaters Jörg Zutt und des charmanten und weltgewandten Gynäkologen Karl Burger, der zuvor Ordinarius in Budapest gewesen war. Der Physiologische Chemiker Dankwart Ackermann, gab uns die notwendige Starthilfe.

In der konstituierten Fakultätssitzung am 11. 1. 1947 eröffneten wir die Medizinische Fakultät mit den ordentlichen Professoren Zutt als Dekan, Ackermann, Burger und Wachsmuth, sowie dem außerplanmäßigen Professor für Zahnheilkunde, Hermann Wolf. Der Zoologe Schleip nahm als kommissarischer Leiter der Anatomie an der Sitzung teil. In den nun folgenden Sitzungen bestand unser ganzes Bemühen darin, den akademischen Unterricht wenigstens im Sommerhalbjahr 1947 aufzunehmen. Das galt nicht nur der kommissarischen und endgültigen Besetzung von offenen Lehrstühlen, sondern auch der Fürsorge für die Studenten, für die erst eine Bleibe geschaffen werden mußte. So entschlossen wir uns, unter Hintansetzung aller akademischen Vorstellungen, den Ehrendoktor der Medizin einem Industriellen zu verleihen, der uns durch eine Stiftung von hunderttausend Mark in den Stand setzte, eine große Wohnbaracke für etwa 200 Studenten aufzustellen. Sie fand ihren Platz zwischen Bau 6 der

Chirurgischen Klinik und dem Wirtschaftsgebäude, auf dem sich heute der Hubschrauberlandeplatz befindet. Der Dank der Studenten, die nun ein Heim besaßen, das viele von ihnen seit Jahren nicht mehr gehabt hatten, ihre Arbeitsfreude und der nun mögliche enge Kontakt zwischen Lehrern und Schülern war uns der beste Lohn. Daß die Anhäufung jugendlicher, nun wieder lebensfroher Menschen unmittelbar vor den Fenstern der Krankenstationen gelegentlich zu Reibungen führte, ließ sich nicht vermeiden. So konnte im Sommerhalbjahr 1947 auch die Medizinische Fakultät als letzte den akademischen Unterricht wieder aufnehmen und die Universität am 12. März 1947 ihre Wiedereröffnung feierlich begehen.

Die Feier fand in dem einzigen noch erhaltenen Saale der Stadt Würzburg, der Aula der alten Mozart-Schule statt. Zum ersten Mal war der Bayerische Staatsminister für Unterricht und Kultus, Alois Hundhammer, mit einigen Herren des Ministeriums von München herübergekommen und in Anwesenheit des streitbaren Würzburger Bischofs Ehrenfried, des Oberbürgermeisters Dr. h.c. Hans Löffler, der Spitzen der Behörden und zahlreicher Bürger eröffnete der Rektor die wiedererstandene Julius-Maximilians-Universität. Unvergeßlich, wie Rektor Martin die goldende Rektorkette aus der Hosentasche seines abgetragenen Anzugs zog. Es war der erste Atemzug der neugeborenen Universität. Wir alle waren uns darüber klar, daß dies kein Abschluß, sondern erst ein Anfang sein konnte, und daß noch viel Arbeit vor uns liegen würde.

Der Senat hatte mir den Festvortrag anvertraut, in dem ich zu Beginn an die großen Namen der Geschichte der Medizinischen und Naturwissenschaftlichen Fakultät erinnerte und darauf hinwies, daß das Bild ihres Lebens für uns in unserer Not Trost und Hoffnung bringe. Die meisten von ihnen hätten in kleinen, ja armseligen Räumen gearbeitet, wie etwa

Virchow in zwei Zimmern des ehemaligen Theatrum Anatomicum im Garten des Juliusspitals, dessen Hörsaal er mit Koelliker teilte. Ihre Leistungen zeigten uns, daß die äußeren Arbeitsbedingungen noch nie alleiniger Maßstab des Arbeitswertes gewesen seien, daß vielmehr oft das Gegenteil der Fall war: Beschränkungen nach außen führten zur Konzentration nach innen. Ich schloß meine Ausführungen über die Chirurgische Indikation mit dem Goethe-Wort: »Durch die Pendelschläge wird die Zeit, durch die Wechselbewegung von Idee zu Erfahrung die sittliche und wissenschaftliche Welt regiert.«

Ich habe es immer für einen Mangel an Takt gehalten, wenn sich bei einer Klinikübernahme der Nachfolger kritisch über den Vorgänger oder die Klinik selbst ausläßt. Daß zwischen dem aus Altersgründen aus dem Dienst scheidenden Alten und dem Jungen, der vital von seiner neuen Aufgabe erfüllt ist, Unterschiede vielfacher Art bestehen, ist unausweichlich. Mit dem Generationswechsel trifft eine progressive auf eine mehr konservative Betrachtungsweise, und es mag auch sein, daß der Vorgänger nach jahrzehntelanger mühevoller Arbeit die Klinik in den letzten Jahren etwas lockerer geführt hat. Hier ist Nachsicht und Verständnis, in jedem Falle Zurückhaltung am Platze. Ich habe es als geschmacklos empfunden, einen jüngeren Ordinarius als Nachfolger seines sehr viel bedeutenderen alten Lehrers, auf dessen Lehrstuhl berufen, in der Öffentlichkeit erklären zu hören, er müsse diesen ›Saustall‹ erst einmal ausräumen.

Derartigen Versuchungen war ich gar nicht ausgesetzt, da ich beim Antritt meines Amtes als Direktor der Chirurgischen Universitätsklinik Würzburg keinem Vorgänger begegnete. Dieser hatte den Rang eines SA-Standartenführers gehabt, war auf dem Parteiwege zum Ordinarius und Direktor der Klinik und dann zum Rektor der Universität ernannt worden. Nach dem Einrücken der Amerikaner hatte er sich in die bri-

176

tische Zone abgesetzt, um einer Bestrafung durch die Amerikaner zu entgehen.

So übernahm ich eine führerlose Klinik, denn der vertretende junge Privatdozent hatte weder die fachlichen noch die charakterlichen Voraussetzungen, um eine Klinik auch nur interimistisch zu leiten. Ich übernahm ihn für die erste Zeit, hatte dann aber große Schwierigkeiten mit ihm. Er verschwand bald nach Nahost, wo er kurze Zeit darauf aus ungeklärten Gründen starb.

Der Aufbau einer Klinik aus dem Nichts war eine mühselige und zeitraubende Aufgabe. Erst nach fünf Jahren lief alles so, wie ich es mir wünschte. Der Beginn war naturgemäß am schwierigsten. Eine große Hilfe war mir Fräulein Dr. Reta Pauls – jetzt die Frau des Kieler Ordinarius für Neurochirurgie, Hans-Peter Jensen, den sie an meiner Klinik als Assistenten kennengelernt hatte –, die ich an der Klinik vorfand und die genaue Personal- und Sachkenntnisse besaß. Mit weiblichem Geschick wußte sie viele Schwierigkeiten aus dem Wege zu räumen. Unersetzlich waren mir auch die Ordensschwestern, die unermüdlich Tag und Nacht mehr als ihre Pflicht taten und deren gleichmäßige Freundlichkeit auf die erregte Stimmung dieser Zeit wirkte.

Wie bei der Universität, so wurde auch hier in der Klinik Stein auf Stein gesetzt. Zunächst wurden die Stationen langsam von Klinikfremden geleert und für ihren eigentlichen Zweck hergerichtet. Trotz der Maurer, Handwerker, Installateure mußte der klinische Betrieb fortgeführt und durfte die Versorgung nicht beeinträchtigt werden.

Als nächstes folgte die Auswahl und die Schulung ärztlicher Mitarbeiter, deren Auswahl eine ganz besondere Bedeutung für die Leistung und den Geist einer Klinik zukommt. Ich glaube, in dieser Beziehung eine glückliche Hand gehabt zu haben, denn mit ganz wenigen Ausnahmen bin ich bis zum heutigen Tage mit allen in enger, zum Teil freundschaftlicher Beziehung geblieben. Fritz Holle und Gerhard Heinrich, beide Gefährten aus Krieg und Kriegsgefangenschaft, Gerhard Böttger, Gert Carstensen, Horst Gieseler, Helmut Hüner, Hans-Peter Jensen, Herbert Lang, Wolf Lutzeyer, Rudolf Schautz, Günter Viehweger, Claus Vorster, Albrecht Wilhelm sind mir zu Freunden geworden. Sie alle haben, je nach ihrer Veranlagung, beruflich Hervorragendes geleistet.

Ein geregelter Klinikbetrieb ist nur möglich, wenn eine klare, nicht aufdringliche Organisation besteht. Dazu gehört vor allem die Festlegung des Tagesablaufes. Ich habe mit gutem Grund an der morgendlichen Röntgenbesprechung festgehalten, wie ich es bei meinen Lehrern Enderlen und von Redwitz erlebt hatte: Zu Dienstbeginn versammeln sich alle Ärzte, nachdem sie zuvor kurz ihre Stationen besucht haben, wobei die Stationsärzte über Zugänge und Schwerkranke berichten. Dann werden vom Röntgenologen die Röntgenaufnahmen der letzten 24 Stunden demonstriert und dabei Diagnosen und Indikationen besprochen. Auf diese Weise ergibt sich nicht nur die Möglichkeit, vor allen ärztlichen Mitarbeitern die einzelnen Fälle zu diskutieren, sondern auch für die Chefs, Schwerkranke auf den einzelnen Stationen noch vor dem Dienstbeginn zu besuchen.

Nachmittags werden dem Oberarzt bei einer Krankenvorstellung sämtliche am nächsten Tag zur Entlassung kommenden und die zur Operation anstehenden Patienten vorgeführt. Jahrelang habe ich diese Nachmittagsvorstellungen selbst in der Hand behalten, bis ich sie an meine Oberärzte abgeben konnte.

Den Anspruch auf die Einhaltung von vorgeschriebenen Dienststunden gab es weder für mich noch für meine ärztlichen Mitarbeiter. In den 15 Jahren, die seit meiner Emeritierung vergangen sind, ist der ›Zeitgeist‹ gewaltig in die Medizin eingebrochen, wie ich meine, gewiß nicht immer im Sinne unseres ärztlichen Berufes und auch nicht zum Vorteil der Kranken. Wer Arzt werden will, sollte sich nicht in der Hoffnung auf große materielle Gewinne, sondern aus Überzeugung und Idealismus für diesen Beruf entscheiden. Ärzte sind eben keine Beamte mit Dienststunden oder Kaufleute mit Ladenschlußzeiten. Der gewissenhafte Chirurg kann seinen schwerkranken Patienten nach der Operation nicht einfach für eine Reihe von Stunden aus dem Kopf tun, seine Gedanken müssen ihn vielmehr begleiten, und er muß zur Verfügung stehen, wenn er gebraucht wird. Das heute so vielfach gestörte und beklagte Arzt-Patienten-Verhältnis kann nur dadurch wieder gesunden, daß das – nicht immer unberechtigte – Mißtrauen gegenüber dem Arzt durch Vertrauen ersetzt wird, das sich der Arzt allerdings erwerben muß. Auch wenn sich in den vergangenen zwei Jahrzehnten die Mentalität der Menschen geändert hat, auch wenn das Anspruchsdenken selbst die Kranken beherrscht, so bin ich doch der Überzeugung, daß ärztliche Fürsorge und menschliche Wärme nicht ohne Wirkung auf den Kranken bleiben werden. Es gibt tagtäglich genügend Beispiele dafür, daß die Ausstrahlungskraft eines guten Arztes stärker ist, als der zerstörende Einfluß einer sogenannten öffentlichen Meinung. Im Grunde bleibt doch die Beziehung zwischen dem Hilfe suchenden Kranken und dem Hilfe spendenden Arzt unabhängig von allen Zeitströmungen die gleiche.

Für die Erziehung der jungen Ärzte ist das Vorbild des klinischen wie auch des akademischen Lehrers entscheidend. Klinikchefs, die von einem zum anderen Kongreß reisen und ihren Oberärzten die Arbeit überlassen oder akademische Lehrer, die sich meist in ihren Vorlesungen vertreten lassen, eignen sich kaum als Vorbilder. Ich selbst bin während des Studiums und während meiner Ausbildung zum Chirurgen durch das Beispiel meiner Lehrer weitgehend geformt worden.

Der Begriff der ›Schule‹ wird heutzutage von vielen Seiten in Frage gestellt. Ich habe dazu als Präsident der 84. Tagung der Deutschen Gesellschaft für Chirurgie darauf hingewiesen, daß wir Chirurgen seit jeher ein starkes Gefühl für Tradition gehabt haben. Das mag zum großen Teil daran liegen, daß sich das Handwerkliche, das noch immer ein wesentlicher Bestandteil unseres Berufes ist, nicht ohne die Erfahrungen und Errungenschaften unserer früheren Meister denken läßt. So ist der Begriff der ›Schule‹ bei uns Chirurgen besonders ausgeprägt.

Der heutigen allgemeinen Nivellierungstendenz zum Trotze glaube ich, daß dieses Treueverhältnis zwischen Meister und Gesellen als Positivum in unserem Berufe zu werten ist, das wir uns bewahren sollten, denn es enthält ein wesentliches erzieherisches Moment. Es lehrt den Respekt vor der Leistung und den Erfahrungen des Älteren und die Verantwortung für das eigene Tun. Ärztliche und fachliche Entscheidungen des Meisters, den sich der Geselle selbst erwählt hat, bleiben oft für diesen, wenn er selbst zum Meister geworden ist, Maßstab über viele Jahre hinaus.

Die Geschichte der Chirurgie ist die Geschichte der Persönlichkeiten. Wohl verlangt die Forschung heute nach der zielstrebigen Zusammenarbeit von Spezialisten verschiedener Wissensgebiete. Es liegt aber im Wesen des ärztlichen Berufes, daß er ebenso wie in der Vergangenheit auch großer Kliniker bedarf, individuell geprägter Persönlichkeiten, die durch Wort und Tat beispielhaft für ihre Schüler sind, und deren ausstrahlende Kraft noch über Generationen hinaus spürbar wird.

Ich bedauere es, daß die große Vorlesung, um die uns die Amerikaner beneideten, so sehr an Bedeutung verloren hat. In ihr konnten die meist visuell veranlagten Medizinstudenten unvergeßliche Erinnerungsbilder sammeln über den Umgang mit dem Kranken und über die diagnostischen Untersuchungsmethoden. Heute, nach über 60 Jahren, sehe ich noch, wie der Frankfurter Polikliniker Strasburger sich über den Mund eines bewußtlosen, im Koma diabeticum befindlichen Patienten beugte, um den Aceton-Geruch festzustellen. Solche Eindrücke haften mehr als es bedrucktes Papier jemals könnte. Ich denke mit Freude an das Geben und Nehmen in der großen Vorlesung zurück, in der ich Gelegenheit hatte, die Jugend für unseren Beruf zu begeistern. Als sich anläßlich der 400-Jahrfeier der Universität im Jahre 1982 weit über 100 Staatsexamenskandidaten von 1952 mit ihren Frauen zu einem Treffen in meinem alten großen Hörsaal versammelten, um mit mir nach 30 Jahren Wiedersehen zu feiern, und meine Frau und mich in einer Pferdekutsche in langem Zuge durch die Stadt begleiteten, war mir das der Beweis, daß die Saat aufgegangen war, und ich war dankbar dafür.

Beim Aufbau der Würzburger Klinik war die Zusammenarbeit mit der Verwaltung von entscheidender Bedeutung. Ich habe während meiner ganzen Amtszeit als Direktor des Klinikums keinerlei Schwierigkeiten gehabt, vielmehr in allen Bereichen kräftige Hilfe gefunden. Das hatte seinen Grund darin, daß der Chef der Verwaltung des Klinikums mir unterstellt war. Gemeinsam mit dem Apotheker und dem Leiter des Technischen Betriebes fand wöchentlich einmal eine Besprechung statt, bei der wir über den laufenden Betrieb sprachen, Wünsche erörterten und etwaige Meinungsverschiedenheiten ausräumten. Ich glaube, daß dies die beste Form der Abstimmung zwischen ärztlichen Erfordernissen und verwaltungstechnischen Notwendigkeiten ist. Nur auf diese Weise können die vielerorts beklagten Querelen und sachfremden Übergriffe vermieden werden.
Die Haushaltsmittel wurden von der Universität dem Krankenhaus-Ausschuß global überwiesen, in dem die Klinikdirektoren sich über die Verteilung an die einzelnen Klini-

ken kollegial verständigten. Das war nicht immer einfach, führte aber letzten Endes immer zu einer gütlichen Einigung.

Heute hat die Verwaltung der Kliniken weitgehend an Bedeutung verloren, die zentrale Gewalt liegt beim Kanzler der Universität, den es zu meiner Zeit noch nicht gab. Damit mußte offenbar den in vielfacher Hinsicht veränderten und komplizierteren Verhältnissen Rechnung getragen werden.

Als ich die Chirurgische Klinik im August 1946 übernahm, gab es noch keinerlei Einrichtungen für die Nachbehandlung von Operierten oder die konservativ behandelten Patienten. Ich habe oft erlebt, daß gerade große Chirurgen nach einer geglückten Operation ihre Aufgabe mit der letzten Naht als beendet ansahen und sich nur wenig um den weiteren Verlauf – soweit es sich nicht um chirurgische Komplikationen handelte, sondern um die funktionelle Wiederherstellung – kümmerten. Der bestgelungene operative Eingriff ist für den Patienten wertlos, wenn nicht auch die bestmögliche Wiederherstellung der Funktion die Behandlung abschließt. Das gilt vor allem für die Chirurgie der Gliedmaßen, aber auch die Eingriffe an Brustkorb und Bauch bedürfen aller Sorgfalt, um postoperative Komplikationen zu verhüten und eine möglichst vollständige Funktionsfähigkeit zu erreichen.

In der heutigen Zeit sind diese Erwägungen eine Selbstverständlichkeit, und eine gezielte Krankengymnastik gehört zu jedem modernen Krankenhausbetrieb. Vor rund 40 Jahren war dem aber keineswegs so. Als ich 1940 in Waterloo bei Brüssel ein Zentrum für die krankengymnastische Behandlung von Verwundeten einrichtete, in dem zum ersten Mal das, was man heute als Versehrtensport bezeichnet, betrieben wurde, konnte ich mich von dem Segen dieser Behandlungsart auf Körper und Geist der Kranken überzeugen. In Würzburg gelang es mir, die erfahrene, umsichtige und tatkräftige Krankengymnastin Ursula Guse zu gewinnen, und aus kleinsten Anfängen, zunächst in einem Laboratorium, dann in immer größeren Räumen, eine Nachbehandlungsabteilung aufzubauen. Im Laufe der Jahre kamen weitere Stellen hinzu, so daß langsam ein für die Klinik ausreichender Bedarf an Krankengymnastinnen gedeckt werden konnte. Den Abschluß bildete die Errichtung einer Berufsfachschule für Krankengymnastik, die nach sorgfältiger Planung im Anschluß an die Chirurgische Klinik in einem weiträumigen Neubau entstand, der 1967 eingeweiht werden konnte. Bei der Entwicklung und der Überwindung vielfacher Schwierigkeiten war die jetzige Leiterin, Erika Hoffmann, eine unersetzliche Hilfe. Dank ihrer Tätigkeit hat sich die Schule einen allseits geachteten Ruf erworben, wofür die jährliche Anmeldung von rund 2000 Schülerinnen der beste Beweis ist.

Die nächste vordringliche Erweiterung meiner Klinik war die Errichtung einer neuartigen, wohlausgewogenen klinischen Arbeitsstätte für Thoraxchirurgie. Ihren Ausgangspunkt nahm die Idee im Herbst 1944 in London, als ich auf die Frage des bedeutenden englischen Thoraxchirurgen Tudor Edward über meine Erfahrungen mit der Decortikation, das heißt der frühzeitigen operativen Entrindung der Lunge nach Brustschüssen mangels Erfahrungen nicht antworten konnte. So war eine meiner ersten Bestrebungen nach der Übernahme der Klinik im Jahre 1946, einen erfahrenen und einen aktiv zupackenden Thoraxchirurgen zu suchen, zumal die Empyemresthöhlen zu einer wahren Nachkriegsplage und die Tuberkulose zu einer Volksseuche geworden waren. Auch die Tumoren der Lunge und des Mittelfells bedurften einer speziellen Behandlung.

Ich warf meine Netze aus und hatte Glück. Schon im September 1949 kam Hans-Joachim Viereck, der in der Heilstätte Rohrbach bei Heidelberg ausgebildet worden war, an die Klinik und begann tatkräftig mit der Arbeit, die zunächst räumlich auf eine Station der Klinik beschränkt war. Im Herbst

1951 gelang es uns, einen Mäzen zu finden, der unserem Wunsch nach einem angemessenen Haus für dieses chirurgische Spezialfach aufgeschlossen war. Der Chef der Landesversicherungsanstalt Unterfranken, Dr. Gotthold Wahl, war eine ungewöhnliche und mannhafte Persönlichkeit, die Klugheit und Weitsichtigkeit mit Standfestigkeit verband. Er ließ sich von der Notwendigkeit eines geordneten thoraxchirurgischen Betriebes überzeugen und stellte dem Kultusministerium die unerläßlichen Mittel für das Haus zur Verfügung.

Als die Finanzierung gesichert war, wurde mit dem Bau Anfang 1952 begonnen, und im Februar 1954 zogen die ersten Kranken in ein ruhiges, schön gelegenes und zweckmäßig angelegtes Haus ein. Im ersten Jahr wurden hier bereits über 500 Kranke versorgt.

Nachdem zunächst etwa drei Viertel Tuberkulöse gegenüber einem Viertel anderer, insbesondere eitriger und maligner Erkrankungen des Thorax und der Lunge behandelt worden waren, verwandelte sich mit dem Nachlassen der Tuberkulose das Verhältnis ins Gegenteil. Es war eine Einrichtung entstanden, die insofern einzigartig war, als sie auch die chirurgische Tuberkulosebehandlung, die zuvor ausschließlich Domäne der Heilstätten gewesen war, an die Universität band. Dies schien mir für die akademische Lehre von erheblicher Bedeutung.

Als meine nächste Aufgabe sah ich es an, die sich innerhalb der Chirurgie bildenden und Selbständigkeit beanspruchenden Spezialfächer im Rahmen der Klinik zu entwickeln.

In den ersten Jahren war ich wegen des Fehlens eines Neurochirurgen gezwungen, die Neurochirurgie im Rahmen des mir Möglichen selbst zu versorgen. Das konnte sich naturgemäß nur auf einen kleinen Ausschnitt erstrecken, wie etwa die Chirurgie der peripheren Nerven oder Diskushernien. Ich hatte während des Krieges eine große Anzahl von Laminektomien durchgeführt und konnte daher diese Fälle mit Erfolg

operieren. Da ich mir aber meiner eigenen Unzulänglichkeit
voll bewußt war, nahm ich die Anregung unseres Psychiaters
Jörg Zutt mit Erleichterung an, einen geeigneten Neurochir-
urgen zu suchen. Auf seinen Vorschlag wurde Dr. Joachim
Gerlach, der als Neurochirurg in Buch bei Berlin und im
Stadtkrankenhaus Schleswig-Stadtfeld gearbeitet hatte, als
Assistent in die Klinik berufen. Unter seiner Leitung wurde
zunächst eine Abteilung eingerichtet, die sich im Laufe der
Jahre zu einer selbständigen Neurochirurgischen Klinik ent-
wickelte.

Es folgte die Einrichtung einer Urologischen Abteilung, die
zunächst von Wolfgang Lutzeyer, dem derzeitigen Ordinarius
für Urologie in Aachen, und nach einigen Übergängen von
Hubert Frohmüller geführt wurde, der seine Ausbildung an
der Mayo-Klinik in Rochester erhalten hatte. Unter seiner
Leitung wurde sie kurz nach meiner Emeritierung als Urolo-
gische Universitätsklinik selbständig.

Auch die für die heutige Chirurgie so notwendige Abteilung für Transfusionsmedizin und Immunhämatologie wurde
gegründet. Sie wird von Dieter Wiebecke geleitet, der nicht
nur den Chirurgen unschätzbare Dienste leistet.

Der Aufbau einer selbständigen Anästhesie begegnete er-
heblichen Schwierigkeiten und konnte nur langsam, aber
zielstrebig verfolgt werden. So stellte ich auf Empfehlung des
Mainzer Internisten, meines Freundes Richard Duesberg, zunächst Karl Heinz Weis als Assistenten für die Leitung einer
neuen Abteilung an der Chirurgischen Klinik ein. Erst all-
mählich, nach seiner Habilitation wurde es möglich, eine
sinnvolle, alle Kliniken übergreifende Institution zu schaffen,
nachdem die Leiter der anderen Kliniken von der Zweckmäßigkeit überzeugt worden waren. Daß heute ein selbständiges
Institut für Anästhesiologie an der Universität Würzburg besteht, ist der überzeugenden Leistung von Karl Heinz Weis zu
danken.

Ich hatte eine im alten Stil undifferenzierte Klinik übernommen und übergab meinem Nachfolger Ernst Kern eine Klinik, die entsprechend der allgemeinen Entwicklung der Spezialisierung durch die Verselbständigung der inzwischen gewachsenen Fächer Rechnung trug. Ich bin sehr glücklich, daß er dieses Ziel weiter verfolgt und auch die formelle Anerkennung des Ministeriums Jahre nach meiner Emeritierung erreicht hat.

Meine Klinik hatte ich noch geführt als Primus inter pares, wie es früher üblich war, also als Chef der ganzen Klinik, wobei ich den Leitern der Spezialabteilungen freie Hand ließ. Wenn ich trotzdem in der gesamten Klinik meine Visite machte, so geschah dies nicht etwa, um die Arbeit zu kontrollieren, sondern weil ich es für notwendig hielt, allen Assistenten der Klinik einen Gesamtüberblick über die Chirurgie zu ermöglichen.

Nach der Erhebung der Abteilungen zu selbständigen Kliniken besteht diese Möglichkeit nicht mehr. Ich sehe darin einen Nachteil, der sich nun nicht mehr rückgängig machen läßt. Der als Ersatz immer wieder gepriesene Wechsel der Assistenten bleibt eine Utopie, da etwa die in der Urologischen Klinik Arbeitenden eben Urologen werden wollen und sich auf dieses Ziel konzentrieren. Das gleiche gilt für die anderen Fächer. So werden an der Universität vorwiegend Spezialisten ausgebildet auf Kosten des Nachwuchses in der allgemeinen Chirurgie. Aber gerade die Allgemeinchirurgen braucht man in den mittleren und kleinen Krankenhäusern, und es ist daher kein Wunder, daß diese ihren Nachwuchs an Chefärzten lieber aus den allgemeinen großen Krankenhäusern als aus der Universität holen.

Es wäre unsinnig, sich der zunehmenden Spezialisierung zu widersetzen, die ja nicht nur in der Chirurgie und nicht nur in der Medizin, sondern auf allen Gebieten der Wissenschaft und Technik zu beobachten ist. Nur durch Spezialisierung werden Höchstleistungen möglich, und doch ist gerade in der Medizin der ›Verlust der Mitte‹ zu bedauern. Der Ruf nach dem guten alten Hausarzt, der alles Notwendige wußte, und immer helfen konnte, wird immer lauter und immer wirklichkeitsfremder. Vielleicht gilt hier wirklich der Satz Platos, daß das Ganze mehr ist als die Summe der Teile.

Im Herbst 1957 war Werner Forßmann für einige Wochen Gast unserer Klinik. Er hatte 1929 im Selbstversuch die erste Sondierung des Herzens durchgeführt und für diese Tat 1956 den Nobelpreis erhalten. Die auf diesem Verfahren basierenden bahnbrechenden Arbeiten der Amerikaner Cournand und Richards waren dieser ungewöhnlichen Auszeichnung für würdig befunden worden. Ihrer Fairness hatte Forßmann nun 27 Jahre nach seinem Selbstversuch die Verleihung zu verdanken. Die Nachricht erreichte ihn unerwartet als niedergelassenen Urologen in Kreuznach. Er gab die Praxis auf, um das Evangelische Krankenhaus in Düsseldorf als Chefarzt zu übernehmen. Es spricht für sein Verantwortungsgefühl, daß er sich zuvor noch über die Verhältnisse an einer großen Klinik unterrichten wollte, die ihm fremd geworden waren. Er und seine fürsorgliche Frau waren willkommene und angenehme Gäste, und er nahm mit wachem Interesse alles in sich auf, was wir ihm an Anregungen bieten konnten. Der Eintritt dieses dem ganzen Wesen nach auf das Praktische ausgerichteten Arztes in den Kreis der geistigen Elite dieser Welt konnte nicht ohne innere und äußere Spannungen bleiben. Soweit möglich, habe ich geholfen, ihm Steine aus dem Wege zu räumen.

Deutsche Gesellschaft für Chirurgie

Die unaufhaltsame Tendenz zur Spezialisierung und dem Herauslösen einzelner Fächer aus dem Gesamtgebiet der allgemeinen Chirurgie hat konsequenterweise auch vor Struktur und Ablauf der Kongresse der Deutschen Gesellschaft für Chirurgie nicht Halt gemacht. Ich war im Jahre 1928 Mitglied dieser Gesellschaft geworden, hatte aber schon von Heidelberg aus die 50. Tagung im Jahre 1926 besucht. Die damals empfangenen Eindrücke wurden 1983, anläßlich der 100. Tagung, die ausnahmsweise wieder in Berlin stattfand, erneut lebendig. Unvergeßlich das Bild, das sich damals dem jungen Chirurgen bot, als er zum ersten Mal den Kongreß besuchte. In dem vertrauten Raume des Langenbeck-Virchow-Hauses hatte sich eine überschaubare Anzahl von Chirurgen zusammengefunden, die man persönlich oder nach ihren Arbeiten dem Namen nach kannte. Von den Wänden blickten die Porträts der großen Meister herab, als wachsame Hüter der Verantwortung. Die ernste, eindrucksvolle Persönlichkeit des Präsidenten Werner Körte strahlte Souveränität aus. Drunten am Vorstandstisch und in den ersten Reihen saßen die Männer, deren Namen damals schon Weltruf hatten und die uns durch ihr lebhaftes Eingreifen in die Diskussion, die oft leidenschaftlichen Streitgespräche, die Eigenart ihrer Phantasie, ihres Denkens und ihrer Darstellungskunst beeindruckten und die hierdurch zugleich ihre Persönlichkeit offenbarten: Willy Anschütz, August Bier, August Borchard, Eugen Enderlen, Carl Garrè, Hermann Kümmell, Hermann Küttner, Arthur Läwen, Otto Nordmann, Erwin Payr, Ludwig Rehn, Ferdinand Sauerbruch, Victor Schmieden, strahlten durch Leistung erworbene Autorität aus und wurden für uns junge Chirurgen zu Vorbildern.

Blättern wir im Buch der Geschichte der Deutschen Gesellschaft für Chirurgie von 1926 um nur 17 Seiten weiter bis zum Jahre 1943, so finden wir uns in Dresden wieder; mitten im Kriege, weil wir die Aussprache fachlich und persönlich dringend brauchten und die auf den verschiedensten Kriegsschauplätzen gesammelten kriegschirurgischen Erfahrungen miteinander austauschen wollten. Wenn auch über uns allen der gewaltige Druck einer unheilvollen Zukunft lag, so war doch die Diskussion über die unter sehr verschiedenen äußeren Bedingungen gesammelten Beobachtungen und Ergebnisse notwendig und fruchtbar. Blieb es doch die einzige und zunächst letzte Gelegenheit, im alten Kreise auf drängende Fragen im Zwiegespräch einzugehen und Antworten zu suchen.

Erst 1949 fand dann der erste Nachkriegskongreß statt. Durch den noblen, selbstlosen Verzicht des gewählten, von uns allen verehrten Präsidenten Albert Fromme, der in Dresden wohnte und durch die politischen Verhältnisse verhindert war, konnte Eduard Rehn die Initiative entwickeln, die Deutsche Gesellschaft für Chirurgie wieder zum Leben zu erwecken. Der Kongreß fand in Frankfurt am Main, mangels eines anderen verfügbaren Raumes, in einem Zirkuszelt auf dem Messegelände statt. Nur wer die damalige Zeit erlebt hat, kann sich ein Bild machen von den äußeren Schwierigkeiten, welche die Organisation einer so großen Tagung in dieser Ruinenstadt bot. Daß der Kongreß trotzdem ein voller Erfolg wurde, ist dem festen Zusammengehörigkeitsgefühl der Chirurgen und ihrem unbändigen Willen zu danken, aus den Trümmern wieder ein Gebäude zu errichten. Hier wurde trotz aller Nöte und Verluste der Grundstein zur Erhaltung und Weiterentwicklung der Deutschen Chirurgie und unserer Gesellschaft gelegt.

Unter der Präsidentschaft von Emil Karl Frey siedelte dann der Kongreß nach München über.

Ich selbst hatte noch das Glück, im Jahre 1967 einem verhältnismäßig geschlossenen Kongreß präsidieren zu dürfen. Sein Schwerpunkt lag im großen Kongreßsaal des Deutschen Museums in München, der für die rund 3000 Teilnehmer Platz bot. In drei kleineren, anschließenden Hörsälen fanden die

Vorträge und Diskussionen der Urologen, Kinderchirurgen
usw. statt. Wegen des außerordentlich großen Andranges
reichten diese kleineren Räume für ihren Zweck bald nicht
mehr aus, und das Präsidium der Gesellschaft mußte auf die
Suche nach anderen räumlichen Möglichkeiten gehen.

Heute findet der Jahreskongreß der Gesellschaft im
Münchner Messegelände statt, das zwar den räumlichen An-
sprüchen heutiger Großveranstaltungen genügt, von der ver-
bindenden Atmosphäre früherer Kongresse ist jedoch wenig
übriggeblieben. Der Kongreß ist zu einem Musterwerk einer
alle Bedürfnisse befriedigenden Organisation geworden, die
dem Teilnehmer die Möglichkeit gibt, aus den häufig in verschiedenen Gebäuden gleichzeitig ablaufenden Vorträgen das
für ihn Wichtige herauszusuchen.

Entsprechend dieser Entwicklung hat sich auch die Zusammensetzung des Präsidiums geändert.

Meine Einstellung zu dieser durch eine neue Zeit beding-
ten Wandlung geht aus den Abschiedsworten hervor, die ich
anläßlich meines Ausscheidens aus dem Präsidium als Delegierter der Senatoren in der Sitzung vom 13. April 1982 gesprochen habe. Sie mögen im Auszug folgen:

»Ich bin jetzt seit 54 Jahren Mitglied der Deutschen Gesellschaft für Chirurgie und seit rund 20 Jahren ununterbrochen
Mitglied des Präsidiums. So habe ich Entwicklung und
Wandlung unserer Gesellschaft aus nächster Nähe und zum
Teil von der Schaltstelle aus beobachten können. Unsere Gesellschaft ist ein wesentlicher Teil meines beruflichen Lebens
geworden.

Wenn das Präsidium den lebendigen Zusammenhang mit
der Gesellschaft nicht verlieren wollte, so mußte es selbst an
dieser Entwicklung teilhaben und sich ihrem jeweiligen Stan-
de anpassen. So ist es auch geschehen. Seit der Gründung der
Gesellschaft und noch bei meinem Eintritt in das Präsidium
setzte sich dieses zusammen aus älteren, allgemein angesehe-

nen und arrivierten Chirurgen, die sich ihre Anerkennung durch lebenslange Arbeit verdient hatten. In den meisten Fällen hatten sie fast 60 Lebensjahre hinter sich, und so kam es, daß die aus diesem Gremium gewählten Präsidenten im allgemeinen bereits der Emeritierung entgegensahen. Innerhalb der letzten zwei Jahrzehnte änderte sich nun die Zusammensetzung des Präsidiums von Grund auf. Sollte das Präsidium ein lebendiger Teil dieser großen, hoch differenzierten wissenschaftlichen Gesellschaft bleiben, so war eine völlige Umgestaltung notwendig, um die Belange aller Mitglieder wirksam zur Geltung zu bringen. So ist das Präsidium heute eine Vertretung der Interessen von wissenschaftlichen Fachgruppen und beruflichen Stellungen geworden. Obgleich ich selbst noch aus dem alten Präsidium stamme, möchte ich aus voller Überzeugung bekennen, daß ich diese Entwicklung bejahe und für notwendig halte. Jede Zeit verlangt nach der ihr angemessenen Form.

Änderung der Struktur bedeutet aber nicht Änderung des Geistes. Und damit wende ich mich wieder an die Jüngeren unter Ihnen. An Ihnen liegt es, entsprechend der größeren Verantwortung, die Sie nun übernommen haben, das Wesentliche zu erhalten, das unsere Gesellschaft immer besonders ausgezeichnet hat, und das unseren Gründern vorschwebte, als sie heute vor fast auf den Tag genau 110 Jahren, am 10. April 1872, den ersten Kongreß unserer Gesellschaft eröffneten.

Erhalten Sie nun in unserem Kreise Fairneß und Loyalität, die gemeinsame Suche nach der wissenschaftlichen Wahrheit im toleranten Streitgespräch und das ehrliche Bestreben, im Miteinander die Einheit der Chirurgie zu wahren.

Dann liegt die Zukunft unserer Gesellschaft in guten Händen.«

Als Rudolf Nissen von 1963 bis 1964 Präsident der Gesellschaft war, richtete er die Frage an mich, ob ich bereit sei, auf seinem Kongreß im Frühjahr 1964 das Hauptreferat über Ileus zu übernehmen. Ich sagte mit großer Freude zu, da mich dieses Thema schon immer besonders beschäftigt hatte. Als einem Schüler Eugen Enderlens hat meine große Liebe seit jeher der Bauchchirurgie gegolten, und ich bin sehr häufig und zu Unrecht als ›Extremitätenchirurg‹ bezeichnet worden. Das hat wohl seinen Grund darin, daß ich während des Krieges, dem Anteil der Extremitätenschüsse entsprechend, viel über die Traumatologie der Gliedmaßen veröffentlicht hatte. Es kam weiter hinzu, daß die beiden ersten Bände der mit Titus von Lanz erarbeiteten Praktischen Anatomie die obere und die untere Extremität betrafen. So ist auch die Aufforderung von Rudolf Zenker, dem Herausgeber der Kirschnerschen Operationslehre, zu erklären, für diese die Extremitäten zu übernehmen, die in zwei Bänden 1956 erschienen. Ein dritter Band folgte gemeinsam mit Albrecht Wilhelm über die Operationen an der Hand, da dieses Gebiet in den vorhergegangenen zwei Jahrzehnten eine stürmische Entwicklung durchgemacht hatte.

Der Auftrag Nissens bedeutete für mich eine große Freude, mit einem zeitlich begrenzten Ziel eine umfangreiche Arbeit über ein so bedeutendes Thema aus der Bauchchirurgie übernehmen zu dürfen. Seit fast 40 Jahren war der Ileus nicht mehr Hauptthema eines Kongresses gewesen, seit im Jahre 1925 Georg Perthes unter dem Vorsitz meines Lehrers Eugen Enderlen den Hauptvortrag über den akuten mechanischen Ileus gehalten hatte. Seitdem haben sich die für die Pathophysiologie und Klinik des Ileus so wichtigen allgemeinmedizinischen, chemischen und physikalischen Erkenntnisse entscheidend erweitert. Zu ihm gehören die pathophysiologischen Untersuchungen über Wesen und Wirkung des Schocks, die Entdeckung der Sulfonamide und Antibiotika,

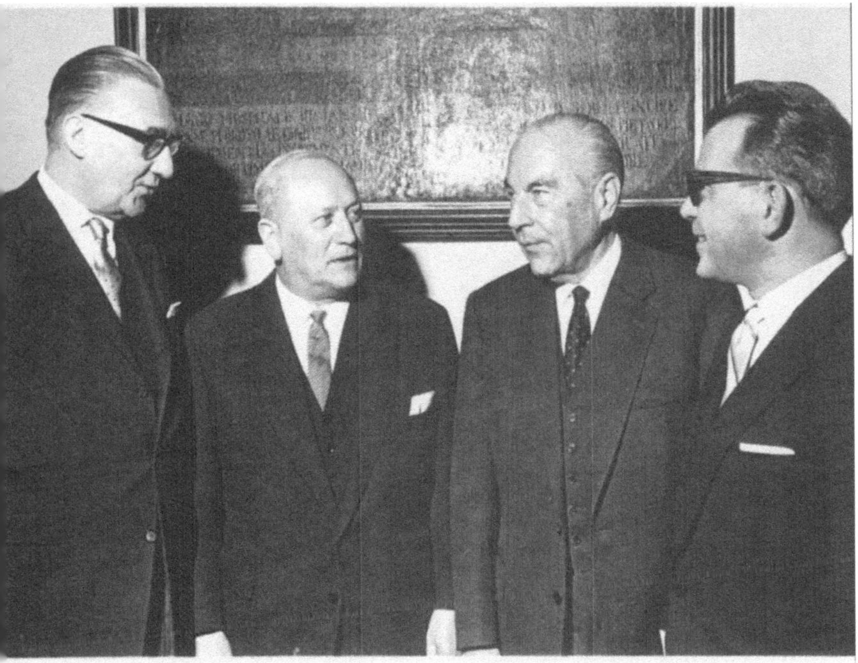

Abb. 26. Die Redner bei der Feier zum 100. Geburtstag von Eugen Enderlen, Würzburg 1963. Von links: Ludwig Zukschwerdt, Werner Wachsmuth, Rudolf Nissen, Wolf Lutzeyer

Abb. 27. Gratulanten zum 65. Geburtstag: K. H. Bauer, Richard Duesberg, Hermann Krauß, Hans Freiherr von Kreß, Rudolf Zenker

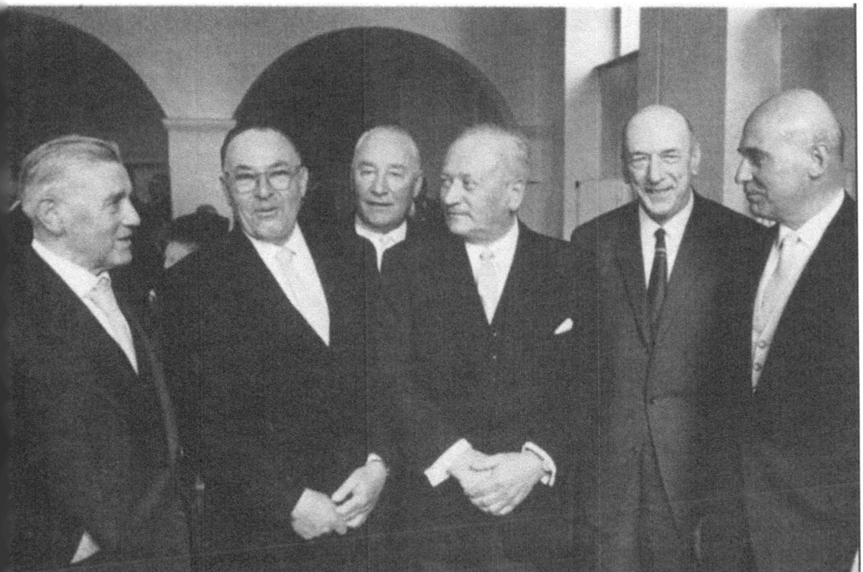

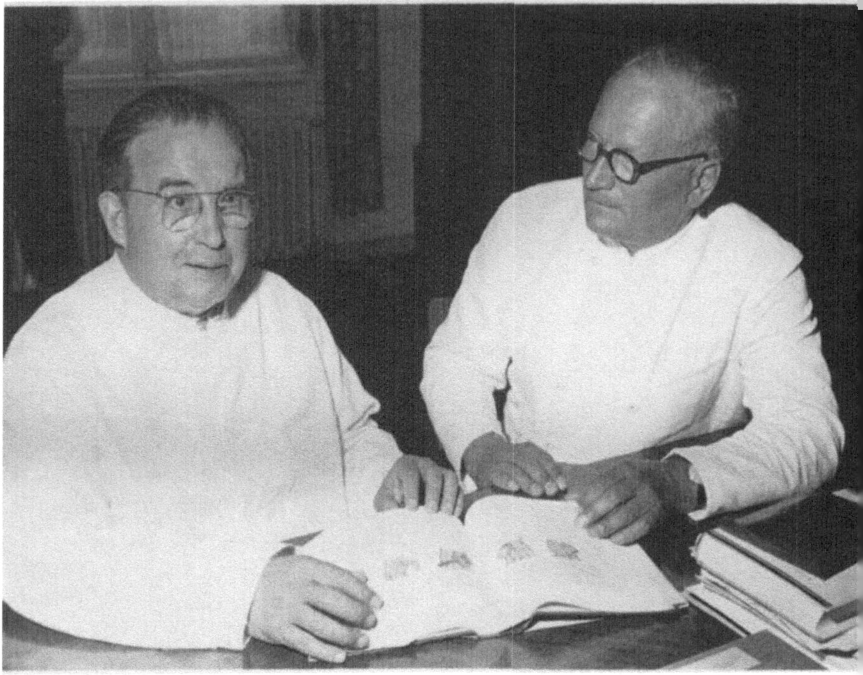

Abb. 28. Im Gespräch über die ›Praktische Anatomie‹ mit Francisco Martin-Lagos, Ordinarius für Chirurgie in Madrid

Abb. 29. Professor Kiyoshe Inokuchi von der Universität Fukuoka erklärt Gert Carstensen und mir seinen Gefäß-Nähapparat

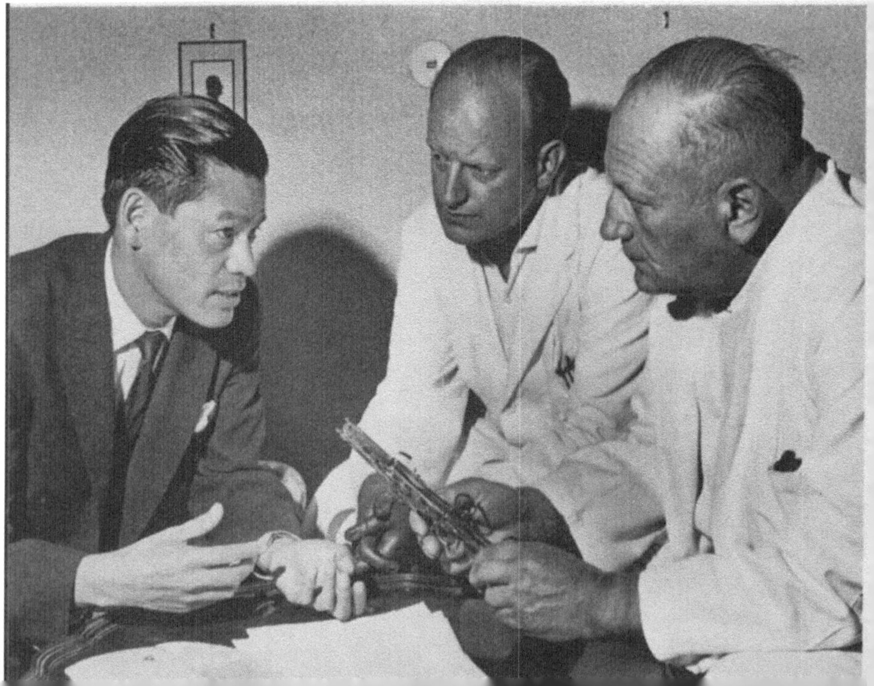

welche die Dickdarmchirurgie von vielen Schwächen befreit
hat oder die Fortschritte der Anästhesie, welche mit Intuba-
tion und Relaxation unseren Forderungen nach raschem und
schonendem Operieren im Bauchraum entgegenkommen. Da
das Referat zu neuen Erkenntnissen führen sollte, waren Teile der Klinik fast ein Jahr lang mit diesem Vorhaben befaßt.
Besondere sachkundige Hilfe leistete mir bei den Vorarbeiten
unser Kinderchirurg Theodor Hockerts.

An dieser Stelle möchte ich meines Freundes Rudolf Nissen
gedenken, der mir damals den Steigbügel gehalten hat. Ich
kannte Rudolf Nissen schon aus unserer gemeinsamen Münchener Zeit, ich war Assistent von Friedrich von Müller, er
Assistent von Ferdinand Sauerbruch. Als er München verließ,
hielt ich ihm im Preysing-Palais die Abschiedsrede. Die Geschichte unserer Generation ist das Spiegelbild der dramati-
schen Ereignisse unseres Jahrhunderts. Zum ersten Male griff
das Schicksal in sein Leben ein, als er infolge des Kriegsausbruchs das medizinische Studium unterbrechen mußte. Nissen wurde als Feldhilfsarzt an der Front vor Aufgaben gestellt, die angesichts seiner noch unzureichenden medizinischen Kenntnisse für ihn zur schweren Gewissensbelastung
wurden. Das Mißverhältnis zwischen fachlichem Können und
dem Verantwortungsgefühl wiesen ihn auf das Unverzichtba-
re des psychologischen Einwirkens in der ärztlichen Führung
hin, ein Problem, das ihn nicht mehr losgelassen hat. Selbst
nach 50 Jahren hat er in einer Betrachtung über die ›Wunder
der Heilung‹ noch einmal bekannt, daß das fundamentale
Rätsel der Heilung nicht allein durch Menschenhirn und
Menschenhand gelöst werden kann.

Nissens Tätigkeit an der Charité unter Ferdinand Sauer-
bruch, diesem schwierigen, aber verehrten und geliebten
Chef, füllte ihn ganz aus. Die Zuneigung war gegenseitig, und
Sauerbruch hat mir gegenüber Nissen wiederholt als seinen

Lieblingsschüler bezeichnet, der ihm ans Herz gewachsen sei und um dessen weiteren Lebensweg er sich ständig Sorgen mache. Dann hat das Schicksal zum zweiten Male brutal in sein Leben eingegriffen. 1933 mußte Nissen Deutschland mit seiner jungen Frau verlassen, die ihm bis zum Lebensende die treueste Lebenskameradin geblieben ist. Nissen trug die Entscheidung, Heimat und Arbeit zu verlassen, mit vorbildlicher Würde. Die weiteren Stationen Istanbul, Boston, New York sind bekannt, in denen er stets von neuem beginnen und sich das ihm zukommende Ansehen verschaffen mußte, bis er dann 1951 nach Europa zurückkehren konnte, um die Baseler Klinik zu übernehmen, die er bis zu seiner Emeritierung führte und die zu einer Wallfahrtsstätte für Kranke und Kollegen wurde. So hat er mit Energie und Haltung kraft seiner Persönlichkeit die vielfachen Hindernisse überwunden, die sich seinem Leben entgegenstellten.

Nissen hat seinen Namen in das Buch der Geschichte unseres Faches eingetragen durch die 1931 von ihm als erstem mit Erfolg durchgeführte totale Entfernung eines Lungenflügels. Hierdurch hatte ein neues Kapitel der Thoraxchirurgie begonnen. Mit der Weisheit des Alters und dem geschulten Blick des erfahrenen Arztes und Klinikers hat er sich mit den vielseitigen Problemen auseinandergesetzt, die den Arzt unserer Zeit beschäftigen und dabei kein Thema, sei es kritisch oder zustimmend, ausgespart. Wer sich in diesen seinen Schriften Rat holen will, wird ihn finden.

Am 22. Januar 1981, im 85. Jahre seines Lebens, starb Rudolf Nissen, seit Jahren schon in tragischer Weise seiner körperlichen Beweglichkeit beraubt, aber bis zuletzt klaren Geistes. Er hatte hinterlassen, daß ich als sein Freund in der kleinen Dorfkirche von Riehen Worte des Gedenkens sprechen sollte. Uns verband bis zuletzt eine auf Vertrauen und gegenseitigem Respekt gegründete Freundschaft, deren er auch in seiner Autobiographie gedenkt.

Der Anklang, den mein Hauptreferat offenbar gefunden hatte, war so groß, daß der folgende Präsident, Hermann Krauss, mich bat, auf seinem darauf folgenden Kongreß 1965 das Hauptreferat über ein verwandtes Thema, nämlich die Peritonitis, zu übernehmen. Ich habe gerne zugesagt, um so mehr, als die Bearbeitung dieses Themas praktisch eine Fortsetzung unserer Untersuchungen bedeutete.

Hermann Krauss war einer meiner Weggefährten in schwerer Zeit gewesen. Als Oberarzt von Sauerbruch ein hervorragender Operateur und erfahrener Kliniker, war er auch in schwierigen Situationen ein stets loyaler und zuverlässiger Freund. Als ich in der Frühjahrssitzung des Präsidiums 1971 zum Ehrenmitglied der Gesellschaft gewählt wurde, saß er neben mir. Ich sah sein etwas enttäuschtes Gesicht, als er mich beglückwünschte. Ich klopfte ihm auf die Schulter und vertröstete ihn, er werde der nächste sein. Er sollte es nicht mehr erleben, wenige Monate später starb er an einem Herzinfarkt, nachdem er, der begeisterte Jäger, den ersten Anfall während der Jagd auf dem Hochsitz überstanden hatte.

Man erwartet von dem Präsidenten unserer Kongresse, daß er sich mit den bedeutendsten aktuellen Problemen, denen wir gegenüberstehen, auseinandersetzt und vor diesem Forum ein Bekenntnis ablegt. Für das Jahr 1967 war es die Frage der Todeszeitbestimmung, welche für die sich entwickelnde Organtransplantation von entscheidender Bedeutung war und das ›Konkurrenzproblem‹. Zu der ersten Frage konnte ich mitteilen, daß das Präsidium auf meine Anregung hin eine Kommission zur Erarbeitung von Richtlinien über die Todeszeitbestimmung beschlossen habe. Diese sollten die Grundlagen für die weitere Entwicklung der Organtransplantation bilden. Meine Ansprache beendete ich mit einer Stellungnahme zum ›Konkurrenzproblem‹:
»Technischen und personellen Möglichkeiten sind Grenzen

gesetzt: Konzentration von Hilfsmitteln und Kräften auf einen Einzelnen kann zwangsläufig zur Vernachlässigung und damit zur Gefährdung von anderen Kranken führen. Für das so – durch äußere Umstände – erzwungene Abwägen der Rechte des einzelnen gegen die der Allgemeinheit gibt es keine festen Maßstäbe. Hier entscheidet nicht mehr die Wissenschaft. Sie kann uns nur Ergebnisse mitteilen und uns doch nicht sagen, was wir tun müssen. Und hier wird es deutlich, daß eben doch nicht alles auf dieser Welt technisch und automatisiert ist, und daß der Mensch doch noch das Steuer in der Hand hält. Trotz aller Technik bleibt letzten Endes die metaphysische Entscheidung das Ausschlaggebende. Der Arzt ist selbst in der heutigen Zeit, vielleicht gerade in dieser, notwendiger denn je. Wissenschaft und Gesetze ersparen ihm nicht seine Entschlüsse, er ist auf sich selbst gestellt und handelt auf eigene Verantwortung. Noch ist er nicht zum Zauberlehrling geworden, der die Geister, die er rief, nicht mehr los wird. An uns ist es, darüber zu wachen, daß wir uns das Recht zur letzten freien Entscheidung bewahren.

Wohin geht die Entwicklung, wird uns nicht manchmal ›vor unserer Gottähnlichkeit bange‹?

Es ist fruchtlos zu fragen, ob die gewaltigen Fortschritte auf allen Gebieten der Naturwissenschaft und Technik, deren staunende Zeugen wir sind, den Menschen glücklicher machen. Sie sind eine unabwendbare Tatsache, und unsere Aufgabe muß es sein, in unserem Bereiche den Ausgleich zu schaffen zwischen den Erfordernissen unserer Zeit und dem Rechte des einzelnen auf ein menschenwürdiges Dasein.«

Anfang der fünfziger Jahre lud mich der ehemalige Ministerialdirektor im Bayerischen Kultusministerium, Professor Süß, nun Deutscher Botschafter in Kuba, der mich offenbar noch in guter Erinnerung an die Anfänge nach dem Kriege hatte, zu einer Vortragsreise nach Kuba ein. Durch meinen spanischen Assistenten Juan Teixidor ließ ich mir meine Vorträge in die spanische Sprache übersetzen und übte stundenlang mit ihm die Aussprache. In Kuba regierte noch der korrupte Batista, der mir offenbar gnädig gesinnt war und mich zum Schluß mit einem kubanischen Orden für wissenschaftliche Verdienste auszeichnete. Unter seinem Nachfolger Fidel Castro wäre mir das gewiß nicht passiert.

Der Empfang in Kuba war außerordentlich freundlich, und ich konnte mich nicht nur von der hohen Qualität der dortigen Chirurgie überzeugen, sondern nahm auch infolge der ungewöhnlich großzügigen Gastlichkeit an dem luxuriösen Leben der Oberschicht teil. Jagden auf Haifische, Wettschießen auf lebende Tauben und Essen, die bei jedem französischen Koch Neid erweckt hätten, bildeten eine angenehme Abwechslung nach der Arbeit. Meine spanische Aussprache während der Vorlesungen war offenbar so gut trainiert, daß die zahlreichen Zuhörer höchst erstaunt waren, als ich in der Diskussion völlig versagte und man entweder auf Englisch umschalten mußte oder mein ständiger Begleiter, Professor Branly, der Ophthalmologe der Universität, als Dolmetscher einspringen mußte. Er war in Frankfurt ausgebildet worden und bewies seine Treue zu Deutschland auch über die schweren Kriegsjahre hinweg. Wegen seiner andauernden Bemühungen um das Los der deutschen Internierten war ihm das Große Verdienstkreuz verliehen worden.

Zwischen Branly und mir entwickelte sich eine herzliche Beziehung, die zu seinem späteren Besuch nach Würzburg führte, wo er auf dem Kilianifest mit einem Lebkuchenherz – »Dein ist mein Herz« – sich des unbeschwerten Lebens erfreute. Die Revolution fegte ihn von seinem Lehrstuhl, er mußte den Rest seines Lebens als Landarzt unter schwersten Bedingungen kümmerlich frönen.

Die Gründe, die zu der kommunistischen Revolution führen mußten, wurden mir bald klar. Der Unterschied zwischen

Reich und Arm war ungeheuer. Auf Wunsch der Kollegen operierte ich vor der Fakultät einen riesigen Neger mit einer diagnostisch ungeklärten Baucherkrankung. Es fand sich ein großes Magenkarzinom, das bereits weit auf das Quercolon übergegriffen hatte. Die Asepsis war fragwürdig, das Instrumentarium miserabel. Trotzdem gelang mir die enbloc-Resektion bei allgemeinem Beifall. Man war äußerst erstaunt, als ich am nächsten Tage darauf drang, den Patienten selbst noch einmal zu besuchen und mich von seinem Befinden zu überzeugen. Man war offensichtlich überrascht, daß ich ein so großes Interesse an dem weiteren Verlauf zeigte.

Wenige Tage später war ich Gast bei einem der führenden Chirurgen in dessen Privatklinik. Sie war aufs modernste durch amerikanische Firmen ausgestattet und auch das Instrumentarium ließ keine Wünsche übrig. Übrigens war die operative Technik des Operateurs imponierend.

So nahm ich befriedigt von Kuba Abschied, das mich so freundlich empfangen hatte, war aber doch vom zwiespältigen Gedanken nicht frei, denn der soziale Umsturz kündigte sich schon an. Mit dem Orden und der Ehrenmitgliedschaft geschmückt, flog ich heimwärts aus einem Land, das sein Gesicht inzwischen so vollkommen gewandelt hat, und das ich nie wieder sehen sollte.

Sprachliche Schwierigkeiten hatte ich auch bei einem Besuch in Madrid, zu dem mich der Kollege Martin-Lagos, Ordinarius für Chirurgie und auch Mitglied unserer Gesellschaft, eingeladen hatte. Die Verleihung der Ehrenmitgliedschaft zur ›Asociación Española de Cirujanos‹ fand in einem feierlichen, von Rot und Gold strotzenden Saale statt, und verlief nach wahrhaft spanischem Zeremoniell. Mein Spanisch war ebenso sorgfältig trainiert wie vor meiner Abreise nach Kuba, ich hoffe nur, daß die geduldig ausharrenden Teilnehmer den größten Teil meiner Ausführungen verstanden haben.

Eine Vortragsreise in die Türkei war von dem früheren Schüler Baysal organisiert worden und führte meine Frau und mich nach Ankara, Izmir und Istanbul. In Izmir stellte uns ein früherer türkischer Minister, den ich in Würzburg operiert hatte, eine fürstliche Wohnung zur Verfügung, die ich nur solange genoß, bis ich entdeckte, daß unser türkisches Diener-Ehepaar in einem winzigen Raume zusammen mit einer Schar Kinder erbärmlich hausen mußte.

Mit meinen aus der Türkei stammenden Schülern habe ich nur gute Erfahrungen gemacht. Heute haben sie zwei Lehrstühle in Ankara und einen in Istanbul besetzt. Ihre Anhänglichkeit und Dankbarkeit ist groß. Es ist höchst bedauerlich, daß die traditionelle Zuneigung, die die Türken uns Deutschen gegenüber empfinden, heute durch das Gastarbeiterproblem überschattet wird.

Abschied von der Klinik

Mit dem 29. März 1968, meinem 68. Geburtstag, war meine Uhr als Direktor der Chirurgischen Universitätsklinik abgelaufen. Wie üblich, wurde ich bis zur Ernennung eines Nachfolgers mit der kommissarischen Leitung der Klinik beauftragt. Der meist komplizierte Weg einer Berufung führt nicht selten über manche Hindernisse und durch die vorgeschriebenen Instanzen erst nach längerer Zeit zum Ziel. Da ich unter allen Umständen freiwillig gehen wollte und keineswegs eine Verlängerung dieses Zustandes erstrebte, erklärte ich der Fakultät, daß ich mit dem Ende des Sommersemesters 1969 ausscheiden würde, und daß ich dringend bäte, die Frage der Nachfolge bis dahin zu regeln. Mir stand das oft unwürdige Beispiel von Kollegen vor Augen, welche die an sich schon schwierige Prozedur bis zum Amtswechsel möglichst zu verlängern suchen, weil sie sich von ihrer Stellung nur schwer trennen können. Dankenswerter Weise beschleunigte die Fakultät die Entscheidung und wie von mir gewünscht, konnte ich zum Sommersemester 1969 meine Klinik dem Nachfolger übergeben.

Zu meinem Nachfolger Ernst Kern habe ich seit vielen Jahren ein denkbar gutes Verhältnis. Er hatte etwa zwei Jahre an meiner Klinik gearbeitet, nachdem er zuvor bei Ranke in Erlangen in der Physiologie tätig gewesen war. Ich versprach mir damals viel von seiner Mitarbeit, konnte ihn jedoch nicht halten, als ihn sein Wunsch nach Schweden zog. Von dort nach Deutschland zurückgekehrt, trat er in die Chirurgische Klinik Freiburg unter Hermann Krauss ein, wo er Oberarzt wurde und sich habilitierte. Als er aus der akademischen Laufbahn absprang und das nahegelegene Krankenhaus in Lörrach übernahm, schrieb ich ihm, daß ich den Schritt bedauere und für diesen kein Verständnis habe, da er die besten akademischen Aussichten gehabt hätte.

Ernst Kern hatte trotz der Kürze seiner Würzburger Tätigkeit offenbar doch eine persönliche Zuneigung zu mir entwickelt, denn er hielt mich über Jahrzehnte durch Briefe über die Ereignisse seines Lebens auf dem Laufenden. Auch bei wiederholten Besuchen konnte ich mir über seine weitere Entwicklung, seine fachlichen, kulturellen und musischen Interessen, vor allem über seine menschlichen Qualitäten, ein klares Bild machen. Da Kern unter den von der Fakultät für meine Nachfolge Diskutierten war und ich nach meiner Meinung gefragt wurde, habe ich mich mit voller Überzeugung für ihn eingesetzt.

Ich habe diese Wahl nicht zu bereuen gehabt. Wenn wir auch verschiedenen Generationen angehören und daher nicht immer einer Meinung sind, so hat sich doch eine echte freundschaftliche Beziehung entwickelt, die von seiner Seite durch Loyalität und Achtung, von meiner Seite durch strikte Zurückhaltung in allen die Klinik betreffenden Fragen gekennzeichnet war. Es bedeutet für mich eine besondere Genugtuung, daß bei uns das Verhältnis zwischen Vorgänger und Nachfolger völlig ungetrübt blieb, was keineswegs immer der Fall ist.

Am 26. Juni 1969 brachten mir die Studenten einen Fackelzug dar. Er war nicht ohne vorhergehende Diskussionen zustande gekommen, was in der damaligen krisenhaften Zeit erklärlich war. Die sogenannte ›Fachschaft‹ hatte auf die Anregung zahlreicher klinischer Studenten geantwortet, daß Fackelzüge in die heutige Zeit nicht mehr paßten. Die überwältigende Mehrheit war dafür, und so kam das Unternehmen zustande, bei dem nun auch die ›Fachschaft‹ mitmarschierte! Etwa 400 Studenten trafen sich auf dem Residenzplatz und zogen über die Löwenbrücke den Nikolausberg hinauf bis vor das Tor unseres Grundstückes. Zahlreiche Mitglieder der Fakultät hatten sich mit ihren Damen auf der Terrasse unseres Hauses eingefunden, um dieses so selten gewordene akademische Schauspiel zu genießen. Vor dem Portal hielt ein Student eine Ansprache an mich, und ich erwiderte, daß ich den Dank nicht nur empfangen, sondern voll an die Jugend zurückgeben müsse.

Sie drückten mir dann eine Fackel in die Hand, und wir zogen alle zusammen in den nahegelegenen Schützenhof, um meinen Abschied bis zum Morgen unter der Teilnahme einer großen Anzahl von Mitgliedern der Fakultät mit Unmassen von Bier und Würstchen zu feiern.

Unterdessen unterhielt meine Frau die Damen zuhause. Es war meines Wissens die letzte akademische Ehrung dieser Art an der Universität Würzburg.

Am 28. Juni hielt ich in meiner Klinik die Abschiedsvorlesung. Der Hörsaal war überfüllt, denn außer den Studenten hatten sich mit dem Dekan viele Mitglieder der Fakultät und frühere Schüler aus allen Teilen Deutschlands eingefunden. Ich lasse den Text mit einigen Kürzungen folgen:

Diese Stunde bedeutet für mich den Abschied von dem Lehrstuhl, den ich während der letzten 23 Jahre innegehabt habe. Es soll ein Rückblick sein und eine Betrachtung.

Kaum eine andere Generation hat einen solchen Wandel auf allen Gebieten erlebt wie die, der ich angehöre. Aus der friedvollen, scheinbaren Geborgenheit des Kaiserreiches über den Ersten Weltkrieg, der uns junge Menschen, fast Kinder noch, aus dem Elternhaus in den harten Krieg und zum ersten Mal aus der Bahn riß, führte der Weg in die ideellen und materiellen Wirren der Nachkriegszeit. Es folgte der wirtschaftliche Wiederaufbau und die unvergleichliche, kulturelle Entfaltung der 20er und der ersten 30er Jahre, darauf 1933 die grausame Zäsur mit dem Beginn einer Herrschaft, die man als aufrechter Mann nur gefahrvoll duchstehen konnte und die für mich selbst die zwangsweise Unterbrechung meiner akademischen Laufbahn brachte, der Zweite Weltkrieg mit dem sinnlosen, grauenvollen Opfer der besten Kräfte unseres Volkes, der mühselige Aufbau aus den Trümmern, die Spaltung Deutschlands und der Aufstieg zum Wirtschaftswunderland, das heute durch die unausbleiblichen Krisen geschüttelt wird. Es ist ein gewaltiger Bogen, der sich über diese knapp sieben Jahrzehnte seit der Jahrhundertwende spannt.

Keine Entwicklung auf dieser Erde verläuft kontinuierlich. Wie sich das Schicksal der Völker in einem ewigen Auf und Ab vollzieht, so führt auch der Weg des einzelnen Menschen über Höhen und durch Tiefen. Wohl dem, der in den dunklen Zeiten nicht verzweifelt, in den Zeiten des Glückes aber bescheiden und dankbar bleibt.

Als ich im Jahre 1900 in einer kleinen Universitätsstadt geboren wurde, lebten und wirkten Lord Lister und Ernst von Bergmann noch, die ich als die wesentlichen Schöpfer der modernen Chirurgie bezeichnen möchte. Sie waren die letzten großen Vertreter einer für die Entwicklung der Chirurgie entscheidenden Epoche. Denn auch die Geschichte unseres

Faches verläuft in bestimmten Zeitabschnitten mit wechselnden Kriterien und Aufgaben. Auf Zeiten stürmischer Entwicklung mit schöpferischen Entdeckungen folgen solche der Sammlung, der Auswertung und des praktischen Ausbaues. Auf die Analyse folgt die Synthese und erst beide zusammen, wie Aus- und Einatmen, machen das Leben der Wissenschaft aus. So ist erst in der zweiten Hälfte des vorigen Jahrhunderts das Fundament gelegt worden für eine wissenschaftliche Chirurgie.

Drei Grundlagen wurden zu dieser Zeit geschaffen, auf denen dann das Gebäude der modernen Chirurgie errichtet werden sollte:

1. die Erkenntnis des Infektionsproblems;

2. die Lösung des Schmerzproblems und

3. die Ergebnisse nicht nur der physiologischen und pathologisch-anatomischen Forschung, sondern auch der Physik und Chemie.

Die Errungenschaften der Bakteriologie sind durch die Namen Louis Pasteur und Robert Koch gekennzeichnet, dessen klassische Schrift ›Untersuchungen über die Ätiologie der Wundinfektionskrankheiten‹ im Jahre 1878 erschien. Sie führten durch Erkennen des Wesens der Kontaktinfektion zur Abkehr von der seit 1867 von Lister empfohlenen Antisepsis, insbesondere von dem Carbolspray, der gegen die als besonders bedrohlich vermutete Luftinfektion angewandt wurde. Den eigentlichen Beginn der Asepsis stellt wohl die Beobachtung Ernst von Bergmanns im russisch-türkischen Kriege 1877 dar, die dazu führte, glatte Gelenkschüsse unter Verzicht auf die bisher übliche Behandlung mit Sondieren, Kugelsuchen und antiseptischen Spülungen nur mit Reinigen der Wundumgebung und Ruhigstellung zu behandeln. Daraus entwickelten sich dann die Begriffe der *primären* und *sekundären* Infektion und seit Friedrichs klinischen und experimentellen Untersuchungen die Unterscheidung in *Wundinva-*

sion, Wundinkubation und die eigentliche *Wundinfektion*. Von Bergmanns Schüler Schimmelbusch hat dann durch die Entwicklung von Sterilisationsapparaten der Asepsis zur allgemeinen Anwendung verholfen.

Die Lösung des Schmerzproblems ist ebenfalls in der zweiten Hälfte des 19. Jahrhunderts geglückt. Wenn auch das Bemühen um Schmerzlinderung und Schmerzbekämpfung seit dem 3. Jahrhundert v. Chr. mittels der verschiedensten Drogen nachweisbar ist, so beginnt die Geschichte der heutigen Inhalationsnarkose doch erst mit dem Jahre 1846, als der Zahnarzt William Morton nach einem Selbstversuch mit Schwefeläther eine Narkose bei der Operation eines großen Halstumors mit Erfolg durchführte. Es folgte im nächsten Jahr die Verwendung von Chloroform. Diese beiden Narkotika haben sich bis in die 40er Jahre unseres Jahrhunderts gehalten. Ich pflegte noch als Assistent die Äthernarkosen mit Chloroform einzuleiten.

Die örtliche Betäubung durch Infiltration von Cocain folgte 1891 durch Carl Ludwig Schleich, die erste Lumbalanästhesie 1898 nach Selbstversuch durch August Bier. Das große Werk der Schmerzbetäubung, um das zwei Jahrtausende gerungen wurde, war bis zur Jahrhundertwende geschafft. Es gab den Weg frei für eine neue Chirurgie.

Diese schöpferische Periode der Chirurgie geht einher mit einer Blütezeit der Physiologie, der pathologischen Anatomie, der Physik und Chemie. Namen wie Johannes Müller, Claude Bernard, Emile du Bois-Reymond, Karl Ludwig in der *Physiologie*, Karl von Rokitansky, Rudolf Virchow in der *Pathologie*, der Kliniker Lukas Schönlein, Adolf Kussmaul, Wilhelm Leube und Heinrich Curschmann in der *Inneren Medizin* beleuchten schon, allen erkennbar, den Siegeszug dieser Disziplinen, deren Errungenschaften auch der sich jetzt auf wissenschaftlicher Grundlage entwickelnden Chirurgie zugute kommen sollten, die nunmehr als gleichberechtigtes Mitglied in den Kreis der anderen medizinischen Fächer eintrat. Der *Physik* verdankte sie vor allem die von Röntgen 1895 hier in Würzburg entdeckten Strahlen, der *Chemie* den Ausbau der Kolloidchemie, die Versuche der Reindarstellung und der Synthese hochmolekularer organischer Substanzen und die grundlegenden Erkenntnisse über die Strukturen der Kohlenhydrate durch Emil Fischer.

Mit diesem Rüstzeug trat die Chirurgie in unser Jahrhundert ein. Ein Geschenk zur Jahrhundertwende war die Entdeckung der Agglutination von roten Blutkörperchen verschiedener Blutsorten durch Karl Landsteiner, einer Entdeckung, deren Bedeutung für die gesamte Medizin und insbesondere für unser Fach damals noch nicht annähernd eingeschätzt werden konnte.

Die ersten zwei Jahrzehnte unseres Jahrhunderts dienten dem Ausbau des Gewonnenen. Operationen in der Bauchhöhle, die früher vereinzelt, aber mit großem Infektionsrisiko und mit vielen Mißerfolgen durchgeführt worden waren, wurden nun unter dem Schutze der Asepsis Routineoperationen. Die biologische Erforschung der Regenerationsvorgänge führte zur Entwicklung einer Wiederherstellungs- und Transplantationschirurgie. Die Eröffnung des Thorax wurde nun unter septischen Verhältnissen nach Einführung des Druckdifferenzverfahrens durch Ferdinand Sauerbruch im Jahre 1904 möglich. Die Technik der Gefäßnaht von Richard Carrel und Rudolf Stich im Jahre 1902 bedeutete den Beginn der Gefäßchirurgie. Ihren Niederschlag fanden alle Erfahrungen in umfangreichen Handbüchern, Monographien und Lehrbüchern.

Von außen kamen starke Impulse: die Erforschung der endokrinen Organe, etwa 1901 die Reindarstellung des Adrenalins, 1921 die Entdeckung des Insulins, 1922 die Jodtherapie bei Hyperthyreose, 1925 die Entdeckung des Parathormons, die schon im folgenden Jahre zur ersten erfolgreichen Excision eines Nebenschilddrüsenadenoms bei der Recklinghausenschen Krankheit durch Mandl führte, und die Darstellung des Follikelhormons und Androsterons durch Adolf Butenandt. Die Schilddrüsenchirurgie, die Chirurgie der großen Körperhöhlen, der Nieren, der großen Gelenke, der Extremitätenverletzungen blühten auf, es war, als hätten sich mit der Jahrhundertwende die Schleusen geöffnet.

So war der Stand, als ich im Jahre 1923 das Staatsexamen ablegte und in meiner darauf folgenden Assistentenzeit bei dem Internisten Friedrich von Müller und den Chirurgen Eugen Enderlen und Erich von Redwitz. War seit dem Ende des vorigen Jahrhunderts bisher vorwiegend die naturwissenschaftliche und morphologische Forschungsrichtung vorherrschend gewesen, so setzten sich nun unter dem Einfluß von Ludolf Krehl und Gustav von Bergmann die Pathophysiologie und die funktionelle Pathologie durch, infolge des Wirkens von Viktor von Weizsäcker die psychosomatische Betrachtungsweise. Die Vor- und Nachbehandlung wurden ausgebaut unter Berücksichtigung des Wasserhaushaltes und der Elektrolyte, das von Rössle beschriebene Bild der serösen Entzündung mit ihren Permeabilitätsstörungen trugen zum Verständnis des damit verbundenen pathologischen Geschehens bei. Ganz neue Impulse brachte die Biochemie in den 30er Jahren. Die Erklärung der Wirkung des Acetylcholins 1936 durch Dale und die Definition des Stress durch Selye sind nur spärliche Hinweise.

Daneben begann nun in den 40er Jahren die Chirurgie des Herzens und der großen intrathorakalen Gefäße, ein Gebiet, das uns heute noch in Spannung hält.

Von entscheidender Bedeutung für das Gelingen dieser großen chirurgischen Eingriffe war die Weiterentwicklung auf zwei getrennten Gebieten: Einmal die Infektionsbekämpfung durch die 1935 von Domagk entdeckten Sulfonamide und die antibiotische Ära, die 1939 begann, nachdem Florey das von

Fleming entdeckte Penicillin neu aufgegriffen hatte. Sodann die Vervollkommung der Narkosetechnik zur Intubationsnarkose mit Muskelrelaxantien und die Verfahren der künstlichen Beatmung.

Heute stehen wir mitten in dieser sich immer mehr beschleunigenden Entwicklung. Dazu bedarf es eines klaren Kurses.

Wie das Tempo der Technik immer atemberaubender wird, so steigern sich auch die Erfolge der Chirurgie. Ein Ende ist heute nicht abzusehen, Grenzen sind ihr aber, im Gegensatz zur Technik, gesetzt und zwar dort, wo der Heilauftrag des Arztes endet. Möge die Chirurgie niemals zum Selbstzweck werden!

Manches von dem, was ich Ihnen geschildert habe, habe ich aus der Nähe und im Entstehen miterlebt.

Die Untersuchungen über den traumatischen Schock, über den Blutersatz, über den Eiweißverlust, der klinische Nachweis der Wirksamkeit der Sulfonamide gegen die Wundinfektion, die Behandlung der offenen Thoraxverletzungen und die Verhütung und Behandlung von Empyemresthöhlen, die Versorgung offener Frakturen und vor allem Gelenkverletzungen – das waren alles Aufgaben, deren Lösung mir und meiner mobilen Chirurgengruppe während des Zweiten Weltkrieges übertragen wurden, Arbeiten, die unseren Einsatz in vorderster Front auf den Hauptverbandplätzen verlangten. Es bedeutete für uns Rechtfertigung und Befriedigung, daß diese wissenschaftlichen Aufträge mit dem humanitären Dienst am Verletzten, mit der sachkundigen Hilfe unmittelbar nach der Verwundung unauflösbar verbunden waren. Was – ganz allgemein – dort in Rußland von den Ärzten geleistet wurde unter primitiven Verhältnissen, bei Hitze und Kälte, angesichts der allgewaltigen Not und im deprimierenden Bewußtsein der eigenen Unzulänglichkeit, kann nur der ermessen, der diese Zeiten als Arzt durchlebt hat.

Ich habe Ihnen einen kurzen historischen Überblick über
die Entwicklung der Chirurgie gegeben, der in diesem Rahmen keineswegs den Anspruch auf irgendeine Vollständigkeit
erheben kann. Aber erst aus der Kenntnis der Vergangenheit
erwächst das Verständnis der Gegenwart.

Wenn auch die Jugend aller Zeiten, getragen von ihrem
unverbrauchten Idealismus, dazu neigt, das Alte zu stürzen
und Neues, Besseres an seine Stelle zu setzen, so sollte sie
doch nicht vergessen, daß wirklicher Fortschritt nur aus der
Verschmelzung des Alten mit dem Neuen entstehen kann. Jede Generation ist nur ein Glied einer unendlichen Kette, die
keiner ungestraft zerreißen darf. Aufbauen läßt sich nur auf
einem festen Fundament, auf Scherben kann man nicht einmal stehen.

Andererseits sehe ich es als eine der wesentlichen Ver-
pflichtungen der älteren Generation an, Verständnis für das
Streben der Jugend nach neuen Zielen zu haben und ihren
vorwärtsstürmenden Drang nicht zu hemmen. Dadurch allein ist auch die naturgegebene Kluft zwischen zwei Generationen zu überbrücken.

Sie haben gesehen, daß sich das Gebiet unseres Faches von
Tag zu Tag durch Eroberung neuer Regionen vergrößert. Nur
so ist Fortschritt möglich, jeder Stillstand wäre ein Rück-
schritt. Wie der Wissenschaft, so ergeht es auch dem einzelnen Menschen. Er wird niemals fertig, darf niemals ausruhen.
Mein Wissen im Staatsexamen vor 46 Jahren war nach zehn
Jahren überholt. Nur ein unentwegtes Bemühen, auf dem
Laufenden zu bleiben, kann den Arzt vor dem Zurückfallen
und schließlich dem völligen Verlust seiner ärztlichen Fähigkeiten bewahren. Selbstkritik und Bescheidenheit gehören zu
den Grundelementen des Arztes. Das sokratische σύνοιδα
ἐμαυτῷ οὐδέν εἰδώς »Ich weiß, daß ich nichts weiß«, sollte
gerade dem Arzte stets gegenwärtig sein.

Ich sprach zu Beginn von der Wellenbewegung, die sich

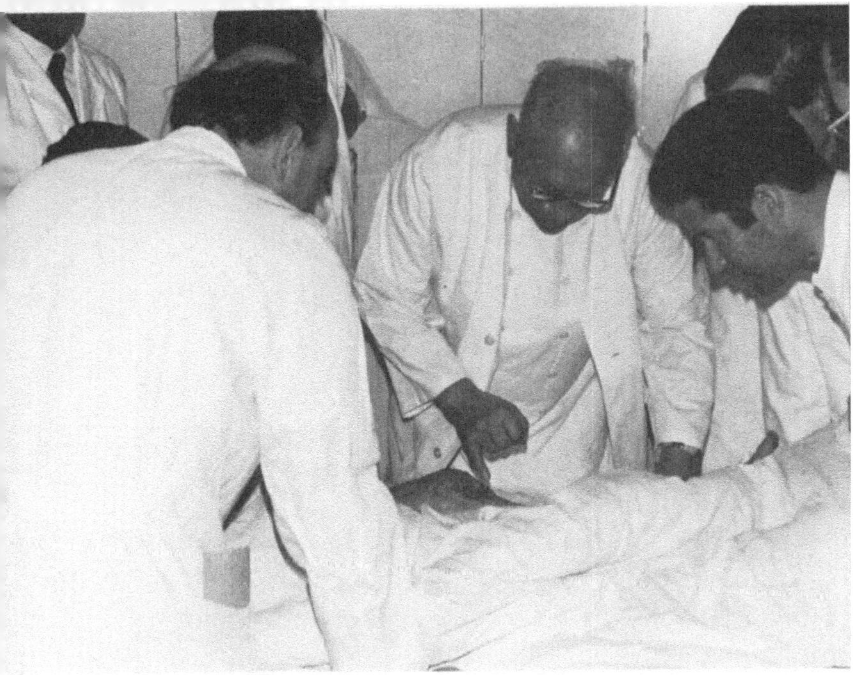

Abb. 30. Ein problematischer Fall

Abb. 31. Demonstration einer Operation im großen Hörsaal der Chirurgischen Klinik

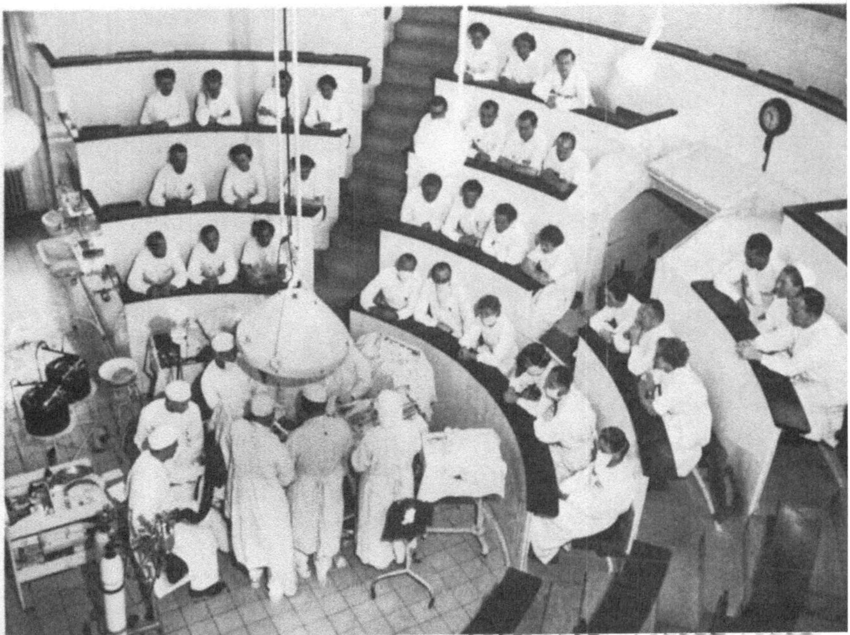

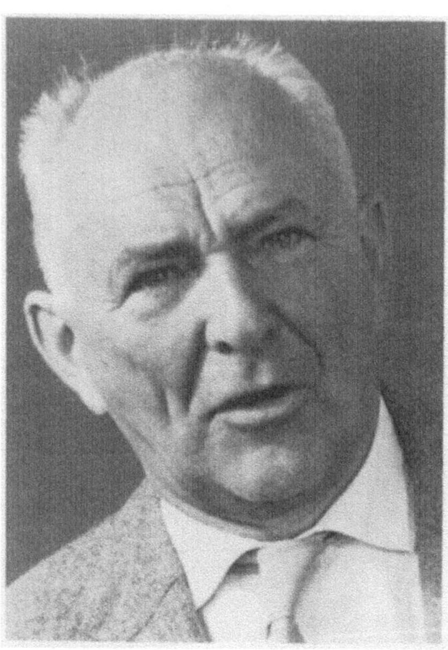

Abb. 32. Titus von Lanz, der Freund und wissenschaftliche Partner

Abb. 33. Begutachtung des Auflagendrucks der ›Praktischen Anatomie‹ bei Stürtz in Würzburg. Von links: Frau Bushe, der Neurochirurg K. A. Bushe, der anatomische Zeichner Julius S. Pupp

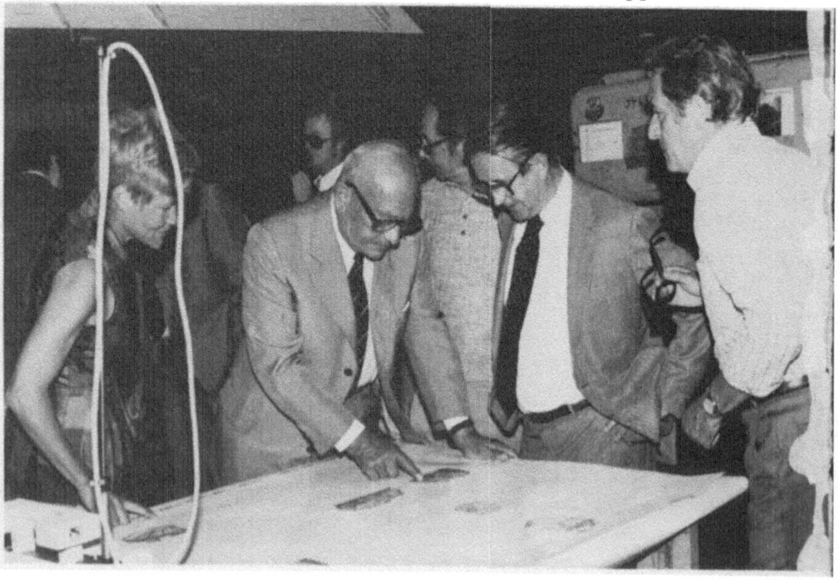

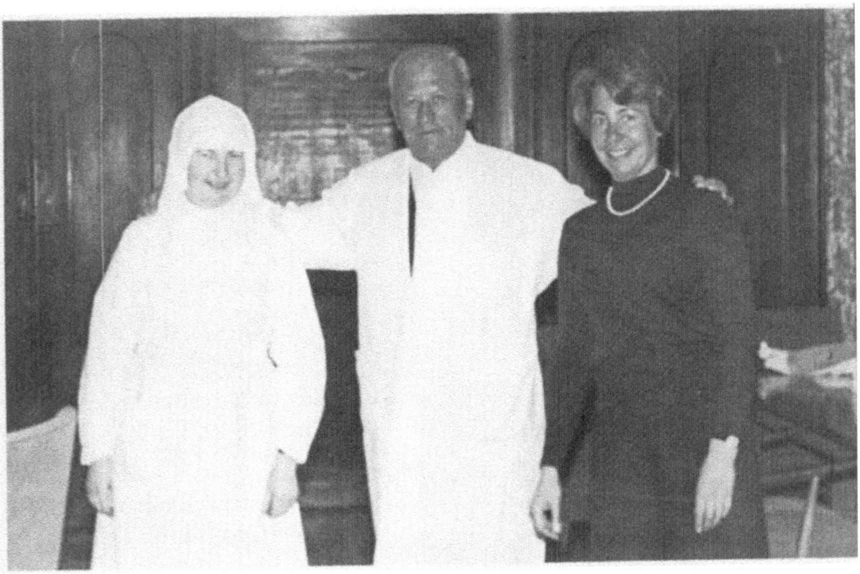

Abb. 34. Schwester M. Blankarda und Eva Wilke, meine beiden
›rechten Hände‹; 1969

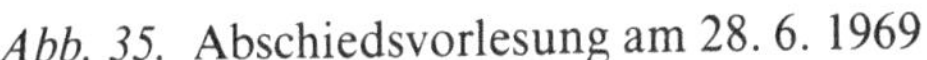

Abb. 35. Abschiedsvorlesung am 28. 6. 1969

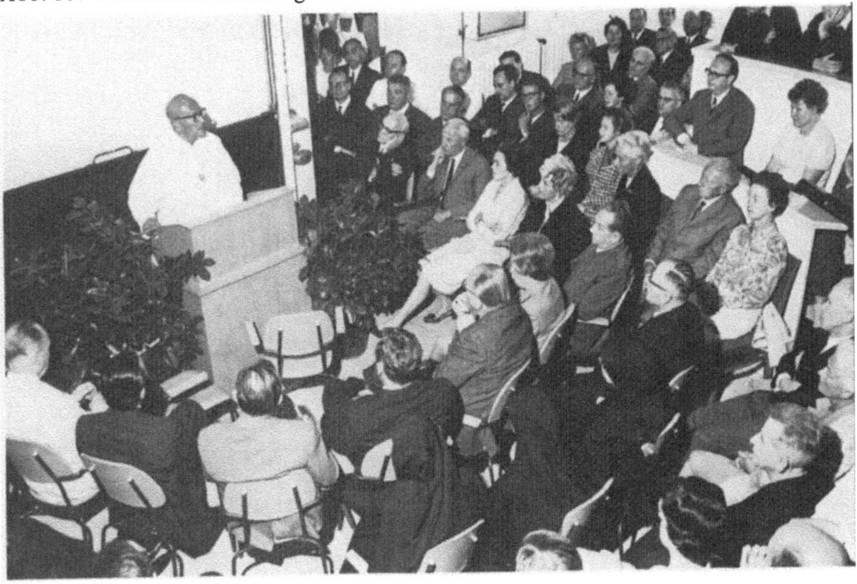

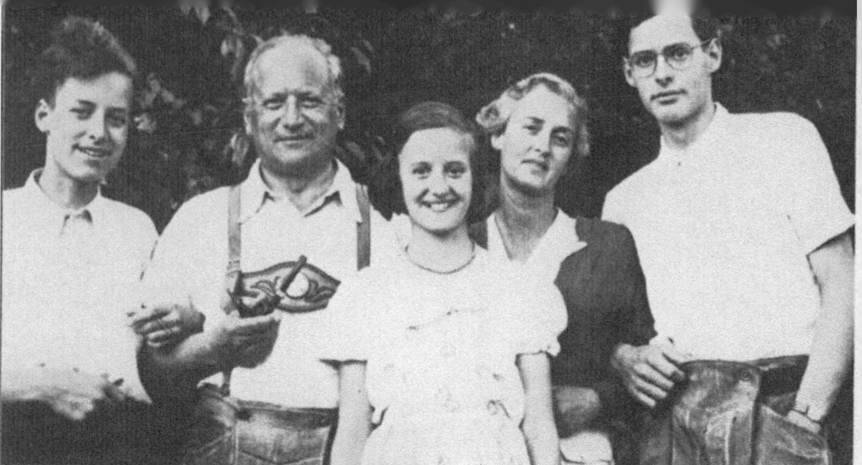

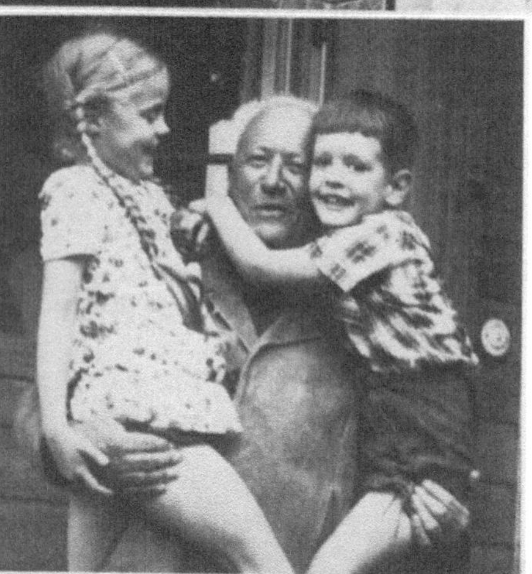

Abb. 36. Urlaub mit der Familie am Mondsee; 1952

Abb. 37. Glücklich mit den Enkeln Friederike und Hinrik; Tiefenthal 1967

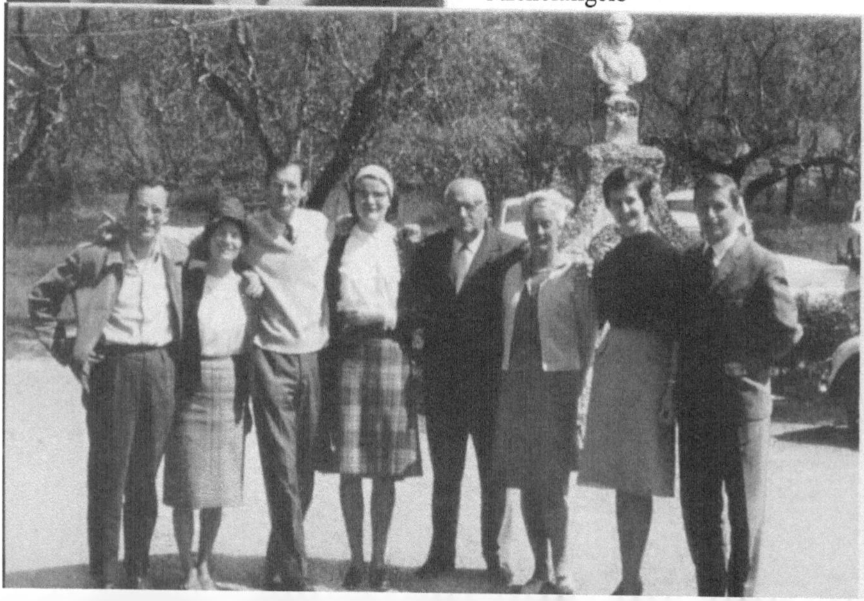

Abb. 38. Nachfeier des 65. Geburtstags mit der Familie in Florenz. Von links: Ehepaar Jochen und Sigrid, Ehepaar Ernst Dieter und Anki, die Eltern, Ehepaar Bärbel und Fritz auf dem Piazzale Michelangelo

auch in der Entwicklung der Chirurgie abzeichnet. Sie hat ihre Ursache nicht nur in dem Wechsel der Epochen, sondern auch in dem ständigen Suchen und Tasten nach besseren Lösungen. In seiner im Jahre 1877 hier in Würzburg gehaltenen Antrittsvorlesung hat Ernst von Bergmann schon gesagt: »Man erhebt sich zu triumphierender Sicherheit, sowie die Kunst in der Chirurgie, ihre technische Seite, durch eine neue und eine bedeutende Erfindung weit vorgeschritten ist, und man versinkt in Mißtrauen gegen sein bestes Können, sowie neue Entdeckungen der Wissenschaft ihr Licht auf Gebiete werfen, die bis dahin verschleiert waren und von uns übersehen wurden.« Und weiter: »Dem Chirurgen ist die Regel, nach welcher er handelt, das Vergängliche und Wechselnde, das Bleibende aber sind ihm die Forderungen seiner Wissenschaft«.

So bleibt die Wissenschaft immer problematisch, sie erstarrt und stirbt, wenn sie von Dogmen beherrscht wird. Das πάντα ῥεῖ wird immer seine Gültigkeit behalten, auch wenn der Strom einmal langsamer, einmal schneller fließt.

Und doch hat der Beruf des Arztes *konstante* Werte, die sich seit Jahrtausenden gleich geblieben sind. Nicht umsonst gilt der Eid des Hippokrates noch heute. Christoph Wilhelm Hufeland, der Arzt Goethes, hat das schon vor 130 Jahren unnachahmlich ausgesprochen:

»Die Kunst ist ewig, das System vergänglich. Die Kunst gehört dem inneren Heiligtum des Menschen an, das System der Zeit, deren Produkt es ist. Wir haben andere Namen, selbst andere Formen der Krankheiten, andere Mittel der Heilung, andere Begriffe und Erklärungsarten als das Altertum, aber die Heilkunst ist immer noch dieselbe, die Natur dieselbe, und es bedarf noch immer derselben Eigenschaften um ein großer Arzt zu sein, wie zu Hippokrates Zeiten. Es gibt nur eine Heilkunst, denn sie ist etwas Inneres, aber es gibt viele Systeme und muß sie geben, denn sie sind etwas

Äußeres, abhängig von der jedesmal herrschenden Denkform und der Stufe der äußeren Erkenntnis, auf welcher wir stehen.«

Diese Sätze des großen Arztes könnten auch heute geschrieben sein. ...

Die Heilkunst setzt dem Arzt Maßstäbe und Grenzen. Unterschätzen Sie diese Seite des ärztlichen Berufes niemals! Trotz aller Fortschritte der Zivilisation ist der Kranke das hilfesuchende Wesen geblieben, das er seit je war. Er ist keine defekte Maschine, sondern ein Mensch, dessen Innerstes nach dem Helfer verlangt. Es ist menschlicher Technik wohl gelungen, die Rückseite des Mondes zu photographieren, aber in die Gedankenwelt oder das, was man Seele des anderen nennt, einzudringen, ist selbst dem Erfahrenen häufig unmöglich, ja selbst das ›γνῶτι σεαυτόν‹, das ›Erkenne dich selbst‹, bleibt bei vielen nur ein ehrliches Bemühen. Und doch ist für den Arzt eines der wichtigsten Erfordernisse, den Kranken in seiner Ganzheit zu erfassen. Hierzu bedarf er der Begabung und der Schulung.

Der ärztliche Beruf beruht auf dem *Wissen*, dem *Können* und der *Persönlichkeit*.

Wenn ich das *Wissen* – nicht im üblichen philosophischen Sinne, sondern für unseren Beruf – definieren soll, so möchte ich es als die denkerisch erarbeitete Sammlung von allgemeinen Erkenntnissen bezeichnen, die eigene Urteilsbildung erlaubt. Nicht das bloße Erlernen von Stoff ist das Entscheidende, sondern die gedankliche Verarbeitung. Das gilt nicht nur für Sie als Studenten, sondern ebenso sehr für jeden von uns, der nicht in dem Meer des Neuen ertrinken will. Dazu ist eine gewisse Beschränkung erforderlich, ein im Zeitalter der zunehmenden Spezialisierung oft nicht einfaches Problem. Schon die Auswahl aus dem Vorlesungsverzeichnis wird bei der Reichhaltigkeit des Angebotenen immer schwieriger, und Ihnen mag der Schüler aus Goethes Faust beneidenswert erscheinen, der da im Hinblick auf das Medizinstudium sagt: »Das sieht schon besser aus, man sieht doch wo und wie . . .«.

Zum notwendigen Erwerb des Wissens gehört aber nicht nur die Erarbeitung des Stoffs, sondern noch ein anderes wichtiges Erfordernis des ärztlichen Berufes. Es ist der entscheidende Schritt vom Sehen zum Erkennen, für den der werdende Arzt nicht früh genug geschult werden kann. Hier sehe ich eine besondere Aufgabe der Vorlesung. Nicht umsonst habe ich Ihnen das Wort Goethes an die Wand des Hörsaales schreiben lassen, als ich nach dem Kriege diese Klinik übernahm:

> Was ist das Schwerste von allem?
> Was Dir das Leichteste dünkt:
> Mit den Augen zu sehen,
> Was vor den Augen Dir liegt.

Der geschulte ärztliche Blick ohne solides Wissen ist allerdings ebenso unzureichend wie dieses ohne die Fähigkeit ärztlichen Erkennens, oder mit den Worten Immanuel Kants: »Der Arzt ist ein Künstler, der doch, weil seine Kunst von einer Wissenschaft der Natur abgeleitet werden muß, Gelehrter zu sein hat.«

Zur Ausübung des ärztlichen Berufes bedarf es sodann des *Könnens*. Ich möchte es definieren als die durch Intuition, Übung und Erfahrung erworbene Fähigkeit zur praktischen Anwendung des Wissensgutes. Kunst kommt von Können, und nur der wird Meister werden, der in langen mühevollen Jahren erst Lehrling, dann Geselle war. Es ist ein organisches Wachsen, keiner kann die Zeit überspringen, die uns Erfahrung und Reife beschert und bei manchem dauert es ein Leben lang.

Wissen und Können sind Voraussetzung, aber nicht Inhalt der *Persönlichkeit*. Sie trägt den Stempel der Individualität, die durch ihre innere Geschlossenheit eine Ausstrahlungskraft besitzt, der sich die Umwelt nicht entziehen kann. Die ärztliche Persönlichkeit, wie sie auch geartet sei, ist durch Erfolge und Enttäuschungen gefestigt und bleibt ein Grundelement unseres Berufes, ein Heilfaktor von unschätzbarem Wert. Gerade in einer Zeit der allgemeinen Nivellierung scheint es mir notwendig, Sie auf den hohen Wert der Persönlichkeit hinzuweisen, die man erkennen und anerkennen muß. Es hat dies nichts mit dem heute so oft mißbrauchten Begriffe ›Autorität‹ zu tun. Auch ich lehne die Autorität als Machtanspruch auf Grund von Rang und Stellung ab und ich kann das Aufbegehren der Jugend hiergegen verstehen. Autorität, wie ich sie verstanden haben möchte, ist durch die Vorleistung erworben, nicht geforderte beispielhafte Stellung eines Menschen. Aber Persönlichkeit ist etwas anderes. Der Bürgermeister einer kleinen Dorfgemeinde oder auch ein Handwerker kann ebenso zur Persönlichkeit reifen, wie ein Wirtschaftsführer oder ein Gelehrter. Wenn man die Augen offenhält, wird man mehr Persönlichkeiten begegnen, als man erwartet hatte.

In unserem Berufe ist die Persönlichkeit oft der einzige Anker, an dem sich der Kranke im Strudel seiner Leiden festzuhalten vermag. Eine überragende Persönlichkeit ist aber auch ein Magnet für die Jugend, die bewußt oder unbewußt von ihr geformt wird. Wer sich echte Leitbilder mutwillig zerstört, macht sich selbst ärmer. . . .

Die ärztliche Arbeit ist heute als Folge der Spezialisierung geprägt durch das Teamwork. Niemand wird diese Notwendigkeit bestreiten. Die Entwicklung darf aber keinesfalls dazu führen, daß seine Teilnehmer zur Anonymität herabsinken und der Kranke einem konformistischen Gremium gegenübersteht. Diese Gemeinschaftsarbeit enthebt keinesfalls von der persönlichen Verantwortung dem Kranken gegenüber und entbindet nicht von der Pflicht des eigenen Bemühens um Individualität und Persönlichkeitsbildung.

Die Chirurgie braucht Persönlichkeiten in besonderem

Maße. Diagnostik und Therapie sind weitgehend Gebiet der Ratio und der Technik. Die Indikation dagegen – und der Chirurg trägt trotz vielseitiger Beratung durch die anderen Disziplinen, insbesondere die Innere Medizin, die Verantwortung für den Eingriff – ist letzten Endes eine Entscheidung, in die neben rein fachlichen Erwägungen sich der Chirurg mit seiner ganzen Individualität einschalten muß.

Die chirurgische Indikation hat mich von Anfang an besonders gefesselt und es ist daher verständlich, daß ich sie bei zwei in meinem Leben besonders wichtigen Augenblicken zum Vortragsthema gewählt habe: für meine Antrittsvorlesung 1930 in Bonn und für den Festvortrag aus Anlaß der Wiedereröffnung unserer Julius-Maximilians-Universität nach dem Zweiten Weltkrieg im März 1947.

Kein anderes Gebiet der Chirurgie enthält eine so vielschichtige Problematik, läßt sich so wenig in starre Schemata einordnen wie die chirurgische Indikation. Sie schiebt sich in den Gang des Geschehens ein zwischen den Abschluß der Untersuchung und den Beginn der eigentlichen ärztlichen Behandlung.

Sie ist abhängig von unendlich vielen äußeren und inneren Faktoren. In keinem Stadium der Beziehung zwischen dem Chirurgen und seinem Kranken spielen außer rein medizinischen Feststellungen und Erfahrungen so viele andere, vor allem ärztlich-menschliche Erwägungen eine so ausschlaggebende Rolle. Daher muß die Entscheidung zwangsläufig subjektiv und auf den einzelnen Kranken ausgerichtet sein und muß sich allein auf das eigene Gewissen gründen. Gerade die jüngste Entwicklung der Chirurgie legt damit eine neue Last auf die Schultern der Chirurgen.

Über allem Tun und Lassen sollte hier das Wort stehen, das für den Arzt aller Zeiten Geltung behalten muß, das Wort ›nihil nocere‹. Nicht auf die Anzahl der gelungenen Operationen kommt es an, sondern auf die Anzahl der geheilten Menschen. Und niemals ist es berechtigt, Leben oder Gesundheit eines Menschen für das eines anderen zu opfern. Und noch etwas verlangt vom Chirurgen eine klare und tragfähige Persönlichkeit. Der Chirurg greift am unmittelbarsten in den Körper der Kranken ein und hat fast täglich deren Leben buchstäblich in der Hand. Hat er auch auf der einen Seite die Freude und Genugtuung der sichtbarsten Erfolge, so treffen ihn die Mißerfolge umso schwerer.

Es gehört zwar ganz allgemein zu den elementaren Pflichten des ärztlichen Berufes, dem Kranken auch auf dem letzten, schweren Wege helfend zur Seite zu stehen und ihn nicht zu verlassen. Dem Chirurgen im weitesten Sinne stellt sich aber die darin enthaltene Problematik allzu häufig in dramatischer Dringlichkeit und zwingt ihn so, die seelische Führung des hoffnungslos Kranken oder Schwerverletzten augenblicklich zu übernehmen. Er sollte dabei auch an den Satz Hufelands denken, den Tod verkünden, heiße den Tod geben.

Zudem bleibt ihm die Aufgabe nicht erspart, den besorgten Angehörigen die volle, im chirurgischen Bereiche so häufig ganz unerwartete Wahrheit zu enthüllen, daß der Verletzte oder Kranke nicht oder doch nur für kurz zu ihnen zurückkehren wird. Das alles führt naturgemäß zu inneren Spannungen, denen nur der gewachsen ist, der sich jeden Abend Rechenschaft vor seinem Gewissen über seine Tagesarbeit ablegt und sich der Grenzen allen menschlichen Tuns bewußt bleibt.

Wenn ich heute zurückschaue auf die wie im Fluge vergangenen 46 Jahre seit meinem Staatsexamen und die 23 Jahre seit der Übernahme dieser Klinik, so ist mein Herz voll Dankbarkeit. Aus meiner Klinik haben sich 20 Mitarbeiter habilitiert, fünf meiner früheren Mitarbeiter sitzen auf eigenen Lehrstühlen, 17 meiner Schüler in angesehenen und sie befriedigenden Chefarztstellen. Ihnen schulde ich Dank für gemeinsame glückliche und erfolgreiche Arbeitsjahre. Sie sind inzwischen selbst Meister geworden und es verbindet mich mit ihnen herzliche Freundschaft und gegenseitiges Vertrauen. Was kann es für einen Chef und akademischen Lehrer Schöneres geben als das Bewußtsein, daß die Saat aufgegangen ist und die Schüler seinen Geist weitertragen!

Daß ich meinem Nachfolger, der einst mein Schüler war und die persönliche Beziehung nie abreißen ließ, Lehrstuhl und Klinik übergeben darf, erfüllt mich mit großer Freude.

Schwer fällt mir der Abschied vom Kranken. Die menschliche Beziehung zwischen Arzt und Krankem ist doch der eigentliche Inhalt unseres ärztlichen Berufes. Dem Kranken gelten unsere tägliche Arbeit, unsere Gedanken und Sorgen, aus seinem Vertrauen erwächst uns die Verpflichtung zu redlichem Tun und schöpfen wir die Kraft, die nicht selten allzu schwere Bürde zu tragen, die uns auferlegt ist.

Schwer fällt mir auch der Abschied von Ihnen, der Jugend, der die Zukunft gehört. Aber meine Wünsche und Gedanken werden immer bei Ihnen sein!

Für viele bedeutet die Emeritierung oder Pensionierung eine so harte Zäsur, daß sie sich im Leben schwer oder gar nicht mehr zurechtfinden. Schwere seelische Verstimmungen, innere Spannungen mit Herzinfarkten und akute Todesfälle sind nicht selten. Natürlich bedeutet die völlige Umstellung der Lebensgewohnheiten, der Umgebung, des Arbeitskreises, ebenso wie das Fehlen der gewohnten Arbeit eine schwere Belastung. Man kann sie dadurch mindern oder verhüten, daß man sich rechtzeitig auf diesen Augenblick vorbereitet. Wesentlich scheint mir, daß ich niemals die Klinik als mein Eigentum betrachtet habe, sondern als die Arbeitsstätte, die an mich nur für einen gewissen Zeitraum ausgeliehen war. So konnte auch bei mir das Gefühl des Verlustes nicht aufkommen. Man muß sich klar machen, daß jedes Ding seine Zeit hat, und es ist gut so.

Seit dem Augenblick, in dem ich nach der letzten Operation meiner Operationsschwester Gerntrudis das Skalpell in
die Hand drückte, habe ich keinen Operationssaal mehr betreten. Es ist viel leichter, eine gewohnte und liebgewordene
Tätigkeit ganz aufzugeben, als Kompromisse zu schließen. So
habe ich nie verstanden, daß manche Chirurgen, die in ihren
modernen Kliniken große Chirurgie betrieben hatten, nach
ihrer Emeritierung oder Pensionierung in kleine Belegkran-
kenhäuser abwanderten, um dort mit Schmalspurchirurgie
ihre Zeit auszufüllen. Soweit es nicht der schnöde Mammon
ist, der sie treibt, ist es ein Beschäftigungsdrang, mit dem die
Leere des Tages ausgefüllt werden soll.

Hilfreich ist es, daß man den Lebenskreis als Emeritus
nicht wechseln muß. Man bleibt Mitglied der Fakultät, auch
wenn sich der Abstand zu den Fakultätskollegen von Jahr zu
Jahr vergrößert. Das liegt an dem ewigen Gehen und Kommen, so daß ich nun nach 15 Jahren nur noch eine Handvoll
der Älteren kenne. An den Fakultätssitzungen kann man
zwar als Gast teilnehmen, aber da heutzutage weniger wissenschaftliche Probleme als Ernennungen, Berufungen, Orga-
nisations- und Verwaltungsfragen besprochen werden, haben
sie keinen großen Reiz mehr für einen Außenstehenden, der
keine Verantwortung mehr zu tragen hat.

Der Universität gehöre ich als Emeritus natürlich weiter an,
sie ist mir aber in ihrer heutigen Form fremd geworden.

Nachdem ich selbst nun in der vierten Generation Hoch-
schullehrer bin, und es auch mein älterer Sohn geworden ist,
war die Universität früher für mich eine wirkliche Heimstätte.
Es ist gewiß richtig, daß die Universität Humboldts, die einst
weltberühmt war, der heutigen Zeit angepaßt werden mußte.
Wenn aber ein so wertvolles Gebäude nach Renovierung verlangt, muß dies vorsichtig und in kleinen Schritten geschehen. Das ideologische Demontieren zerstört mehr als es nützt

und beweist die alte Erfahrung, das Einreißen schneller geht als aufbauen.

Seit Jahrzehnten überstürzen sich die Reformen, die sich durch die jeweils wechselnden äußeren Bedingungen wie Massenansturm der Studenten, Personalmangel oder Haushaltskürzung als notwendig erweisen: »ordre, contre-ordre, désordre!«

Die alte Ordinarien-Universität mag gewiß nicht mehr zeitgemäß gewesen sein. Bei meinem ersten Besuch in den Vereinigten Staaten fragte mich ein Kollege: »What is about your Geheimrät?« Die heutige Karikatur schießt aber über das Ziel hinaus. Die ideologisch bedingte Gleichmacherei paßt nicht zum Leistungsprinzip und drückt das Niveau unserer Universitäten. Die Verschleuderung des Professorentitels, der von meiner Generation frühestens sechs Jahre nach der Habilitation erworben werden konnte, bedeutet die völlige Entwertung. In manchen Bundesländern kann der Titel Professor jedem beliebigen verdienten Mann verliehen werden, ob Künstler, Schriftsteller oder Industrieller. Es erinnert dies an die Verleihung des Titels ›Kommerzienrat‹ in früheren Zeiten. Erfreulich ist es, daß im Freistaat Bayern Verleihungen des Professorentitels an solche, die die akademischen Voraussetzungen nicht erfüllen, verboten sind.

Lebensabend

Menschen

Wie ich am Ende meiner Abschiedsvorlesung bemerkte, ist mir der Abschied vom Kranken sehr schwer gefallen. Es ist das schönste Erlebnis für einen Arzt, wenn er in den Augen seines Kranken Vertrauen und Dankbarkeit erblickt. Die Fäden zu vielen meiner alten Patienten sind bis heute nicht abgerissen, aber das Werben um die Seele des Kranken und die Freude und Genugtuung über den therapeutischen Erfolg gibt es nun für mich nicht mehr.

Unter der unübersehbaren Schar der kranken Menschen, die zu mir kamen, und deren ich mich annehmen durfte, sind manche mit klingenden Namen. Es ziemt sich nicht für einen Arzt, in seinen Erinnerungen diese Namen zu veröffentlichen, weil ihm auch nach deren Tod das Schweigen auferlegt ist. Ich habe es immer bedauert, daß in manchen Autobiographien von Ärzten Namen und sogar Krankengeschichten prominenter Patienten dargeboten wurden, was fraglos den Absatz fördert. Derartige Überlegungen dürfen aber nicht zum Maßstab unseres Tuns werden.

Kein Beruf, außer dem des Arztes, kann in diesem Umfange die Ernte einfahren und das große Glück empfinden, das in der zeitlich unbegrenzten Bezeugung menschlichen Dankens besteht. Vor wenigen Monaten schickte mir als seinem Lebensretter ein Patient, den ich im Jahre 1934 in München operiert hatte, seine Erinnerungen. Jedes Jahr sandte mir zum Operationstag eine Patientin, die ich im Jahre 1937 gleichfalls in München wegen eines großen Magenkarzinoms operiert hatte, einen Dankesbrief, bis mir im vorigen Jahr ihr

Tod mitgeteilt wurde. 46 Jahre lang hat sie mir die Treue gehalten. Eine alte Dame aus der Gegend von Würzburg, die ich im Jahre 1947 gleichfalls wegen eines Magenkarzinoms operiert hatte, brachte mir bis zu ihrem Tode am Operationstag jeden Jahres einen Strauß roter Tulpen, deren Zahl dem der abgelaufenen Jahre entsprach. Zuletzt waren es 35.

Ein einzigartiges Erlebnis hat mir ein katholischer Bischof beschert. Er war ein ganz besonderer Mann, den ich mehrfach operieren mußte und an dessen Krankenbett ich abends oft stundenlang saß. Klug, gütig und liberal, hat er mir mit diesen Gesprächen viel gegeben. Nach einem Konzil suchte er mich auf und übergab mir seinen Bischofsring. Er hatte einen anderen von Papst Johannes XXIII. als Konzilsvater erhalten und wollte mir nun den seinigen schenken, den er jahrzehntelang getragen hatte. Ich machte ihn darauf aufmerksam, daß er doch seit langem wisse, daß ich Protestant, daher ein Ketzer, und eigentlich zu verbrennen sei. Er erwiderte mir, daß er mir für meine ärztliche Fürsorge und menschliche Zuwendung zu so großem Dank verpflichtet sei, daß er niemanden wisse, dem er den Ring lieber überlassen würde. Der Bischof ist vor etwa zwei Jahren verstorben, und nun lag der Ring in meiner Schreibtischschublade, ein kostbarer Ring mit zwei großen Brillanten und einem Edelstein auf emailliertem Grund. Schmuckstücke haben für mich seit jeher nicht einen materiellen, sondern nur einen ideellen Sinn, also den Erinnerungswert. Dieser Erinnerung wegen gab ich vor kurzem den Ring an den Abt des Klosters zurück, in dem der Bischof gestorben war. So hat sich der Kreis wieder geschlossen.

Dies sind nur Beispiele, die jeder alte Arzt in der einen oder anderen Form erlebt, und die nur zeigen sollen, bis zu welcher Tiefe sich die menschlichen Beziehungen zwischen den Kranken und ihrem Arzt entwickeln können. Grüße von Patienten aus der Münchner Zeit, aus Rußland, Belgien und

der Kriegsgefangenschaft erzählen noch heute von späteren
Schicksalen. Dieses Echo aus vergangenen Zeiten ist wohl das,
was den Lebensabend eines alten Arztes glücklich und zufrieden macht.

Auch in der Nachkriegszeit traf ich auf manche Persönlichkeiten, die mich beeindruckten. Bei wohl keinem ist das so
sehr der Fall gewesen wie bei Carl Jakob Burckhardt. Ich begegnete ihm auf der Feier zum 70. Geburtstag meines Freundes Hans von Seemen in München. Es kam zu einem Gespräch, das voll bestätigte, was ich mir nach der Kenntnis seines Lebens und seiner Schriften unter ihm vorgestellt hatte.
Carl J. Burckhardt war eine faszinierende Persönlichkeit. Ein
Grandseigneur und Diplomat der alten Schule aus Baseler
Provenienz, erinnerte er mich im Typ an den Delegierten des
Internationalen Roten Kreuzes, Schmid-Koechlin, der mir in
den schwierigen Brüsseler Tagen so souverän und doch mit
soviel Wärme geholfen hatte. Ich kannte ziemlich alles, was
Burckhardt geschrieben hatte, angefangen von dem duftigen
Essay ›Ein Vormittag beim Buchhändler‹, in dem er sein zu-
fälliges Zusammentreffen mit Rainer Maria Rilke in einem
Frisier-Salon und ihren Bummel durch Paris beschreibt. Ich
habe diese reizende Geschichte oft verschenkt. Die mächtige
Biographie von Richelieu hatte ich verschlungen und war
nun gespannt auf den persönlichen Eindruck. Der stattliche
Mann mit dem markanten Kopf war in der Gesellschaft die
beherrschende Figur. Er war zwar immer liebenswürdig,
»doch eine Würde, eine Höhe entfernte die Vertraulichkeit«.
Er war nicht nur ein bedeutender Historiker, als welchen ihn
sein ›Richelieu‹ ausweist, nicht nur der gewandte und geschickte Diplomat in den schwierigen Missionen in Wien,
Danzig und Paris, er war vor allem ein Europäer großen Formats, ein einzigartiger Vertreter europäischer Kultur. Seine
posthum herausgegebenen ›Erinnerungen und Begegnungen‹

fesseln durch den Gedankenreichtum und die Schönheit der Sprache. Ich war dankbar, ihm noch zu Lebzeiten begegnet zu sein.

Ein kurzes aber charakteristisches Streiflicht auf Theodor Heuss möchte ich hier noch folgen lassen. Ich hatte ihm die Photographie eines in meinem Besitz befindlichen Portrait-bildes von Hans von Marées geschickt, das den früh verstor-benen Bruder meines Vaters darstellt. Es wurde im Hause meines Urgroßvaters Friedrich Ritschl in Leipzig gemalt, in dem Marées mit dem ihm befreundeten Adolf von Hilde-brand, einem Onkel meines Vaters, zu Gast war. Da ich aus den Schriften von Heuss wußte, daß er an dem Werk von Hans von Marées, insbesondere auch an den Fresken in Neapel, sehr interessiert war, glaubte ich, ihm mit der Über-sendung der Photographie dieses weitgehend unbekannten Bildes eine Freude machen zu können. Ich schrieb ihm dazu, ich bäte ihn dringend, von einer Antwort abzusehen, da er ja wirklich anderes zu tun hätte. Ich erhielt prompt die hand-schriftliche Antwort, die begann: »Das Dankeschön sagen lasse ich mir aber von Ihnen nicht verbieten. . .«.

Neue Aufgaben

Nach meiner Emeritierung hatte ich keine Möglichkeit mehr zu weiterer Arbeit auf meinem Fachgebiet. Eigene klinische Erfahrungen konnte ich nicht mehr sammeln und für eigent-liche Forschung, insbesondere experimenteller Art, mangelte es nunmehr an allen Voraussetzungen. Wer aus dem Strom wissenschaftlicher Forschung einmal ans Ufer geworfen wor-den ist, kann nur den Jüngeren mit Freude, Bewunderung und ohne jeden Neid zusehen, wie sie weiter ihren Zielen zu-streben. Auf den Kongressen, die ich noch häufig besuche, muß ich immer wieder feststellen, daß vieles von dem Gebotenen mir unverständlich geworden ist. Bei dem rasanten Fortschritt haben sich Anschauungen, Methoden und Ergebnisse vielfach von Grund auf geändert.

Der weiteren Entwicklung meines Lebenswerkes, der mit Titus von Lanz begonnenen Praktischen Anatomie, bin ich nach wie vor, nunmehr als Herausgeber, eng verbunden. Durch Kriegseinwirkung waren die Platten für die Abbildungen zum größten Teil vernichtet und sonstige Unterlagen zerstört worden. Nach dem Kriege mußten wir mit vielem von neuem anfangen. Erarbeitet und veröffentlicht hatten wir gemeinsam die Bände ›Arm‹, ›Bein und Statik‹ und ›Hals‹. Der Kopfband war in großen Teilen in Vorbereitung, und es lag schon eine größere Anzahl druckfertiger Abbildungen vor. Dann starb Lanz und es ergab sich nun die Notwendigkeit, Autoren für die folgenden Bände zu gewinnen. Die Bände ›Rücken‹ und ›Becken‹ sind sehr gut gelungen und inzwischen erschienen, der Band ›Bauch‹ ist in besten Händen in Vorbereitung. Leider hat der erst teilweise fertiggestellte Kopfband unsere Grundkonzeption für das Gesamtwerk bei weitem gesprengt. Ich bin darüber nicht glücklich, konnte es aber nicht verhindern.

Daß dieses einzigartige, aber außerordentlich aufwendige Werk, das Lieblingswerk des Verlegers Ferdinand Springer, trotz der äußerst schwierigen Zeiten in vollem Umfange weitergeführt werden konnte, verdanke ich Heinz Götze, der es in seine Obhut nahm und nach Kräften förderte. Heinz Götze war ursprünglich Archäologe gewesen, ehe er in den Springer-Verlag eintrat. So erfüllte er von vorneherein die besten Voraussetzungen für einen wissenschaftlichen Verleger, auf Grund eigener Erfahrungen Sinn und Einschätzung wissenschaftlicher Arbeit mit den wirtschaftlichen Notwendigkeiten in Einklang zu bringen.

Als mich kurz nach meiner Emeritierung, im Jahre 1970,

A. W. Fischer fragte, ob ich bereit sei, den Vorsitz eines Ärztekollegiums des Allgemeinen Deutschen Automobilclubs zu übernehmen, sagte ich gerne zu. Mit dem gewaltigen Anwachsen des Kraftverkehrs waren auch die verkehrsmedizinischen Probleme immer wichtiger geworden.

Fragen der Verhütung von Unfällen im weitesten Sinne ebenso wie die Maßnahmen zur Versorgung der Verletzten wurden zur dringlichen ärztlichen Aufgabe.

Es war daher für mich verlockend, das Gewicht kompetenter ärztlicher Stellungnahme in das Spiel der Kräfte einzubringen. Das konnte nur auf dem Wege über den größten deutschen Automobilclub geschehen. Der Ausbau des Gremiums verlangte zunächst die Wahl von Mitgliedern verschiedener Disziplinen, die nicht nur nach ihrer wissenschaftlichen Autorität, sondern ebenso sehr nach ihrer Kontaktfähigkeit getroffen werden mußte. So gelang es, in verhältnismäßig kurzer Zeit ein wirkliches ›Collegium‹ zu schaffen, das auf hohem Niveau diskutiert und sich in harmonischer Atmosphäre verbunden weiß.

Die Entwicklung wurde nur möglich durch die vertrauensvolle Unterstützung und die verständnisvolle Förderung durch den Präsidenten Franz Stadler, dessen urwüchsiges Temperament und warme Menschlichkeit etwa auftretende Schwierigkeiten beiseite schoben. Mein Vorschlag, Ärztekongresse des Kollegiums einzuführen, um auch unmittelbaren Zugang zur Öffentlichkeit zu haben, konnte nur durch sein energisches Eintreten verwirklicht werden. Sie sind zur ständigen Einrichtung geworden. Von 1972 bis 1983 haben fünf zunehmend erfolgreiche Tagungen stattgefunden. 1980 legte ich den Vorsitz in die bewährten Hände des Rechtsmediziners Wolfgang Spann und gehöre dem Kollegium seitdem als Ehrenvorsitzender an. Das Ziel ist erreicht: wir sind ein zuverlässiger Berater des Clubs und eine unüberhörbare Stimme für die Öffentlichkeit geworden.

Ich mußte neue Wege geistiger Betätigung suchen und mir fiel das nicht schwer, vielmehr boten sie sich mir an. Seit über 50 Jahren hat mich das vielfarbige Problem der chirurgischen Indikation fasziniert und nicht mehr losgelassen. Am 25. Juli 1930 hatte ich meine Antrittsvorlesung in Bonn diesem Thema gewidmet. Über den Festvortrag hinaus, gehalten anläßlich der Wiedereröffnung unserer Universität am 12. März 1947 über ›Die chirurgische Indikation‹, beschäftigte ich mich in zahlreichen Veröffentlichungen mit den immer schwieriger werdenden Problemen, die sich aus der Entwicklung der Chirurgie und den hieraus resultierenden Konflikten mit der heutigen Rechtsprechung ergeben.

Dieses Arbeitsgebiet führte mich naturgemäß zu einem fruchtbaren und mich befriedigenden Gedankenaustausch mit Juristen. Den Wunsch nach gegenseitigem Verständnis und guten Willen vorausgesetzt, führen nur klärende Gespräche zu einer objektiven Betrachtung von beiden Seiten und zur Annäherung zwischen zwei nach Sprache und Denkweise so verschiedenen Disziplinen. Im Arbeitskreis Ärzte/Juristen waren diese Voraussetzungen gegeben. Hier lernte ich den Göttinger Zivilrechtler Erwin Deutsch und den Strafrechtler Hans-Ludwig Schreiber kennen und schätzen. Sie hatten ein offenes Ohr für unsere ärztlichen Sorgen und bemühten sich mit uns, Lösungen zu finden, die sowohl den rechtlichen Erfordernissen, als auch den Besonderheiten des ärztlichen Berufes entgegenkamen. Daraus hat sich zwischen den beiden Göttinger Rechtslehrern und mir eine enge Beziehung entwickelt, die auf gegenseitiger Achtung beruht.

Insbesondere zwischen dem rund 30 Jahre jüngeren Hans-Ludwig Schreiber und mir ist mit den Jahren eine echte Freundschaft entstanden, welche ihre Früchte in zahlreichen gemeinsamen Veröffentlichungen trug, die teils rein fachlichen Charakter hatten, die aber auch zu philosophischen Betrachtungen über aktuelle Fragen führten. Für mich bedeutet

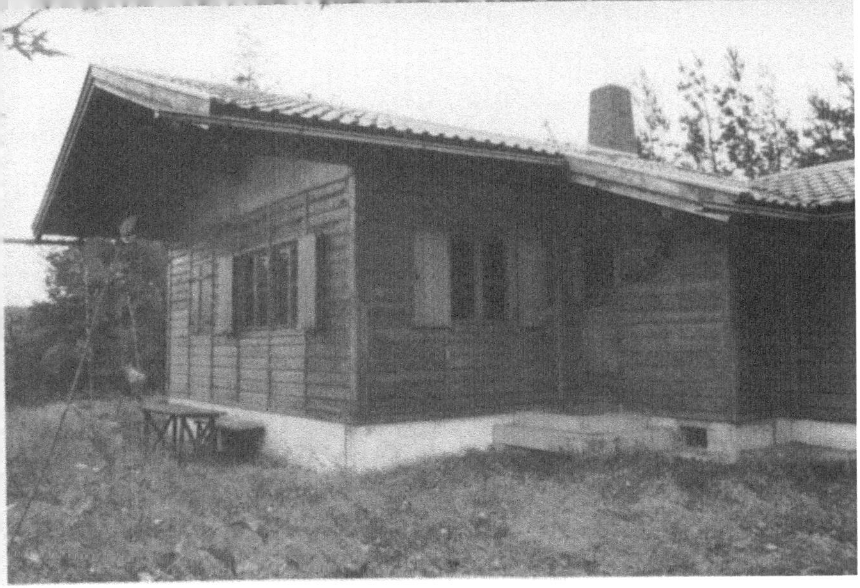

Abb. 39. Unser Jagdhaus in Tiefenthal

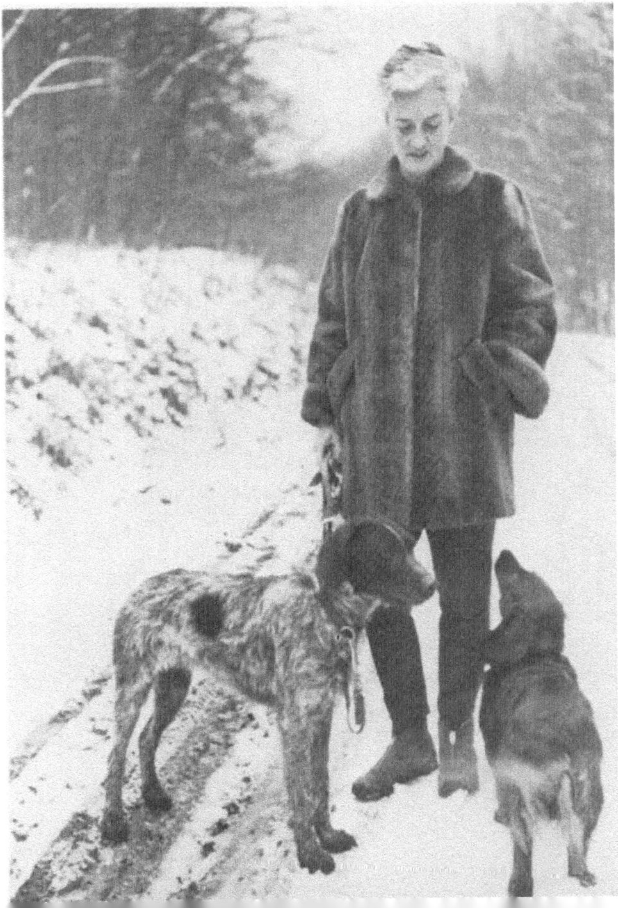

Abb. 40. Dagmar
mit Asta und Trixie

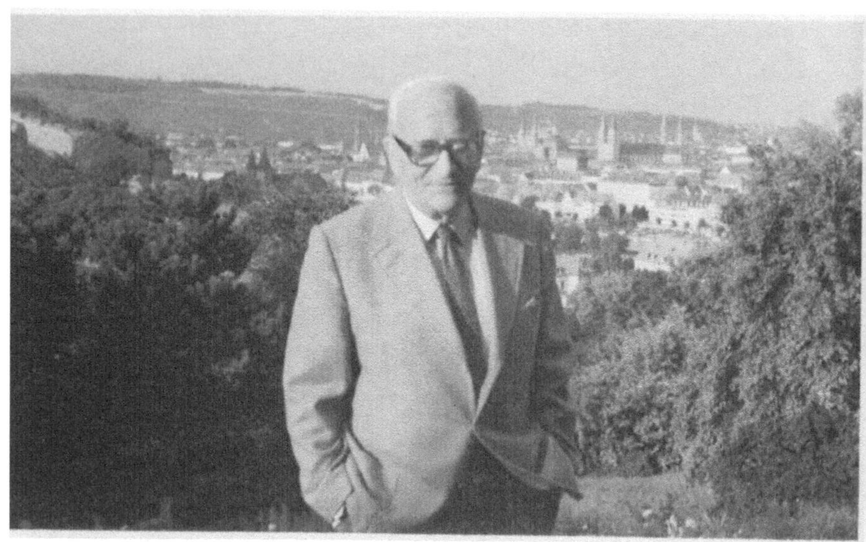

Abb. 41. Blick auf Würzburg von der Terrasse unseres Hauses

Abb. 42. Am Abend des 80. Geburtstags

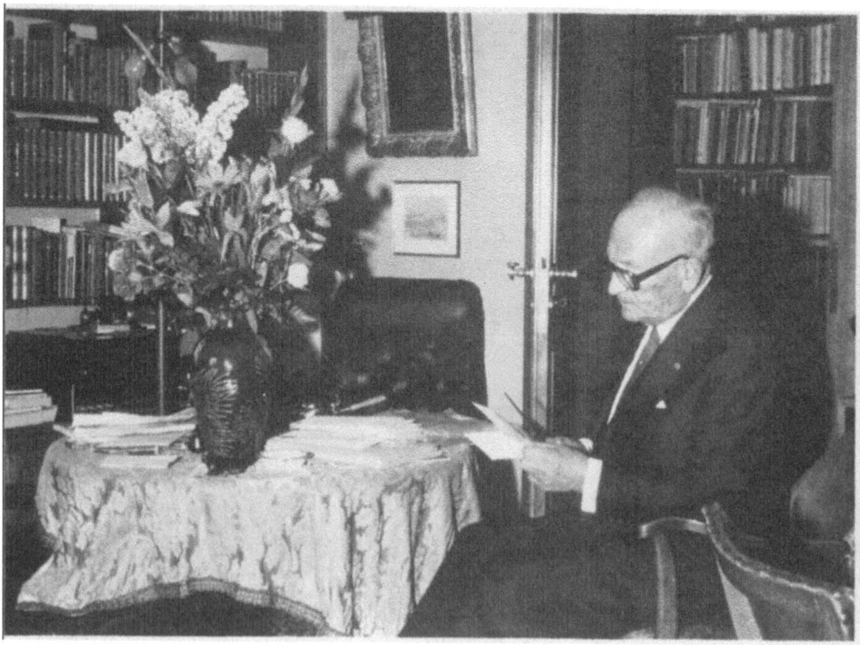

diese Freundschaft einen wahren Jungbrunnen, in erfrischenden Gesprächen, die oft in ruhigen Stunden in unserem Würzburger Hause geführt werden, Anregungen zu empfangen und zu geben.

Als ich im Oktober 1978 durch einen Telefonanruf von Deutsch erfuhr, daß mich die Juristische Fakultät der Göttinger Universität einstimmig zum Ehrendoktor der Rechte gewählt habe, war ich völlig überrascht. Da die Verleihung eines juristischen Ehrendoktors an einen Arzt etwas überaus seltenes ist, hat es mich beglückt – ich kann es nicht anders sagen –, daß meine Arbeit von den juristischen Partnern anerkannt wird. Nachdem ich das Skalpell weggelegt hatte, habe ich es als meine Aufgabe angesehen, die Besonderheiten, die der Beruf des Arztes mit sich bringt, gerade auch dem Richter gegenüber verständlich zu machen. Auf Grund meiner fast 50jährigen Erfahrungen lag mir daran, unter sehr wechselhaften äußeren Bedingungen manche zeitgemäße Entwicklung nicht entgleisen zu lassen.

Die Ehrenpromotion fand am 10. November 1978 in der historischen Aula der Universität unter den großen Gemälden der Könige von Hannover und Preußen in feierlicher akademischer Weise statt. Ich hielt den Vortrag ›Über die ärztliche Verantwortung‹, in dem ich über die Bestimmung, Aufklärungspflicht des Arztes, Klarheit am Krankenbett, Sterbehilfe und die Schweigepflicht sprach.

Besonderen Wert legte ich auf die Notwendigkeit ärztlicher beruflicher Selbstbeschränkung. Dazu führte ich am Schluß meines Vortrages aus:

»Verantwortung verlangt Selbstkontrolle und Selbstkritik. Mit zunehmender Spezialisierung in der Medizin finden Kenntnisse und Können des einzelnen Arztes ihre immer enger werdenden Grenzen. Den Rat eines Erfahrenen in einem besonderen Falle einzuholen, wird immer notwendiger und ist echter Dienst am Kranken. Prestigedenken darf es nicht geben, ebensowenig wie Hemmungen, den Kranken einem Kompetenteren zu überweisen.

Nicht nur aus Gründen des geringeren Wissens oder der geringeren Erfahrung, sondern schon aus technischen Gründen wird diese berufliche Selbstbeschränkung immer dringlicher. Denn nicht nur, ob das Können ausreicht, sondern ob die räumliche und instrumentelle Ausstattung von Praxis oder Krankenhaus für den speziellen Fall alle Möglichkeiten bieten, muß einer strengen Eigenkontrolle unterliegen. Routine und Selbstzufriedenheit sind mit dem ärztlichen Ethos nicht zu vereinbaren.

Erlauben Sie mir, ein Wort von Friedrich Nietzsche zu zitieren:

›Die Rechte, die ein Mensch sich nimmt, stehen im Verhältnis zu den Pflichten, die er sich stellt, zu den Aufgaben, denen er sich gewachsen fühlt.‹

Konfliktsituationen zwischen der übernommenen oder übertragenen Verantwortung und dem Gewissen sind nicht selten.

Ich selbst habe in einem langen Chirurgenleben wiederholt vor der Entscheidung gestanden, zwischen einer mir auferlegten Verantwortung und der Stimme meines Gewissens wählen zu müssen und bereit zu sein, die Folgen zu tragen.

Wer Arzt ist oder Arzt werden will, muß sich bewußt sein, daß diese innere Auseinandersetzung ein essentieller Bestandteil des ärztlichen Berufes ist, der man nicht ausweichen kann und in der man sich bewähren muß.

Und das ist vielleicht der Kern unserer ärztlichen Aufgabe:
Uns ist aufgegeben, die unsichtbare Flagge durch eine Welt zu tragen, die voller Wirrnisse ist, voll von Paradoxien, in der Millionen Menschen des Hungers sterben, während die zu ihrer Rettung notwendigen Milliarden zur Raumfahrt und Rüstung verwendet werden, in der einerseits Tausende und Abertausende von Menschen durch Kriege, Unruhen und

Terror sinnlos geopfert werden und man andererseits unter
Einsatz aller personellen und materiellen Mittel um das Leben eines einzelnen Menschen ringt. In dieser ganzen Wider-
sprüchlichkeit spiegelt sich das Wesen des Menschen zwischen dem Streben nach erlösender Vollkommenheit und den
irdischen Zwängen im Kampf ums Dasein.

Gesetze sind von Menschen für Menschen geschaffen. Nor-
men, die erstarrt sind, führen nicht auf den Weg zur Gerechtigkeit, sie müssen mit Leben erfüllt werden.

Leben bedeutet Bewegung. Das atemberaubende Tempo
immer neuer naturwissenschaftlicher, technischer und medizinischer Erkenntnisse in der heutigen Zeit stellt an uns Ärzte
tagtäglich neue Forderungen, wollen wir sie für den Kranken
nutzbar machen. Da die Gesetzgebung mit dieser Entwicklung niemals Schritt halten kann, müssen wir auf eine zeitgemäße und sachkundige Rechtsprechung vertrauen können,
die unsere ärztlichen Aufgaben erkennt und anerkennt.

Arzt und Richter dienen beide dem Kranken, jeder auf seine Weise und in getrennter Verantwortung. Wohl und Würde
des Menschen sind ihrer Obhut anvertraut.«

An die Richter habe ich mich in einer besonderen Veröffentlichung mit dem Hinweis gewandt, daß vielen Urteilen ein fal-
sches Bild des Patienten und seiner Belastbarkeit zugrunde
liegt. Hierdurch wird das Verhältnis zwischen Arzt und Patient verzerrt. Die Rechtsprechung geht heute häufig von der
abstrakt zutreffenden Annahme aus, daß es sich bei dem
hilfsdürftigen Kranken um einen gleichgewichtigen Vertragspartner handelt, der in die juristische Rechnung mit
Eins = Eins zu setzen sei. So einfach liegen die Dinge nicht.
Seit rund fünfzig Jahren hat sich in der modernen Medizin
nach der rein naturwissenschaftlichen Betrachtung die Erfas-
sung des Menschen als einer psycho-somatischen Einheit allgemein durchgesetzt. Jeder Kranke leidet also nicht nur kör-

perlich, sondern ist auch in seinem seelischen Zustand labil, gestört oder sogar außer Kontrolle geraten. Ihn daher in jeder Hinsicht als einen gleichgeordneten Vertragspartner des Arztes zu beurteilen, ist völlig wirklichkeitsfremd und eigentlich nur bei jemandem, der niemals schwer krank die Hilfe eines Arztes gesucht hat, verständlich.

Meine immer wieder vorgebrachten Gedanken und Hinweise sind auch von hohen Richtern mit Verständnis aufgenommen worden, und ich habe die begründete Hoffnung, daß meine Arbeit auf diesem Gebiet, wenn auch langsam, Früchte tragen wird.

Mein Würzburg will ich preisen

Würzburg ist uns in den vergangenen 38 Jahren zur Heimat geworden. Seit dem Abend unserer Ankunft im Sommer 1946, als meine Frau und ich inmitten der Ruinen auf der Kaimauer saßen und wir trotz allen uns umgebenden Elends die Erlösung empfanden, nach den Jahren der Trennung und des Bangens wieder seßhaft geworden zu sein und eine gemeinsame, wenn auch noch ungewisse Zukunft vor uns zu haben, ist diese Stadt wieder auferstanden. Für mich, der ich noch das alte Würzburg vor der Zerstörung gekannt und geliebt hatte, dieser neben Dresden schönsten deutschen Barockstadt, ist es eine neue Stadt geworden und doch ist es eigenartig, wie die Erinnerung an das Gewesene langsam hinter dem Bilde des Neuen verschwindet. Der romanische Dom, die herrlichen barocken Kirchen, das Falkenhaus sind wieder in alter Pracht erstanden, die Residenz Balthasar Neumanns und der Hofgarten lassen die überstandene Verwüstung vergessen, und über der Stadt und dem Main thront wie eh und je die trutzige Festung Marienberg.

Es ist ein großes Glück, daß die fleißigen Bürger der Stadt

unmittelbar nach der Schreckensnacht vom 16. März 1945 begannen, an Ort und Stelle ihre zerstörten Häuser wieder aufzubauen, so daß die alten Straßen und Gassen erhalten blieben. So wurde die Innenstadt vom Anlegen breiter verkehrsgünstiger Straßen, wie sie andere Städte beim Wiederaufbau hinnehmen mußten, verschont, so blieben Stadtbild und Charakter der Stadt erhalten.

Auch die Bürger dieser Stadt sind die gleichen geblieben; die katholische Kirche als konservatives Element prägt noch weitgehend das Leben, und wie in jedem weinträchtigen Land sind die Menschen für Freuden und Genuß empfänglich. Die zum Teil unter den alten Namen wieder erstandenen historischen Weinlokale laden zum Trunk ein.

Würzburg ist seit jeher eine Stadt der Musikliebhaber gewesen. Auch heute wird viel in den Häusern musiziert und die Konzerte, vor allem der Kammermusik, sind übervoll.

So ist Würzburg eine Stadt, in der man nicht nur gut leben kann, sondern die man nicht mit einer anderen Stadt tauschen möchte.

Ich habe daher auch jeder Verlockung ohne Zögern widerstanden. Einen an mich ergangenen Ruf auf den Chirurgischen Lehrstuhl an der Freien Universität Berlin habe ich abgelehnt, obwohl mir während der Berufungsverhandlungen aus Versehen bereits die Ernennungsurkunde zugeschickt worden war. Als der Münchner Lehrstuhl nach dem Ausscheiden von Emil Karl Frey neu zu besetzen war, hat mich der damalige Dekan Professor Bickenbach in Würzburg aufgesucht, um mich zu fragen, ob sie mich auf die Berufungsliste setzen sollten, oder ob ich von vornherein einen Ruf ablehnen würde. Die Entscheidung fiel mir nicht schwer, einmal da ich München niemals gegen Würzburg tauschen wollte, trotz des bedeutenderen Lehrstuhls, sodann aber auch, weil ich annehmen mußte, daß der auch für die Liste vorgesehene, mir befreundete Rudolf Zenker bessere Aussichten auf den Ruf haben würde, da er geborener Münchner war. In Würzburg leben und in München, das nur rund zwei Stunden entfernt liegt, an den unvergleichlichen kulturellen Darbietungen teilhaben zu können, scheint mir auch heute noch die vollkommene Lösung.

Wir hatten 1946 zunächst eine Wohnung im Dachgeschoß der Klinik beziehen müssen, die wir immer wieder verteidigen mußten, da das Wohnungsamt der Stadt uns einen Teil der Zimmer mit Obdachlosen belegen wollte. Die Wohnung hatte einen sehr breiten Gang, der bei der Bemessung der Wohnfläche einbezogen wurde, so daß die pro Kopf zugelassene Quadratmeterzahl überschritten war. Es bedurfte vieler Verhandlungen, um zu erreichen, daß die Stadt nicht mehr wahllos Klinikräume belegen konnte.

Um insbesondere den Kindern die Möglichkeit zu geben, auch einmal an der frischen Luft zu sitzen, richteten wir einen kleinen Platz vor dem Dach her, den man durch eine Dachluke erreichen konnte.

Es war für uns eine wahre Erlösung, als uns Karl Fürst zu Löwenstein als Dank für die erfolgreiche operative Behandlung zweier seiner Brüder in großzügiger Weise das eine seiner beiden Jagdschlösser auf der Karlshöhe im Spessart zur Verfügung stellte. Hier konnten wir an den Wochenenden den herrlichen Wald genießen und es gab, vor allem für unsere Kinder, im großen Wildpark, in dem Rehwild, Schwarzwild und Muffelwild gehalten wurde, viel zu erleben. Dieser Wechsel aus den Ruinen in die freie Natur war für uns eine unbeschreibliche Erholung, für die wir dem Spender dankbar waren. Bis Ende 1951, als wir unser eigenes Haus bezogen, haben wir diesen schönsten Teil des Spessarts genossen.

Ich glaube, daß das Wohnen des Chefs in der Klinik eine rechte Plage für Assistenten und Schwestern war. Wenn ich abends aus einer Gesellschaft oder aus einem Konzert kam, ging ich regelmäßig noch über die Stationen, um nach den verstreut in der Klinik liegenden Schwerkranken zu sehen. So waren die Nachtschwestern ständig in Alarmbereitschaft und mußten auf mein plötzliches Auftauchen gefaßt sein.

1950 konnte ich glücklicherweise ein umfangreiches Grundstück unterhalb des Käppele am Nikolausberg erwerben, um mir darauf ein Haus zu bauen. Da es mitten in einem

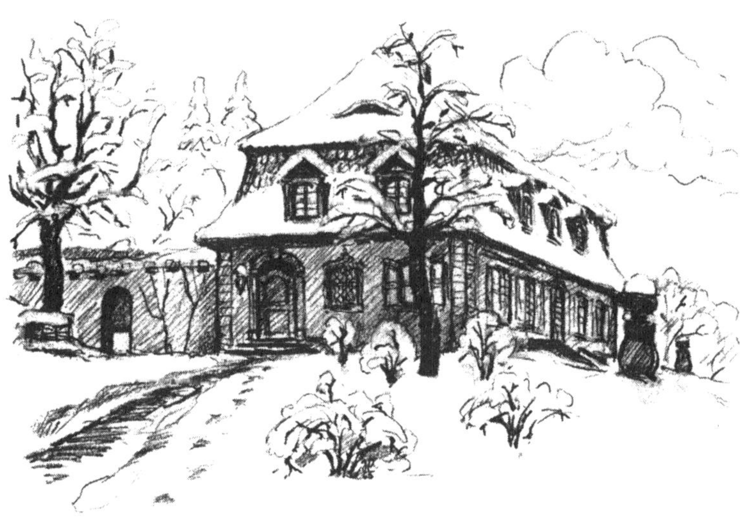

großen Garten geplant war, konnte es so gestaltet werden, wie es schon in meiner Jugendzeit mein Traum gewesen war: ein barockes Dach, ein Kamin in meinem Arbeitszimmer, eine grüne Holzbank rings um einen mächtigen Baum vor der Haustüre und eine Terrasse mit weitem Blick. Daß dieser Traum sich erfüllen konnte, zählt zu den großen Wundern meines Lebens. Am 15. Dezember 1951 waren wir nun endgültig seßhaft in Würzburg.

Tagsüber hatte ich allerdings nichts von dem Haus, denn ich war morgens pünktlich um sieben Uhr in der Klinik und kam erst abends gegen acht oder neun Uhr wieder nach Hause. Ich konnte aber so müde sein wie ich wollte: wenn ich die Treppen von der Garage zu der Terrasse erklommen hatte, verweilte ich dort oben ein paar Minuten im Anblick der zu meinen Füßen liegenden Stadt und war voll des Dankes, daß mir das Schicksal nach den Stürmen der Vergangenheit dieses Geschenk gemacht hatte.

Als es mir die Pflichten meines chirurgischen Berufes erlaubten, pachtete ich eine Jagd in Tiefenthal, 20 Kilometer von Würzburg entfernt, so daß ich jederzeit über den Bürgermeister erreichbar war und in dringenden Fällen kurzfristig in der Klinik sein konnte. Ich besitze die Jagd heute noch, denn mit 84 Jahren ist meine Hand immer noch sicher, was ich durch den Blattschuß auf einen guten Hirsch im Herbst vorigen Jahres bewiesen habe. Ich bin vielleicht ein passionierter Jäger, niemals aber ein ›Schießer‹ gewesen, vielmehr diente mir die Jagd als Ausgleich für den aufreibenden Betrieb in der Klinik. Nur wer es selbst erlebt hat, kann nachfühlen, welche Entspannung es bedeutet, vom Hochsitz aus das Einbrechen der Dämmerung im Walde, das Einschlafen der Natur, das Verstummen der Vogelstimmen und die sich dann ausbreitende Ruhe zu erleben.

Am Ostermontag des Jahres 1960, wenige Tage nach meinem 60. Geburtstag, saß ich am frühen Vormittag mit meiner Tochter zusammen in unserem kleinen Jagdhaus, als sie mich plötzlich auf ein seltsames Geschehen aufmerksam machte. Wir traten vor die Türe, wo sich uns ein unvergeßlicher Anblick bot. Ein eigenartiger Zug bewegte sich den Hügel hinauf auf uns zu, vorneweg der Herr Lehrer mit den Schulkindern, dahinter in schwarzer Kleidung mit schwarzen Hüten der Gemeinderat mit dem Bürgermeister an der Spitze, dann die Bauern der Gemeinde und zum Schluß in einem gewissen Abstand die Schar der Bäuerinnen und jungen Mädchen. Über sie hinweg ging mein Blick über die schlanke

Kirchturmspitze von Erlenbach, dessen Ehrenbürger ich später auch werden sollte, zu den bläulich schimmernden Bergen des Spessart, und über allem strahlte ein klarer blauer Himmel. Es war ein Bild, das von Moritz von Schwind oder Ludwig Richter hätte gemalt sein können oder eine Erzählung von Josef von Eichendorff geschmückt hätte. Nach dem Gesang der Kinder folgte die feierliche Überreichung des Ehrenbürgerbriefes der Gemeinde Tiefenthal.

Meine Beziehung zu diesem Dorf hat sich nun über 25 Jahre unverändert erhalten. Aus den damaligen Kindern sind inzwischen Männer geworden, die teils als Jungbauern im Dorfe geblieben sind, teils ihre Arbeit in der Stadt gefunden haben. Eine besondere Freundschaft hat sich zum Bürgermeister, seiner leider zu früh verstorbenen Frau und deren Kindern und Enkeln entwickelt, die sich auch auf meine Kinder und Enkel übertrug.

Als mich einmal ein Kollege aus einer anderen Fakultät etwas spöttisch fragte, was ich denn in diesem Dorfe zu suchen hätte, antwortete ich ihm zu seinem großen Mißvergnügen, daß mir viele dieser einfachen Landwirte besser gefielen als mancher meiner Kollegen.

Das Leben ging weiter. Meine ›großen‹ Geburtstage wurden entsprechend durch Festakte oder still in der Familie gefeiert. Zu meinem 65. Geburtstag war eine große Schar befreundeter Kollegen gekommen. Vor einigen Tagen fand ich zufällig ein Gruppenbild, das mich erschreckte. Um mich herum waren versammelt Karl Heinrich Bauer aus Heidelberg, Hermann Krauss aus Freiburg, Ludwig Zukschwerdt aus Hamburg, Hans Freiherr von Kress aus Berlin, Rudolf Zenker aus München. Sie alle sind tot; mein eigenes Alter wurde mir auf diese Weise drastisch vor Augen geführt.

Zu meinem 70. Geburtstag schenkten mir meine Schüler eine Bronzebüste, die von der aus Frankfurt stammenden amerikanischen Bildhauerin Joy Buba gestaltet worden war. Sie entstand in Menaggio am Comer See, wohin ich mit meiner Frau gefahren war. Ich hatte mich ihrer Kunst anvertraut, nachdem ich erfahren hatte, daß sie auch Adenauer und den Papst porträtiert hatte!

Die Büste fand ihren Platz im Treppenhaus der Chirurgischen Klinik, wo sie heute noch steht. Als ich vor kurzem, fünfzehn Jahre später, auf einem Gang der Klinik von einer Putzfrau freundlich gegrüßt wurde, hielt ich an und fragte sie, woher sie mich noch kenne und erhielt die Antwort: »Aber Herr Professor, ich werde Sie doch kennen, wo ich Sie täglich abstaube!« So ist also offenbar für meinen Nachruhm hinreichend gesorgt.

Mein 80. Geburtstag vor fast fünf Jahren war eine besondere Freude für mich, weil bei dem Festakt meine beiden juristischen Freunde Deutsch und Schreiber die Referate hielten. So wurde auch unsere fruchtbare Zusammenarbeit in den vergangenen Jahren nach außen dokumentiert.

Gesundheitlich habe ich in meinem Leben manche hohe Hürde nehmen müssen. Wenn ich sie ohne Folgen überwunden habe, so danke ich dies der Kunst vieler hilfsbereiter, freundlicher Kollegen. Zum Erfolg mag meine ererbte gute Konstitution nicht unerheblich beigetragen haben: »Medicus curat – natura sanat.«

Erfahrungsgemäß häufen sich mit dem Alter die Ehrungen und Auszeichnungen. Nach Tacitus ist Eitelkeit diejenige Untugend, die der Weise zuletzt ablegt. Er mag wohl recht haben, es scheint mir aber doch richtig, in diesen Dingen zu differenzieren. Bei Ehrungen kommt es, wie bei Schmuckstükken, auf den ideellen Wert an, das heißt welche Erinnerung bzw. welche Leistung man mit ihnen verbindet.

Als ich 1959 zum Mitglied der damals noch ›Kaiserlichen‹ Deutschen Akademie der Naturforscher Leopoldina gewählt wurde, jener ehrwürdigen Gesellschaft, die 1652 gegründet und 1672 von Kaiser Leopold I. bestätigt worden war, empfand ich nicht Eitelkeit, sondern Dankbarkeit. In der Geschichte der Akademie während der vergangenen drei Jahrhunderte sind die Namen vieler großen Männer, darunter der von Goethe, verzeichnet. In sie aufgenommen zu werden verlangt Bescheidenheit. Eine solche Wahl bedeutet nicht nur Anerkennung, sondern auch Verpflichtung.

Nach der schon früher verliehenen Ehrenmitgliedschaft hat mir die Deutsche Gesellschaft für Chirurgie 1977 ihre höchste Auszeichnung, die Ernst-von-Bergmann-Gedenkmünze in Gold verliehen. In der Urkunde heißt es:

»In Anerkennung seiner Verdienste um die Deutsche Chirurgie und in Würdigung seiner hervorragenden chirurgischen Leistungen, seiner bahnbrechenden wissenschaftlichen Arbeiten und seines unermüdlichen Engagements für die Probleme des Chirurgen zwischen Gesetz und Gewissen«.

Diese Würdigung meiner Lebensarbeit durch meine Fachkollegen, die deutschen Chirurgen, hat mich tief ergriffen. Nur ihr Urteil kann für mich ein Maßstab dafür sein, wie weit ich meine Lebensziele erreicht habe. Auch diese Ehrung macht mich nicht eitel, sondern nur dankbar.

Die Ehrenmitgliedschaften deutscher regionaler Chirurgenvereinigungen ergaben sich aus meinen langjährigen Beziehungen zu ihnen, die Ehrenmitgliedschaften ausländischer Gesellschaften entsprechen mehr der äußeren Form der Höflichkeit. Über die zahlreichen deutschen und ausländischen Orden habe ich mich gefreut. Wer aber die Praxis der Verleihungen kennt, sollte sie nicht überbewerten. Sie sind meist Attribute der Stellung und können nicht mit der Anerkennung wissenschaftlicher Leistungen durch wissenschaftliche Gremien verglichen werden.

Otium cum dignitate

Mir ist ein ruhiger Lebensabend beschert worden. Ich gehe oft durch die alte Klinik in mein Arbeitszimmer, das mir als Emeritus zusteht, habe hier Zeit zum Denken und zum Schreiben und bin in meiner alten Umgebung eingesponnen. Das Verhältnis der Menschen zueinander ist kühler geworden, der Ton nicht mehr so freundlich und die Gesichter sind nicht mehr so froh wie früher. Daß die Ärzte in ihren weißen Mänteln auf den Gängen der Klinik an mir ahnungslos vorbeigehen, ist eine natürliche Folge der Zeit. Schließlich liegt mein Ausscheiden fünfzehn Jahre zurück. Erstaunlicherweise fühle ich bei diesen Betrachtungen keine Spur von Wehmut oder Sehnsucht nach dem Vergangenen; es ist für mich eine fremde Welt geworden. Natürlich freut es mich, wenn noch viele Leute vom Krankenhauspersonal, also die Handwerker, Heizer, usw., die Mütze abnehmen und mich freundlich, sogar durch Zuruf begrüßen. Sie stammen keineswegs alle aus meiner Zeit, kennen mich aber offenbar vom Hörensagen. Als ich Direktor des Krankenhauses war, habe ich jedem, der nach 30 Jahren aus dem Dienst ausschied, vor der versammelten Mannschaft des Technischen Betriebs eine Dankesrede gehalten und ihm ein Bild des Eingangstores des Krankenhauses mit meiner Unterschrift überreicht. Vieles von solchen Bräuchen ist eingeschlafen, und damit ist die Luft dünner geworden. Auch habe ich noch nach meiner Emeritierung am Grabe mancher meiner alten Ordensschwestern oder des alten Gärtners gesprochen. So haben sich die Zeiten geändert, und ich frage mich manchmal, ob und wann wieder einmal mehr Wärme zwischen den Menschen aufkommen wird.

Nun habe ich endlich Zeit, mich an Haus und Garten zu erfreuen und das Leben mit meiner Frau zu genießen. Als

Chirurgenfrau hat sie ihr Leben lang Opfer bringen müssen. Schon in der Münchner Zeit verfielen manche Konzert-, Opern- und Theaterkarten, weil ich im entscheidenen Augenblick zu einem Kranken gerufen wurde. Dann kam die sechsjährige Trennung durch den Krieg; es folgte die schwere Aufbauzeit in Würzburg und die Führung der großen Klinik. Junge Mädchen sollten sich klar sein, was sie auf sich nehmen, wenn sie einen Chirurgen heiraten, an positivem und an negativem.

Unsere drei Kinder sind wohl versorgt und verheiratet und wir brauchen uns keine Gedanken um sie zu machen. Neun Enkel wachsen gesund auf.

In meinem Zimmer bin ich umgeben von einer Bibliothek, die seit drei Generationen ererbt und immer wieder von mir erweitert wurde. Jeder Gegenstand birgt eine Erinnerung. Meinem Stuhl gegenüber hängen die gepreßten Kornblumen, die ich 1978 in Flandern pflückte, an der gleichen Stelle, an der ich 60 Jahre zuvor schwerstes erlebt hatte.

Ich glaube, daß es eine wesentliche Lebensweisheit ist, nicht nur in der Vergangenheit zu leben, sondern die Gegenwart zu genießen. Das Wort: ›Carpe diem, quam minimum credula postero‹ enthält eine deutliche Mahnung. Wer im Gehetze immer nur den nächsten Termin sieht, beraubt sich des Genusses der Gegenwart, er findet nicht die Ruhe, sich seines Daseins zu erfreuen.

Während ich diese letzten Zeilen schreibe, sitze ich auf der Terrasse unseres Hauses. Mein Blick schweift über das Leistental und das Huttenschlößchen, in dem ich einmal frohe Stunden als Student erlebt habe, zu der in Hügeln sanft eingebetteten Stadt, hinüber zu der massigen Festung Marienberg. Zu ihren Füßen wächst die ›Innere Leiste‹, mit der das vor mir stehende Glas gefüllt ist. In der Ferne grüßt der Steinberg, der den köstlichen ›Würzburger Stein‹ trägt. Der mächtige Klang der Glocken vieler Kirchen läutet den Abend ein. Wie sollte man da nicht dankbar und zufrieden sein, und ich empfinde das Wort Schopenhauers: »Man muß alt geworden sein, also lange gelebt haben, um zu erkennen, wie kurz das Leben ist.«

Curriculum vitae

Werner Curt Ferdinand Wachsmuth, geboren am 29. März 1900 in
Rostock als Sohn des damaligen a.o. Professors, späteren Geheimra-
tes und o.ö. Professors der Experimentalphysik an der Universität
Frankfurt am Main, Dr. phil. Richard Wachsmuth (1868–1941) und
seiner Ehefrau Marie, geborene Springer (1876–1953).

1906	Wöhler-Realgymnasium Frankfurt am Main
1909	bis 1917 Humanistisches Lessinggymnasium Frankfurt
1917	Notabitur
1917	Kriegsfreiwilliger Fahnenjunker im Dragoner- Regiment »Königin Olga« (1. Württembergisches) Nr. 25
1918	Leutnant und Eskadronführer
1919	Studium der Medizin in Tübingen
1919/20	Studium der Medizin in Würzburg
1920	bis 1923 Studium der Medizin in Frankfurt am Main
1923	Staatsexamen und Promotion zum Dr. med.
1923	bis 1924 II. Medizinische Klinik München (Friedrich von Müller)
1924	Reise als Schiffsarzt nach Indien
1925	bis 1928 Chirurgische Klinik Heidelberg (Eugen Enderlen)
1928	bis 1934 Chirurgische Universitätsklinik Bonn (Erich Freiherr von Redwitz)
1930	Habilitation in Bonn
1932	Heirat mit Dagmar, geborene Poensgen
1933	Sohn Ernst Dieter, jetzt Dr. med., a.pl. Professor in Mün- chen, z.Z. Ciba-Geigy (Forschungsabteilung) Basel, ver- heiratet mit Anna Katrin, geb. Fritzen
1934	Sohn Hans-Joachim, jetzt Dr. jur., Abteilungsdirektor bei der Regierung von Unterfranken, verheiratet mit Sigrid, geb. Hunzinger
1935	Stabsarzt und Chefarzt der Chirurgischen Abteilung des Standortlazaretts Leipzig. Umhabilitierung nach Leipzig
1935	bis 1939 Chefarzt der Chirurgischen Abteilung des Stand- ortlazaretts München. Umhabilitierung nach München

1936	a. o. Professor an der Universität München
1939	Tochter Barbara Marie, jetzt verheiratet mit Dr. jur. Fritz Giehl, Ministerialdirigent im Bayerischen Staatsministerium des Innern
1939	bis 1942 Beratender Chirurg beim Heeressanitätsinspekteur und Chef des Chirurgischen Sonderlazaretts des OKH
1942	bis 1944 Chef des Chirurgischen Sonderlazaretts OKH
1944	bis 1946 Britische Kriegsgefangenschaft Kommandant der Kriegsgefangenen-Hospitäler Watford und Swindon
1946	Entlassung aus der Kriegsgefangenschaft
1946	o. ö. Professor der Chirurgie und Direktor der Chirurgischen Universitätsklinik und -Poliklinik Würzburg
1959	Mitglied der Deutschen Akademie der Naturforscher Leopoldina
1968	Emeritierung und kommissarischer Verwalter der Chirurgischen Universitätsklinik Würzburg bis
1969	Übergabe des Direktorats an den Nachfolger; seither Emeritus in Würzburg
1977	Ernst-von-Bergmann-Gedenkmünze in Gold
1978	Doktor der Rechte ehrenhalber durch die Juristische Fakultät der Universität Göttingen

Neun Enkelkinder

Ehrenmitgliedschaften

Kubanische Sociedad Nacionál de Cirurgía (1954). – Kaiserlich Deutsche Akademie der Naturforscher Leopoldina (1959). – Spanische Asociación Española de Cirujanos (1959). – Mittelrheinische Chirurgenvereinigung (1968). – Bayerische Chirurgenvereinigung (1969). – Deutsche Gesellschaft für Chirurgie (1970). – Griechische Chirurgenvereinigung Elliniki Chirurgiki Etaireia (1974). – International College of Surgeons Fellow (Hon.) (1979). – Vereinigung Nordwestdeutscher Chirurgen (1981). – Vereinigung Niederrheinisch-Westfälischer Chirurgen (1982).

Werner Wachsmuth

Reden und Aufsätze
1930–1984

1985. 310 Seiten. Broschiert DM 48,–. ISBN 3-540-15246-6

Werner Wachsmuth, »eine der letzten großen, noch in der humanistischen Tradition wurzelnden Persönlichkeiten«, hat sich, »wie sonst kaum ein anderer Mediziner im deutschen Sprachraum, mit den philosophischen, ethischen und juristischen Grundlagen des ärztlichen Handelns befaßt. Durch seine auf großer klinischer Erfahrung beruhenden Analysen, deren Bedeutung weit über die Chirurgie hinausreicht, hat Wachsmuth entscheidend zum geistigen Fundament der zeitgenössischen Medizin beigetragen… Wachsmuth orientierte sich immer an moralischen Kategorien.«

Frankfurter Allgemeine Zeitung über den Autor 1978 anläßlich der Verleihung der Ernst-von-Bergmann-Gedenkmünze in Gold

Aus dem Inhalt: Die chirurgische Indikation – Rechtliche Probleme des Chirurgen – Chirurgie zwischen Gesetz und Gewissen – Über die ärztliche Verantwortung – Ärztliche Selbstkontrolle – Ärztliche und rechtliche Hinweise zur Resolution über die Behandlung Todkranker und Sterbender – Zu einer Entscheidung des Bundesgerichtshofes über den Umfang der ärztlichen Aufklärungspflicht – Zur Problematik des medizinischen Sachverständigen im Arzthaftungsprozeß – Von der Unberührbarkeit des Todes. Der Wunsch, die Art des Sterbens zu bestimmen – Kunstherz, Selbstbestimmung und Humanität.

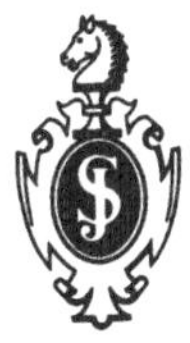

Springer-Verlag
Berlin Heidelberg New York Tokyo